Minimally Invasive (Endoscopic & Robotic) Breast Surgery

腔镜与机器人
乳腺微创手术

著　者　[中国台湾] Hung-Wen Lai
[新加坡] Chi Wei Mok

主　译　李永平

副主译　袁　浩

译　者　（按姓氏笔画排序）
刘　洁　余伟平　张硕怡　陆昆仑
林　鑫　钟　明

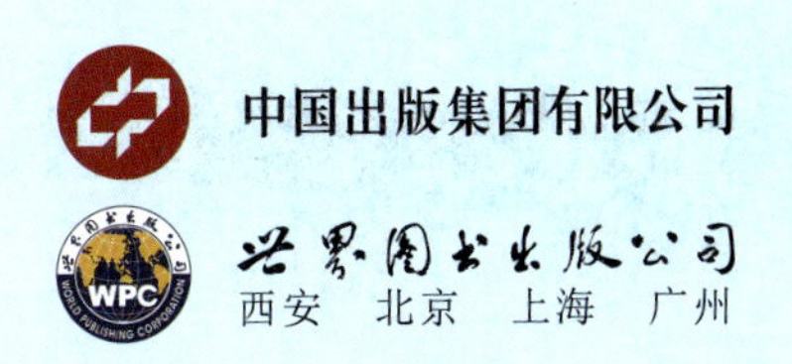
中国出版集团有限公司
世界图书出版公司
西安　北京　上海　广州

图书在版编目（CIP）数据

腔镜与机器人乳腺微创手术 / 赖鸿文，（新加坡）莫志伟 (Chi Wei Mok) 著；李永平主译．-- 西安：世界图书出版西安有限公司，2025. 1. -- ISBN 978-7-5232-1707-8

Ⅰ. R655.8

中国国家版本馆 CIP 数据核字第 202523ML74 号

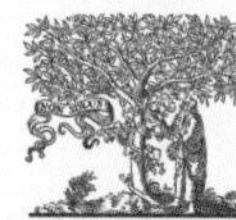

Elsevier (Singapore) Pte Ltd.
3 Killiney Road,
#08-01 Winsland House I,
Singapore 239519
Tel: (65) 6349-0200; Fax: (65) 6733-1817

ISBN: 978-0-323-73405-9

《腔镜与机器人乳腺微创手术》（李永平　主译）
ISBN: 978-7-5232-1707-8

书　　名　**腔镜与机器人乳腺微创手术**
QIANGJING YU JIQIREN RUXIAN WEICHUANG SHOUSHU
著　　者　[中国台湾] Hung-Wen Lai　[新加坡] Chi Wei Mok
主　　译　李永平
策划编辑　马可为
责任编辑　魏小艳　何志斌
装帧设计　西安非凡至臻广告文化传播有限公司
出版发行　**世界图书出版西安有限公司**
地　　址　西安市雁塔区曲江新区汇新路 355 号
邮　　编　710061
电　　话　029-87214941　029-87233647（市场营销部）
　　　　　　029-87234767（总编室）
网　　址　http://www.wpcxa.com
邮　　箱　xast@wpcxa.com
经　　销　新华书店
印　　刷　西安雁展印务有限公司
开　　本　787mm × 1092mm　1/16
印　　张　11.25
字　　数　175 千字
版次印次　2025 年 1 月第 1 版　2025 年 1 月第 1 次印刷
版权登记　25-2024-241
国际书号　ISBN 978-7-5232-1707-8
定　　价　168.00 元

医学投稿　xastyx@163.com ‖ 029-87279745　029-87284035

☆ 如有印装错误，请寄回本公司更换 ☆

谨将本书献给我的妻子 *Ling-Tzu Huang*，感谢她一直支持我。她现在是，而且永远是我完美的妻子和孩子的母亲。致我的孩子 *Yuan-Chieh Lai*、*Po-Yuan Lai*、*Pin-Hsin Lai* 以及没有机会见到的曾曾曾孙们，我想让他们知道他们来自哪里。

Dr. Hung-Wen Lai, MD, PHD

我要将本书献给一直以来支持我的妻子 *Fang Yu* 和可爱的儿子小 *KJ*，以及我的外科导师 *Su-Ming Tan* 教授。最重要的是，我要将它献给我的患者们，他们在面对疾病时表现出的决心，使我明白了生活的意义！

Dr. Chi Wei Mok, MBBS, FRCSEd

致 谢

我要特别感谢我的导师Shou-Jen Kuo、Shou-Tung Chen、Dar-Ren Chen、Jean Yves Petit和Eisuke Fukuma。他们教了我很多东西，给了我写作这本书的绝佳机会，也帮助我做了很多研究，让我学到了很多新东西。

感谢我的父母Hsi-Ching Lai和Hui-Yen Lai Hsu，以及在完成本书的过程中帮助过我的朋友们。

Dr. Hung-Wen Lai, MD, PHD

感谢我的妻子Fang Yu对这本书的早期草稿提出建议，最重要的是她悉心照顾我们的儿子小KJ，以便我可以专注于写作。本书的出版对于我和你同样重要，非常感谢你，亲爱的！同时感谢我的父母Phillip和Ivy以及我的兄弟姐妹Jason、Stanley和Mazel给了我一个美满的家庭，也感谢我的岳父Kent和岳母Joyce养育了一个可爱的女儿Fang Yu。

本书的出版同样离不开外科导师Su-Ming Tan教授和乳腺微创手术导师Hung-Wen Lai博士对我的教导。此外，非常感谢来自新加坡樟宜总医院乳腺外科的同事、护理人员以及所有支持我的人，感谢他们对我的关爱和支持。在此，我也衷心感谢Hung-Wen Lai博士的团队（Yun-Ting Chang, Yi-Ru Ke, Shun-Ying Tsai, Shu-Hsin Pai, Chin-Mei Tai）在记录、统计癌症数据和拍摄手术图片方面对我的大力支持。

最后，感谢Belinda、Susan和Elsevier团队所有人让这本书的出版成为现实！

Dr. Chi Wei Mok, MBBS, FRCSEd

原著作者

Hung-Wen Lai, MD, PhD

Director of the Endoscopic and Oncoplastic Breast Surgery Center

Division of General Surgery

Department of Surgery

Changhua Christian Hospital

Changhua, Taiwan

China

Chi Wei Mok, MBBS, MMED, FRCSEd

Consultant Oncoplastic and Minimally Invasive (MIS)

Endoscopic & Robotic Breast Surgeon

Division of Breast Surgery

Department of Surgery

Changi General Hospital

Singapore

Consultant

Singhealth Duke-NUS Breast Centre

Singapore

主译简介

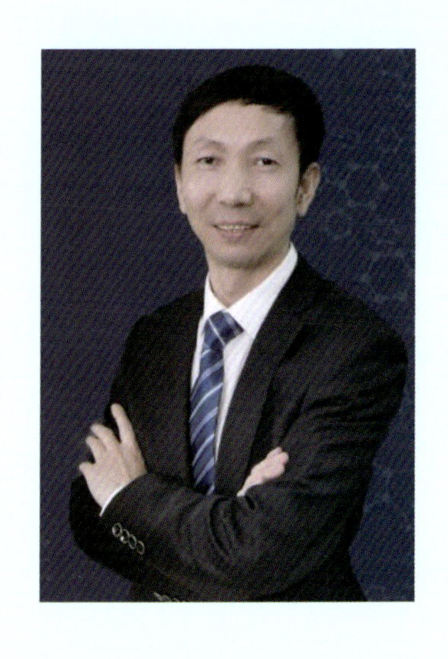

李永平

复旦大学附属浦东医院乳甲整形外科主任，主任医师。复旦大学硕士研究生导师。

主要社会任职 上海市生物医药行业协会甲乳专业委员会主任委员。上海市中西医结合学会甲乳外科专业委员会常委。上海市医学会普外科专科分会乳腺学组委员。上海市医师协会普外科医师分会乳腺学组委员。上海市浦东新区医学会甲乳外科学组组长。上海市抗癌协会乳腺癌专业委员会委员。上海市抗癌协会癌症预防与筛查专业委员会委员。上海市优生优育科学协会乳腺疾病防治专业委员会委员。上海市中西医结合学会乳腺病专业委员会、诊断专业委员会委员。长江学术带乳腺联盟（YBCSG）委员。国际肿瘤整形内分泌外科医师协会（ISOPES）委员。中国抗癌协会肿瘤整形外科专业委员会委员。中国优生优育协会乳腺健康与母乳喂养专业委员会委员。海峡两岸医疗交流促进会台海甲状腺专业委员会常委。

研究方向与成果 从事乳腺、甲状腺疾病的诊疗。擅长乳腺肿瘤、甲状腺肿瘤微创手术及综合治疗。擅长乳房、腋窝美容重建手术及颈部无瘢痕甲状腺手术。主译出版专著2部，并以通讯作者或第一作者在 *Advanced Materials*, *Nano Today*, *ACS Nano*, *Scientific Reports* 等期刊发表论文48篇，被引总次数为709次。主持多项高水平临床及基础研究，获得国家专利7项，发明专利2项。荣获2023年度上海市医学科技进步三等奖1项，2024年度华夏医学科技奖1项，2024年“中知路”长三角高价值专利运营大赛浦东中医药分赛区三等奖。担任《机器人外科学杂志（中英文）》编委。

译者名单

主　译

李永平（复旦大学附属浦东医院乳甲整形外科）

副主译

袁　浩（复旦大学附属浦东医院乳甲整形外科）

译　者

（按姓氏笔画排序）

刘　洁（复旦大学附属浦东医院乳甲整形外科）

余伟平（复旦大学附属浦东医院乳甲整形外科）

张硕怡（复旦大学附属浦东医院乳甲整形外科）

陆昆仑（复旦大学附属浦东医院乳甲整形外科）

林　鑫（复旦大学附属浦东医院乳甲整形外科）

钟　明（复旦大学附属浦东医院乳甲整形外科）

译者序

目前，乳腺癌是临床常见的恶性肿瘤之一，其发病率位于全球恶性肿瘤发病率第二位，也是全球女性癌症相关死亡的主要原因。近年来，中国乳腺癌患者的发病率和死亡率一直呈上升趋势，且患者发病趋于年轻化。乳腺癌的预防、筛查和早期诊治越来越受到人们的关注。1882 年，William Stewart Halsted 成功实施第一例根治性乳房切除术，乳腺癌的手术治疗理念也伴随着现代医疗体系的发展而不断更新。目前乳腺癌的治疗方式仍是以手术为主的综合治疗，乳房全切术后放疗能够提高淋巴结阳性高危乳腺癌患者的局部区域控制率和生存率。因乳房对于女性具有生理和心理上的特殊意义，接受乳房全切术的患者由于自身形体缺如会产生心理负担和社会负担，影响其生活质量。因此，在保证肿瘤学安全性的前提下，逐渐衍生出保乳手术、即刻乳房重建术、延迟乳房重建术、乳房假体重建术等，手术方式的选择越来越趋于合理化、个体化、微创化和人性化，这也为乳腺癌的综合治疗开辟了新方向。

随着人们生活质量的改善，患者对乳腺癌术后美容效果的要求逐渐提高。为了保障患者的身心健康，医生需要不断提升自己的专业能力，将乳腺切除术与乳腺整形手术相结合，积极学习并且熟练掌握乳腺整形相关的手术操作技能。

本书主要介绍了目前临床上常用的乳腺手术及乳腺整形手术，包括腔镜下保乳手术、腔镜下乳房切除术、腔镜下保乳手术联合即刻乳房重建术、腔镜下乳房切除术联合即刻乳房重建术、机器人辅助乳房手术及各种乳房重建术。通过介绍手术的关键步骤并结合典型病例，阐述了多种乳腺手术及乳腺整形手术的操作要点。本书语言精炼、图文并茂，旨在为读者提供全面的手术操作技巧，是乳腺外科医生不可多得的工具书。

在此，感谢本书作者 Hung-Wen Lai 博士和 Chi Wei Mok 博士，以及参与翻译本书的专家和学者们的辛苦付出。因能力有限，翻译不当之处在所难免，恳请各位读者批评指正。

希望与各位同仁一起学习、进步，熟练掌握乳腺手术及乳腺整形手术技术，造福更多的乳腺癌患者。

李永平

前　言

近年来，保乳手术的模式已经发生了变化。从传统的保乳手术到乳腺整形外科手术，旨在改善手术美容效果的外科技术已在乳腺外科领域广泛应用，同时又保证了肿瘤学安全性。

“乳腺微创外科”这一术语在十多年前出现并普及，现已成为乳腺外科领域的前沿热点话题。通过小切口或隐蔽切口进行肿瘤切除的理念，使得腔镜、视频辅助及机器人辅助乳腺手术在过去几年中越来越受欢迎。

《腔镜与机器人乳腺微创手术》介绍了各种乳腺微创手术技术以及保乳手术或乳房切除术后的乳房重建术式。笔者通过术前标记、术中及术后手术图片，展示了各种术式的操作技巧及潜在并发症的处理方法。

目前，以病例讨论和图片形式呈现乳腺微创技术的学习资源很少，这本书的出版为对微创技术感兴趣的乳腺外科医生和整形外科医生们提供了临床指导。笔者希望通过病例讨论等简单易懂的方式为读者展示大量的微创技术，鼓励更多的乳腺外科医生熟练应用这些技术，以改善乳腺癌患者的手术美容效果。

Hung-Wen Lai, MD, PhD
Division of General Surgery
Department of Surgery
Changhua Christian Hospital
135, Nanhsiao Street, Changhua 500, Taiwan, China
Phone No.: +886-4-723-8595 ext.4881, FAX: +886-4-723-3715
E-mail: hwlai650420@yahoo.com.tw; 143809@cch.org.tw

Chi Wei Mok, MBBS, FRCSEd
Division of Breast Surgery
Department of Surgery
Changi General Hospital
2 Simei Street 3 Singapore 529889
Email address: mok.chi.wei@singhealth.com.sg

郑重声明

目　录

第1部分　腔镜或视频辅助乳腺手术

第 2 部分　机器人辅助乳腺手术

PART

第1部分

腔镜或视频辅助乳腺手术

SECTION

第1篇

无重建的腔镜下乳房手术

CHAPTER

第 1 章 腔镜下保乳手术

技术描述

术前标记与定位

患者术前标记均采用站立位和仰卧位。全身麻醉诱导后，患者取仰卧位，并将患侧上肢外展 90°，以免影响手术操作。将腔镜视频监视器（Olympus Optical Co., Tokyo, Japan）置于患者头部两侧，以便医生和助手都能观察到监视器。所有手术均使用直径为 5 mm 的 30° 硬性腔镜。

腋窝分期手术

对于符合前哨淋巴结活检（sentinel lymph node biopsy，SLNB）指征的患者，术前（手术当天或前 1 天）在肿瘤部位皮内注射少量（2~3 mCi；1 mCi= 3.7×10^{7}Bq）放射性同位素 ^{99m}Tc。

对患者进行全身麻醉诱导后，将 3 mL 1% 亚甲蓝溶液（Merck, Darmstadt, Germany）等量注射在肿瘤腋窝侧乳腺实质的 5 个部位，轻柔按摩肿瘤到腋窝的乳腺组织 5~10 min。在注射蓝色染料 20~30 min 后，使用手持式 γ 探针（Navigator; USSC, Norwalk, CT）识别“热点”并标记，在靠近最热“热点”位置的淋巴结处做一个约 3 cm 的腋窝斜切口，然后行 SLNB。按照指示进行快速冰冻切片检查，如果 SLNB 为阳性，则对腋窝淋巴结进行彻底清扫，直至Ⅱ区。

胸大肌筋膜上剥离乳腺实质

完成腋窝分期手术后，将乳腺实质剥离至胸大肌外侧缘，使得胸肌与乳腺实质的边界清晰可见。在腔镜引导下，使用牵开器（Johnson & Johnson KK 或 Karl Storz）和血管剥脱导管剥离乳腺实质后部与胸肌筋膜，并使用双极剪刀（PowerStar, Johnson & Johnson KK）或超声刀对穿支血管进行凝断，以确保充分止血，从而获得更清晰的手术视野。同时，在腔镜引导下使用牵开器牵拉周围组织，以形成足够的

Minimally Invasive (Endoscopic & Robotic) Breast Surgery. https://doi.org/10.1016/B978-0-323-73405-9.00001-7

手术操作空间，并使用吸引器进行烟雾抽吸和疏散。

隧道的建立与皮瓣的游离

完成腋窝分期手术后，根据肿瘤位置和医生习惯做一个半圆形环乳晕切口或单侧腋窝切口。在全乳皮下注射含0.05%利多卡因和1∶1 000 000肾上腺素的生理盐水，以减少出血量。在腔镜引导下，使用无损伤可视Trocar（Johnson & Johnson, Tokyo, Japan）并采用隧道法制作3~5 mm厚的皮瓣，然后使用腔镜剪、双极剪或超声刀剥离皮瓣与乳腺实质的间隔。

广泛切除与创腔修复

充分游离皮瓣后（经单侧腋窝切口或腋窝联合环乳晕切口，使用双极电刀或单极电刀进行广泛切除）。为了保证足够的手术切缘，笔者建议使用术中超声技术和蓝色染料标记切缘，随后取出手术标本并充分止血。术中采用I级肿瘤整形技术修复与术前乳腺体积相似的乳腺实质，并根据患者具体情况决定是否放置引流管。

病例1　腔镜下保乳手术（图1.1）

患者资料

患者女性，40岁，左侧乳房外上象限有一直径为1.3 cm的肿瘤。术前粗针穿刺组织活检提示浸润性导管癌，ER阳性、PR阳性、CerbB2阳性。影像学检查未见癌转移。患者选择了无乳房重建的保乳手术。

手术与病理报告

患者行腔镜下保乳手术，并经单侧腋窝切口进行前哨淋巴结活检术。前哨淋巴结组织的快速冰冻切片检查结果为阴性，最终常规组织病理学检查结果显示肿瘤分期为$T_{1c}N_0$（0/4LN）M_0，切缘阴性。

术后结果

患者术后无即刻并发症发生，出院时情况良好。此外，患者门诊复查显示手术美容效果良好，随后她接受了辅助放疗和5年的内分泌治疗。

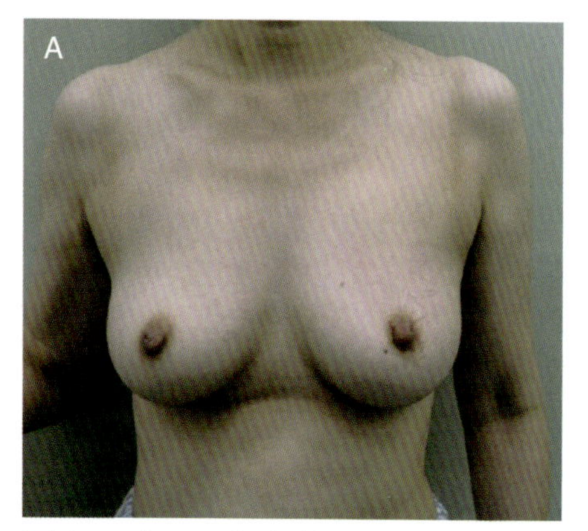

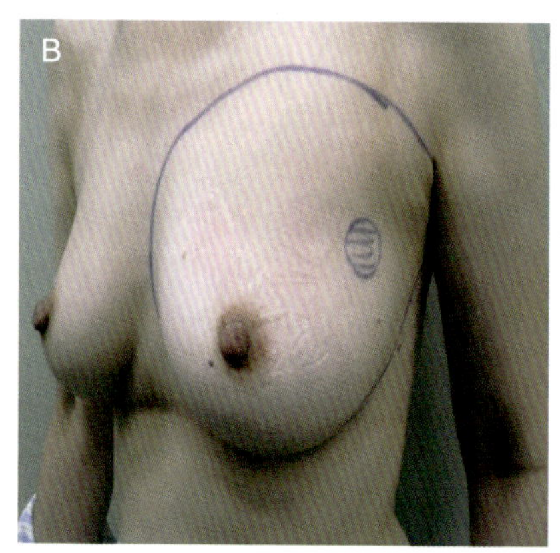

图 1.1 （A，B）术前正位图和侧位图显示肿瘤位于左侧乳房外上象限

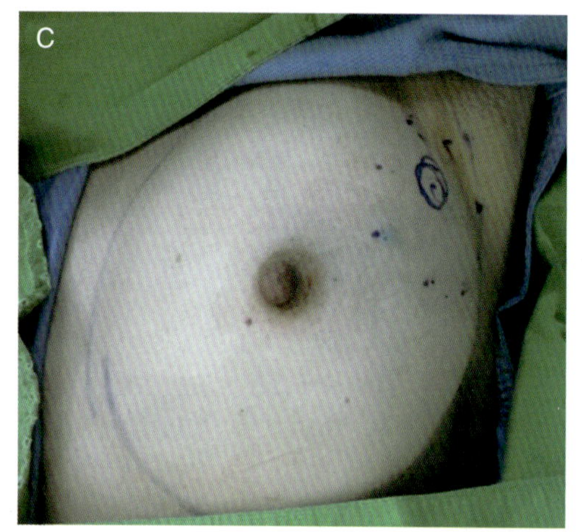

图 1.1 （C）术中超声引导下，使用亚甲蓝溶液染色定位肿瘤

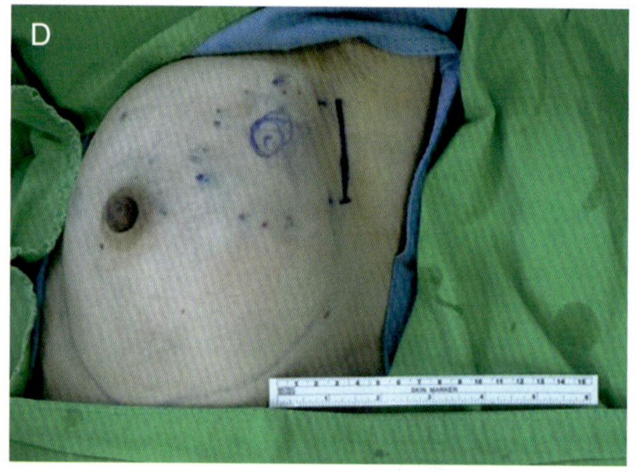

图 1.1 （D）经单侧腋窝切口拟行广泛切除术

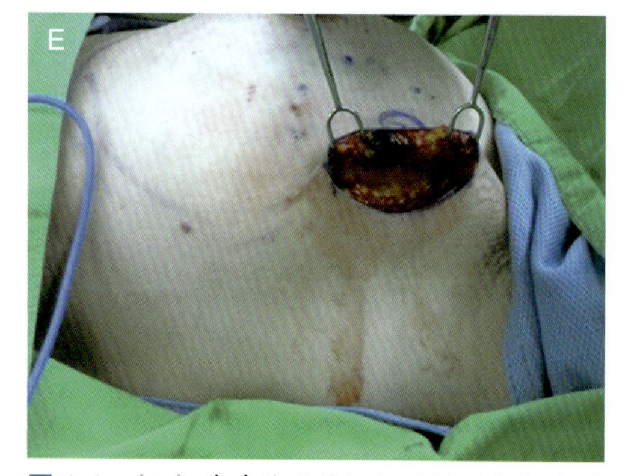

图 1.1 （E）前哨淋巴结组织活检后提起皮瓣

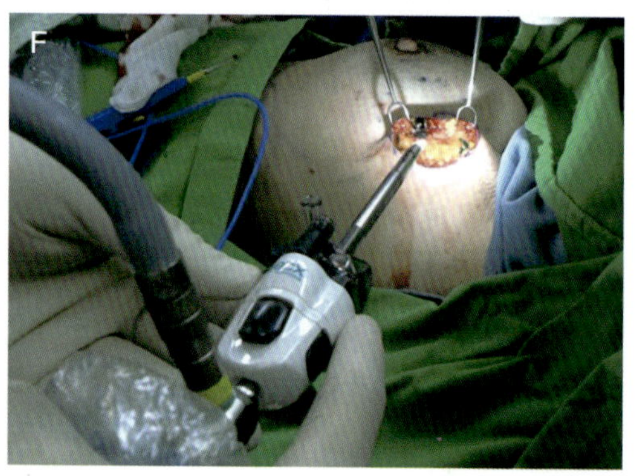

图 1.1 （F）使用无损伤可视 Trocar 观察隧道技术在皮瓣提起中的应用

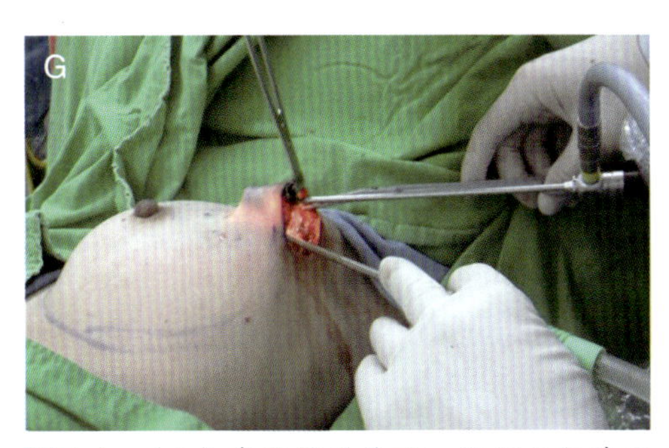

图 1.1 （G）在腔镜引导下，使用双极剪刀游离皮瓣与乳腺实质的间隔

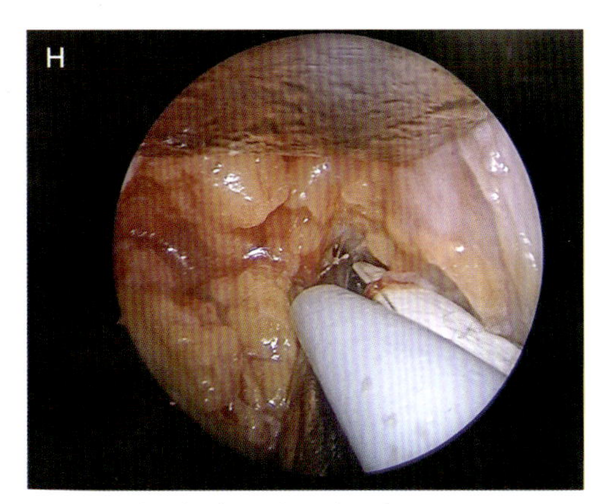

图 1.1 （H）在腔镜引导下游离皮瓣

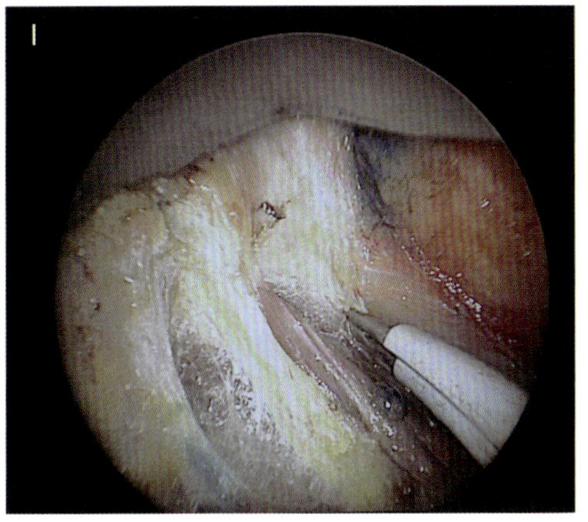

图 1.1 （I）在腔镜引导下，从胸大肌筋膜上剥离乳腺实质

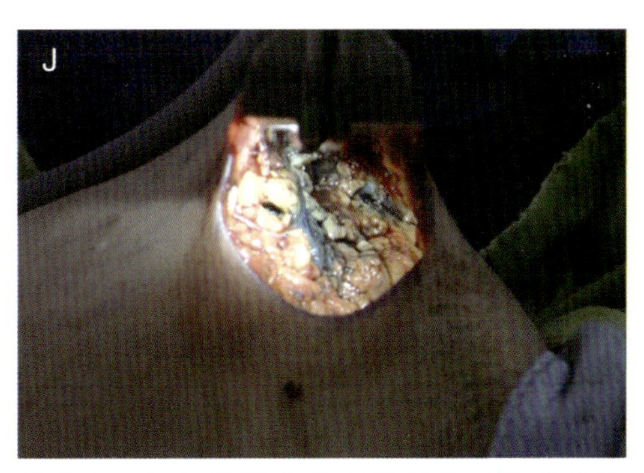

图 1.1 （J）腔镜直视下的创腔，显示乳腺实质边缘的蓝色染料标记

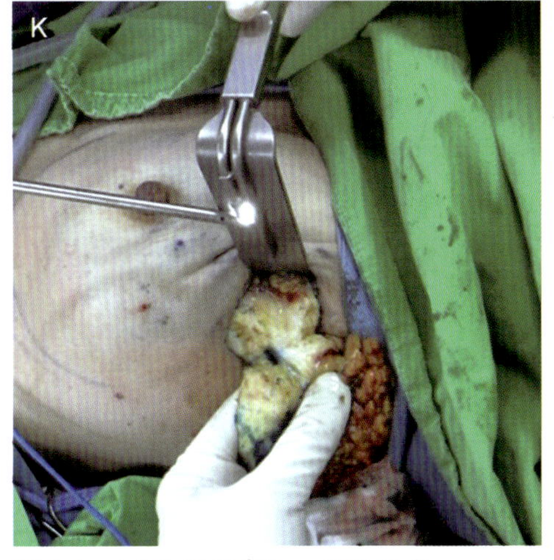

图 1.1 （K）经腋窝切口移除标本

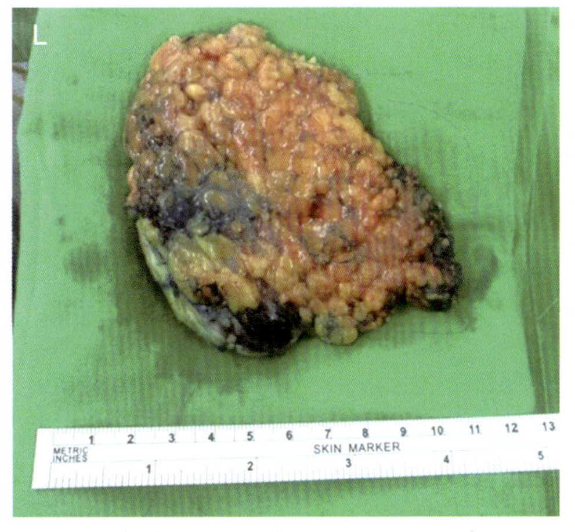

图 1.1 （L）完整取出广泛切除的标本

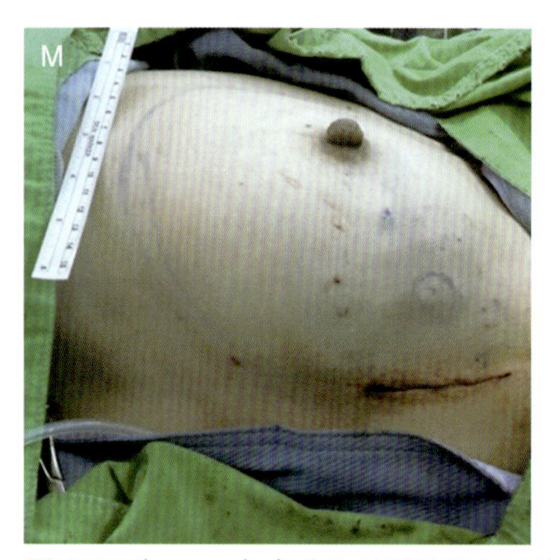

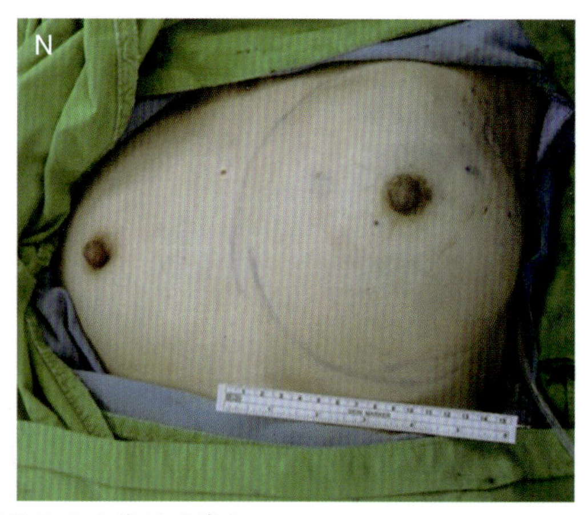

图 1.1 （M，N）术后即刻侧位图和正位图显示隐蔽的腋窝切口

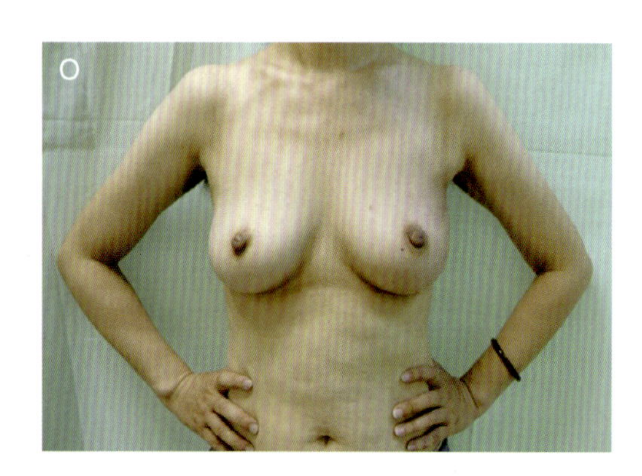

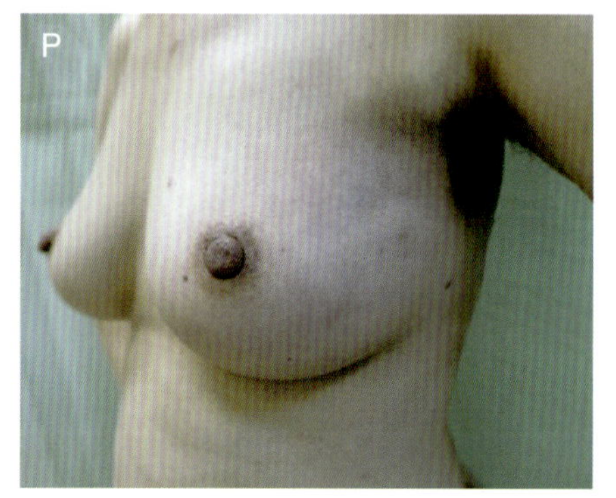

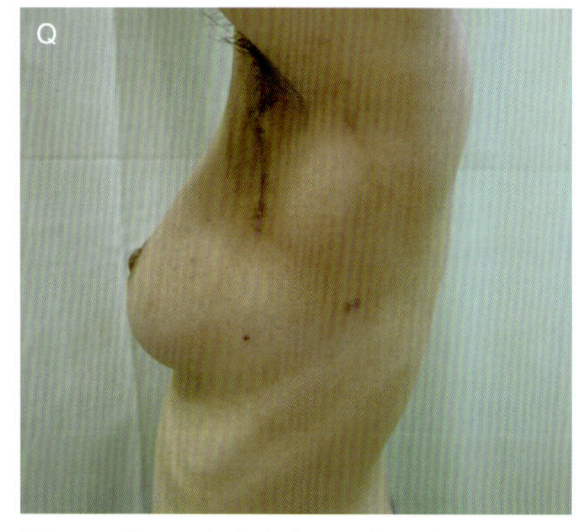

图 1.1 （O~Q）患者术后 2 个月的正位图和侧位图显示手术瘢痕隐蔽，愈合良好，美容效果极佳

病例 2　腔镜下保乳手术（图 1.2）

患者资料

患者女性，51 岁，临床诊断为右侧乳腺癌 I 期。术前组织活检提示浸润性小叶癌伴小叶原位癌，ER 阳性、PR 阳性、CerbB2 阳性。术前 MRI 显示肿瘤位于右侧乳房内上象限，距乳头约 6.8 cm。影像学检查未见癌转移。患者选择了无乳房重建的保乳手术。

手术与病理报告

患者行腔镜下保乳手术联合前哨淋巴结活检术。根据肿瘤位置，手术选择经腋窝切口及环乳晕切口进行。前哨淋巴结组织的快速冰冻切片检查提示癌转移，随后行腋窝淋巴结清扫，直至Ⅱ区。最终组织病理学检查结果显示多灶性乳腺癌，肿瘤分期为 $T_{1c}N_1$（1/17）M_0，ⅡA期，切缘阴性。

术后结果

患者出院时情况良好，无即刻并发症发生。随后她接受了 5 年的辅助内分泌治疗，但拒绝接受辅助放疗。患者和医生均对术后美容效果满意。

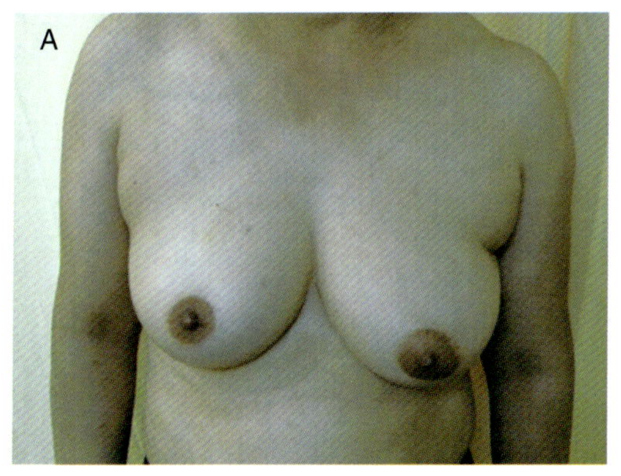

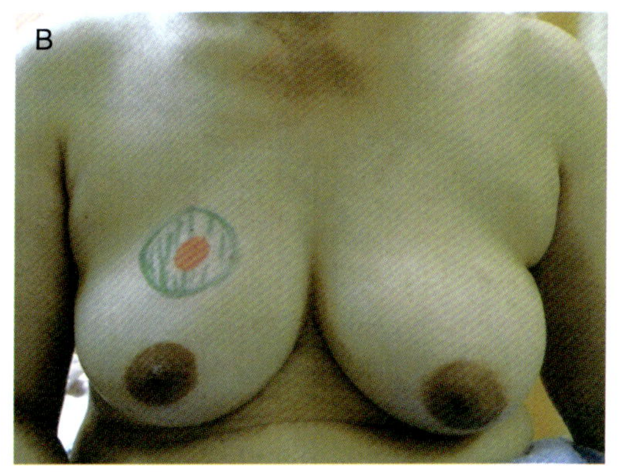

图 1.2 （A，B）术前正位图，显示肿瘤位于右侧乳房内上象限

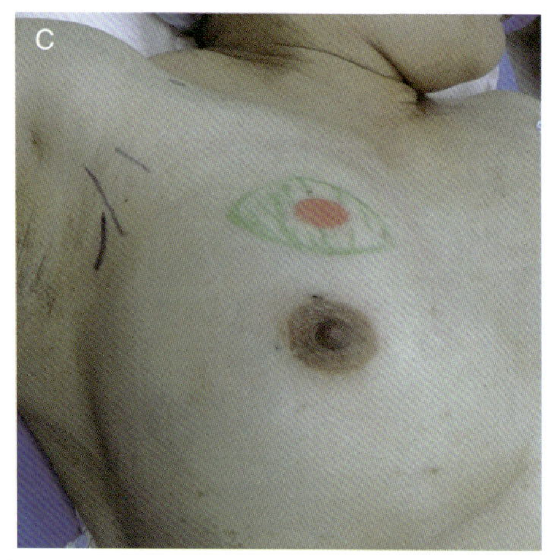

图 1.2 （C）手术台视图显示肿瘤与腋窝预切口及环乳晕预切口的位置关系

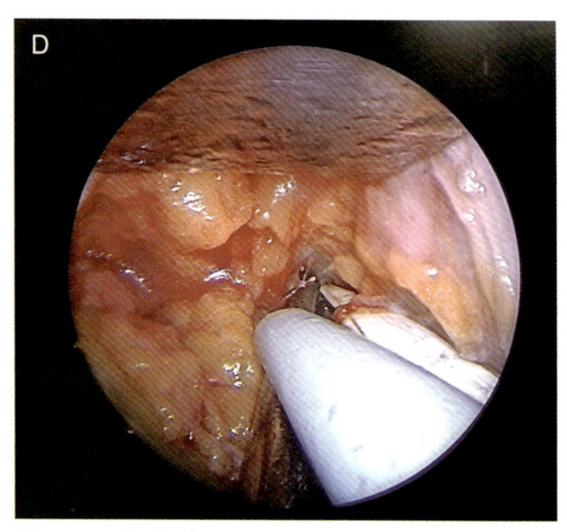

图 1.2 （D）在腔镜引导下，使用双极剪刀游离皮瓣

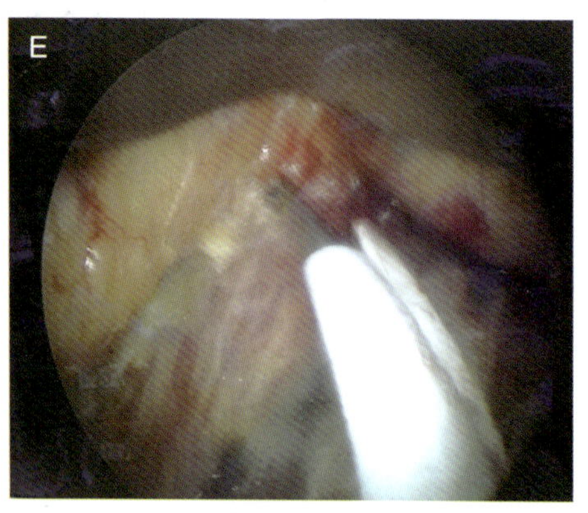

图 1.2 （E）术中在腔镜引导下，从胸大肌筋膜上剥离乳腺实质

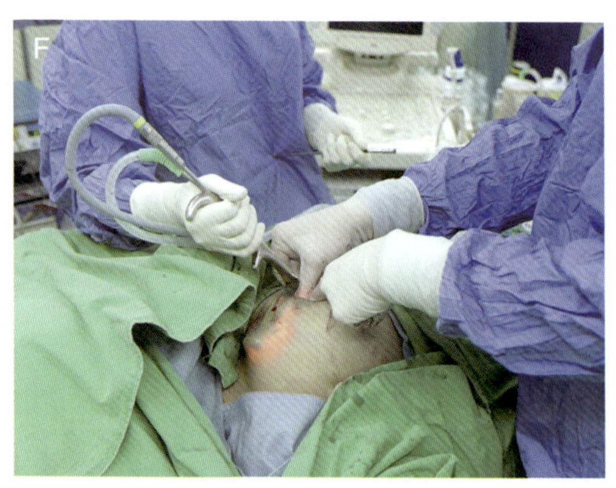

图 1.2 （F）广泛切除术中使用带光源牵开器牵拉组织，便于术中观察

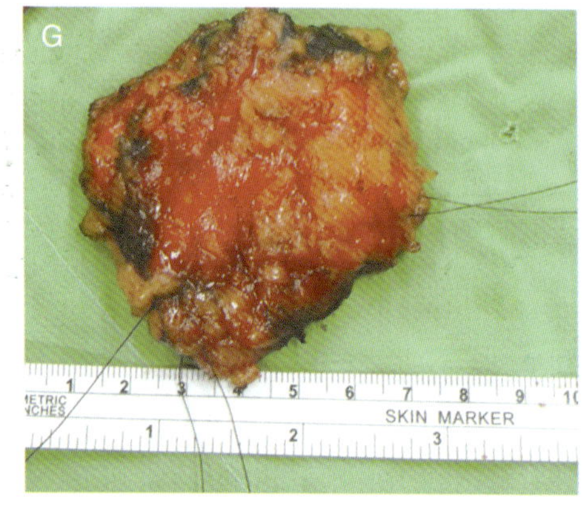

图 1.2 （G）完整取出标本，并适当定向放置

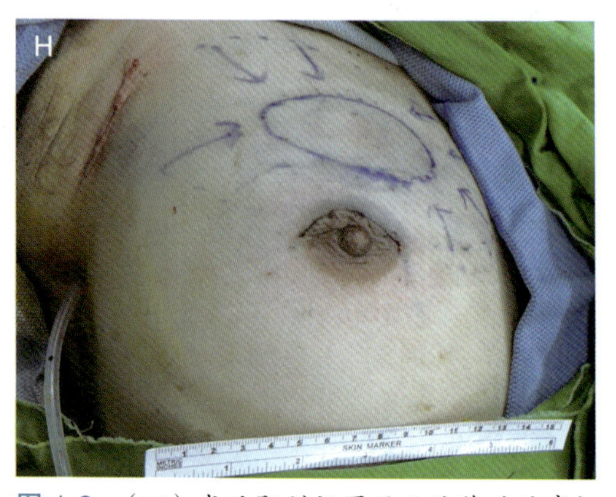

图 1.2 （H）术后即刻视图显示隐蔽的腋窝切口和环乳晕切口

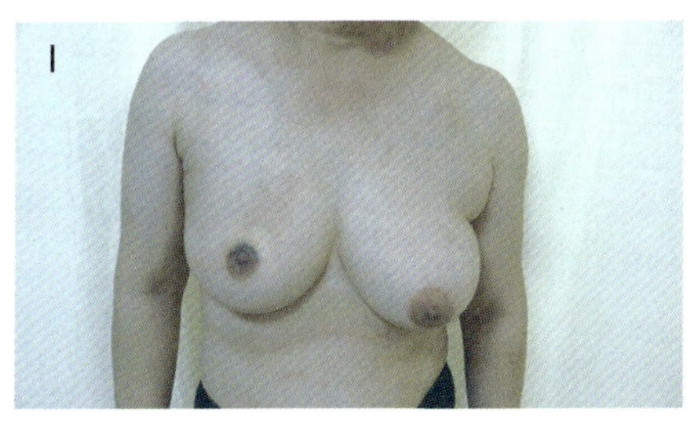

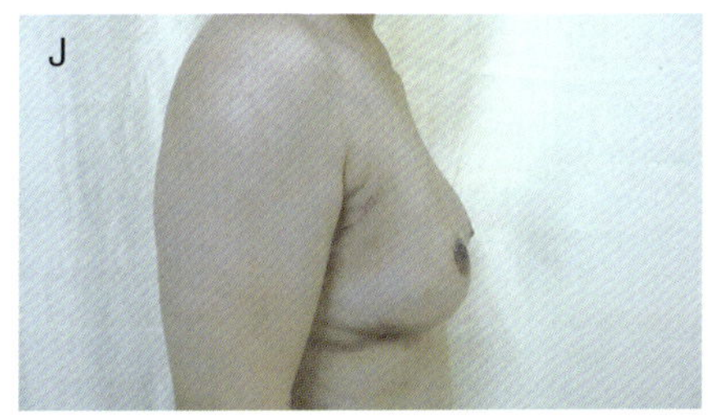

图 1.2 （I，J）术后 1 个月患者的正位图和侧位图显示瘢痕愈合良好。患者术前双侧乳房不对称，术后无明显变化

病例 3 腔镜下保乳手术：单个环乳晕切口（图 1.3）

患者资料

患者女性，50 岁，临床诊断为左侧乳腺癌 I 期。术前组织活检提示浸润性导管癌伴导管原位癌，ER 阳性、PR 阳性、CerbB2 阴性。肿瘤位于左侧乳房外上象限，影像学检查未见癌转移。患者选择了无乳房重建的保乳手术。

手术与病理报告

患者行腔镜下保乳手术联合前哨淋巴结活检术，手术选择经单个环乳晕切口进行。前哨淋巴结组织的术中快速冰冻切片检查提示未见癌转移，最终组织病理学结果显示肿瘤分期为 $T_{1b}N_0M_0$，ⅠA期，切缘阴性。

术后结果

患者出院时情况良好，无即刻并发症发生。随后患者接受了辅助放疗以及 5 年的内分泌治疗。

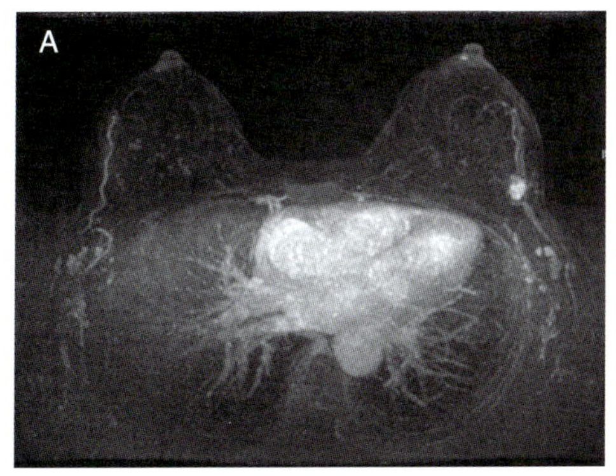

图 1.3 （A）术前 MRI 显示肿瘤位于乳房外上象限

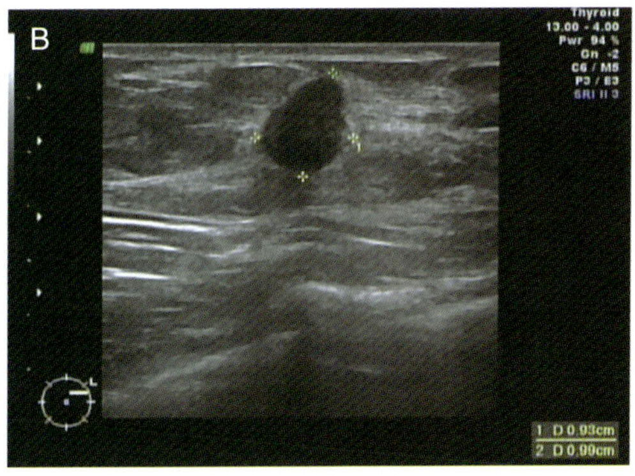

图 1.3 （B）术前超声图显示一大小约 0.9 cm × 0.9 cm，纵横比 >1 的不规则结节

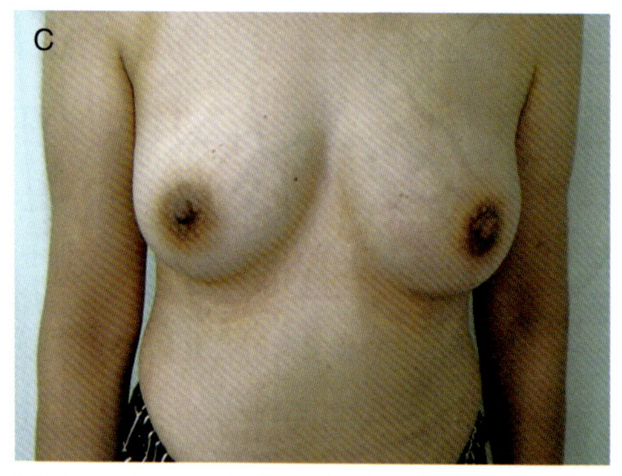

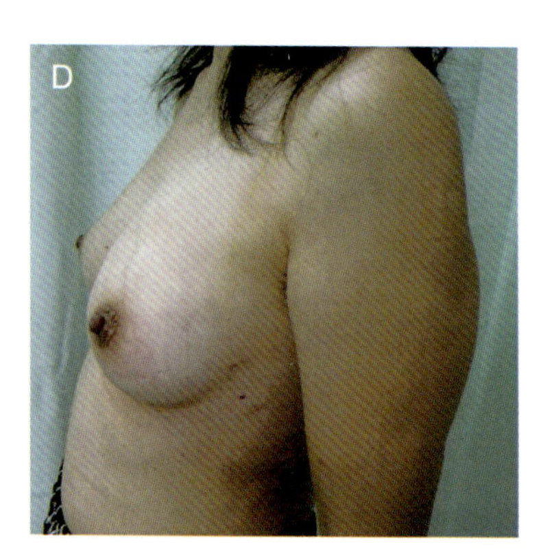

图 1.3 （C，D）患者术前正位图和侧位图

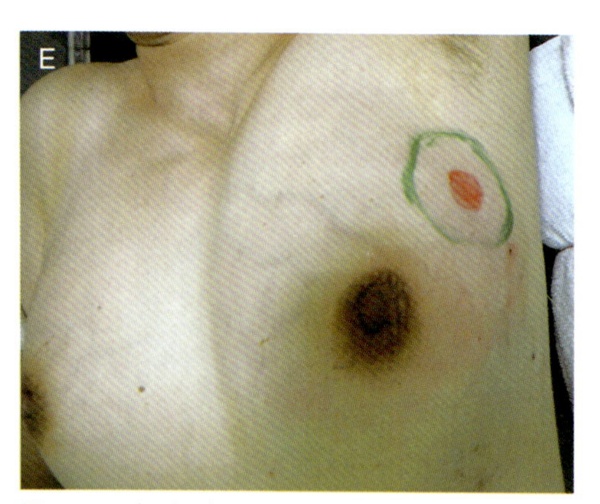

图 1.3 （E）手术台视图显示导丝定位后的肿瘤位置

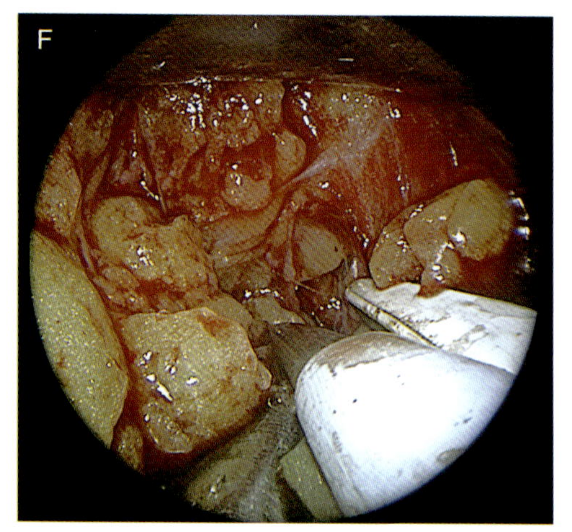

图 1.3 （F）在腔镜引导下，使用双极剪刀游离皮瓣

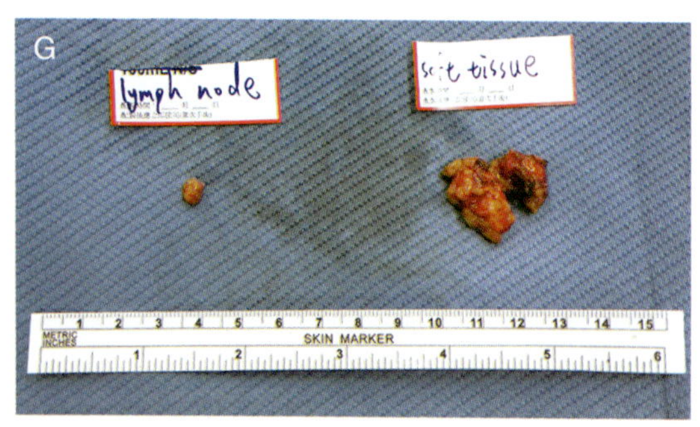

图 1.3 （G）前哨淋巴结组织和腋窝组织送术中快速冰冻切片检查

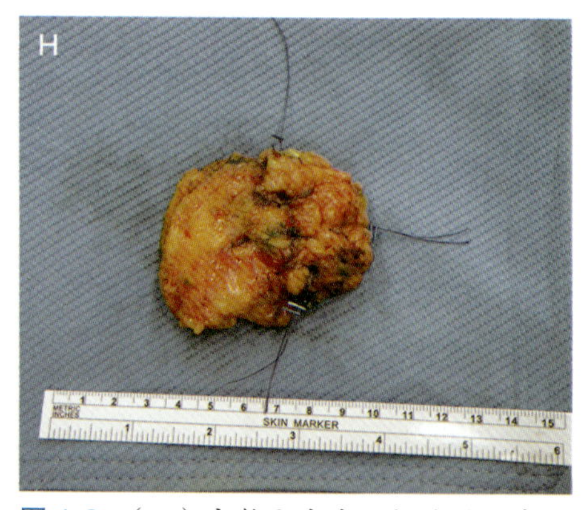

图 1.3 （H）完整取出广泛切除的标本，并用丝线定向放置

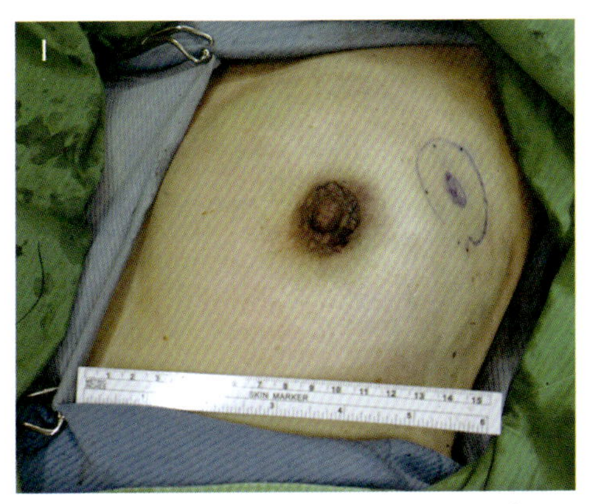

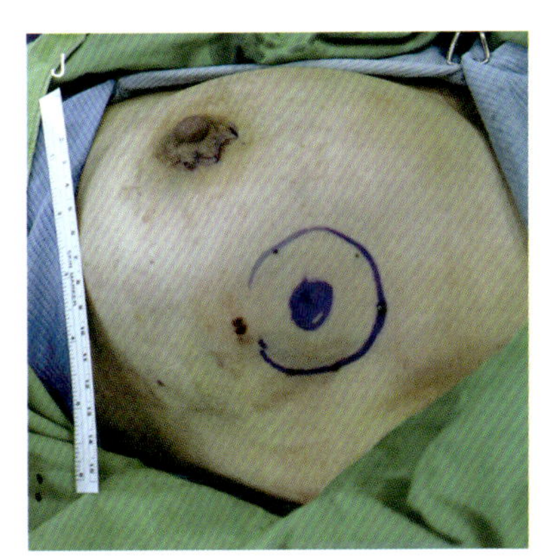

图 1.3 （I，J）术后即刻视图显示隐蔽的环乳晕切口

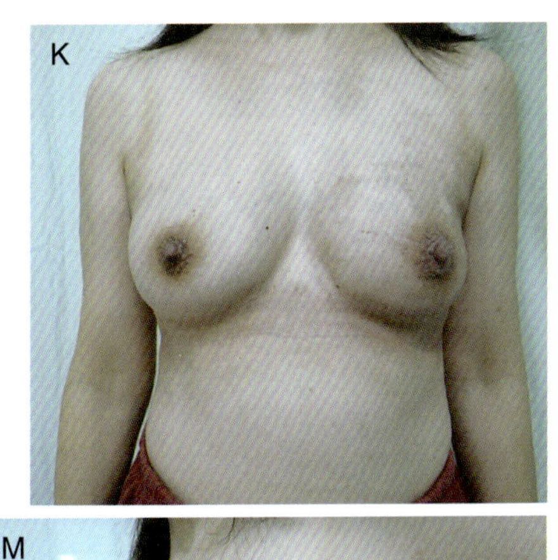

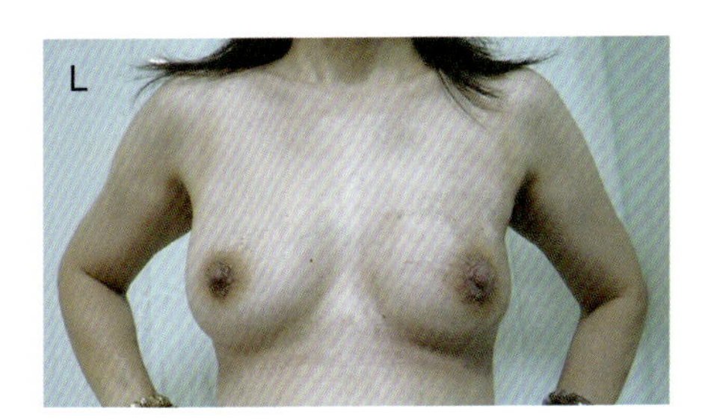

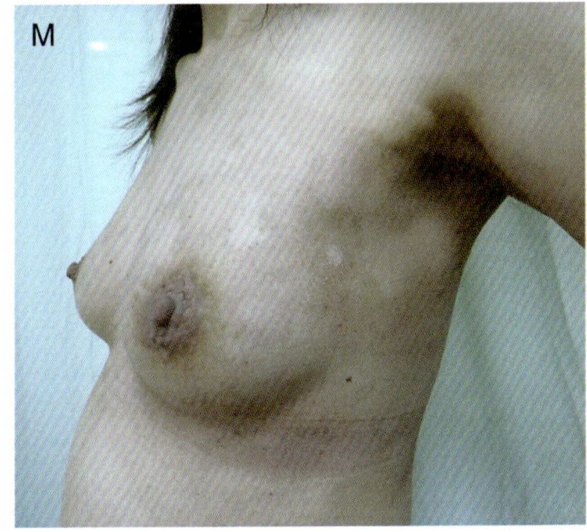

图 1.3 （K~M）术后 3 个月患者的正位图和侧位图显示瘢痕愈合良好，同时也可观察到患者放疗后的乳房变化

病例 4　腔镜下保乳手术：单个乳晕切口（图 1.4）

患者资料

患者女性，43 岁，右侧乳房外上象限发现一直径为 1 cm 的肿瘤。术前穿刺活检提示浸润性小管癌，ER 阳性、PR 阳性、CerbB2 阴性。影像学检查未见癌转移。与患者沟通后，决定行腔镜下无乳房重建的保乳手术。

手术与病理报告

患者行腔镜下广泛切除术联合前哨淋巴结活检术。前哨淋巴结组织的快速冰冻切片检查结果为阴性，最终常规组织病理学检查显示肿瘤分期为 $T_{1c}N_0$（0/1LN）M_0，ⅠA期，切缘阴性。

术后结果

患者术后无即刻并发症发生，出院时情况良好。门诊复查显示手术美容效果良好，随后患者接受了辅助放疗及 5 年的内分泌治疗。

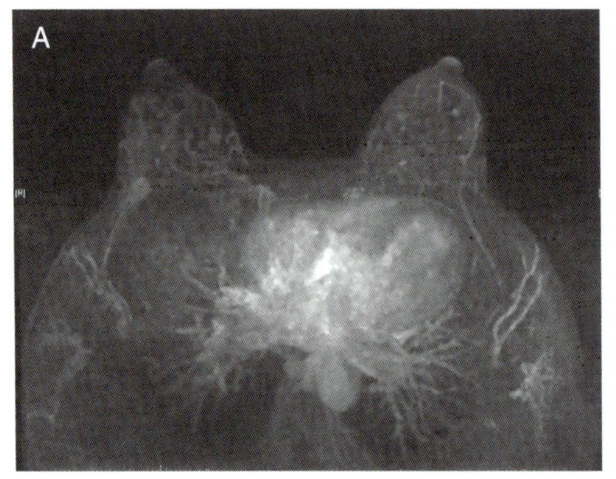

图 1.4　（A）术前 MRI 显示肿瘤位于右侧乳房外上象限

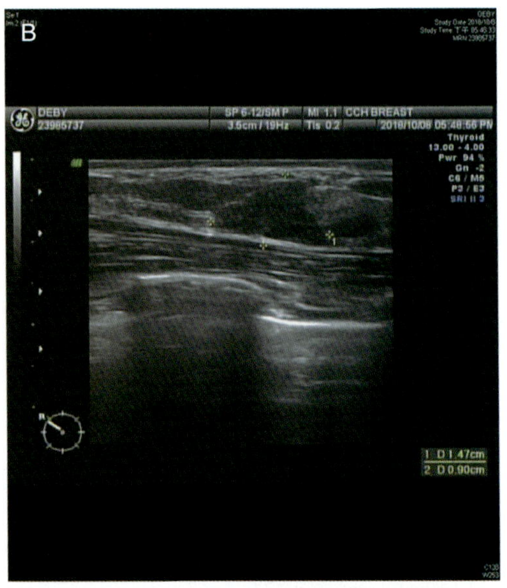

图 1.4　（B）术前超声图显示肿瘤位于右侧乳房外上象限，大小为 1.4 cm×0.9 cm

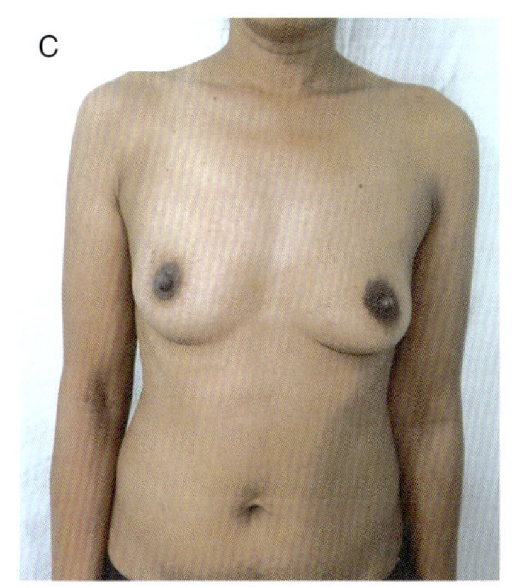

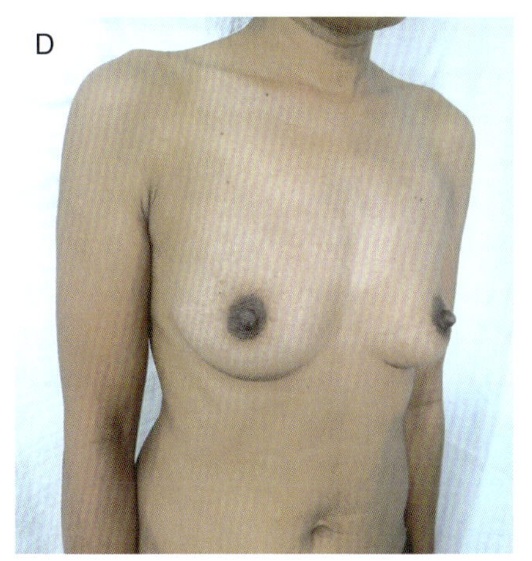

图 1.4 （C，D）术前正位图和侧位图显示相对于右侧乳房，患者左侧乳房下垂更明显

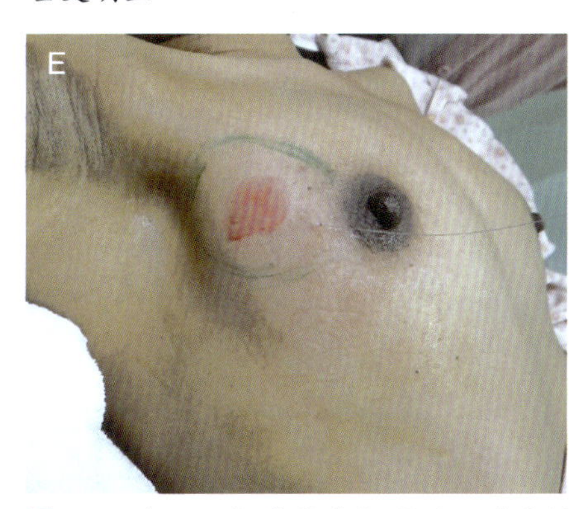

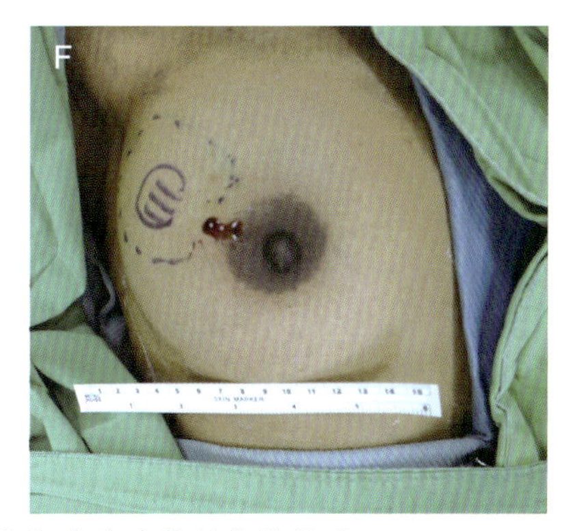

图 1.4 （E，F）手术台视图显示肿瘤位置和肿瘤的导丝定位位置

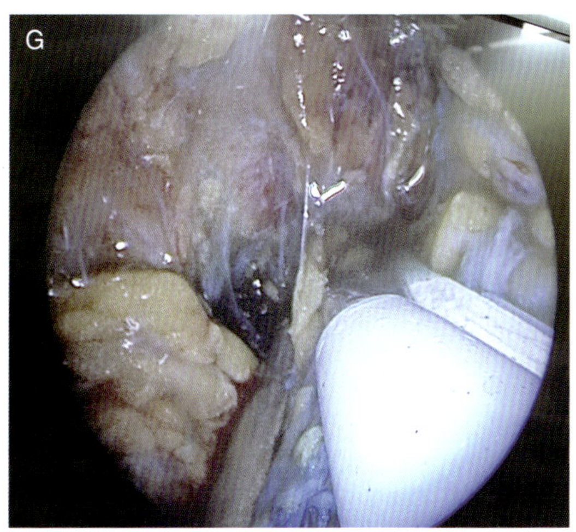

图 1.4 （G）在腔镜引导下，使用双极剪刀游离皮瓣与乳腺实质的间隔

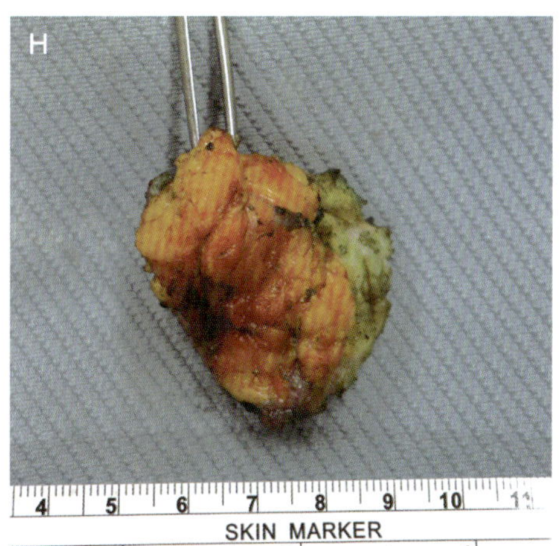

图 1.4 （H）完整取出广泛切除的标本（图片于标本定向放置前拍摄）

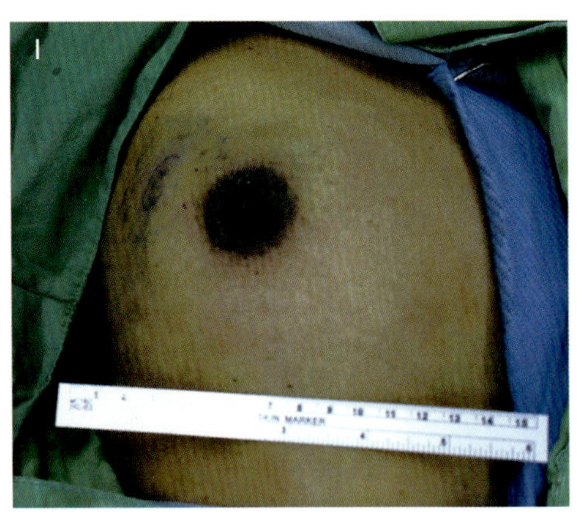

图 1.4 （I）术后即刻正位图显示环乳晕切口隐蔽良好

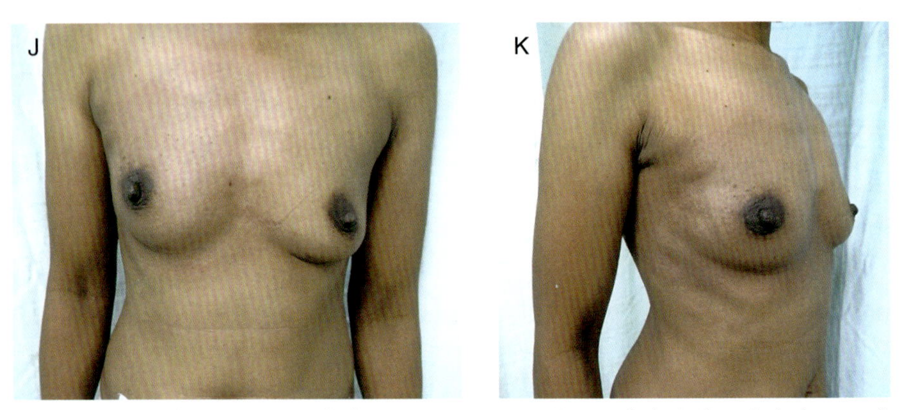

图 1.4 （J，K）术后 6 个月患者的正位图和侧位图显示瘢痕隐蔽，愈合良好，手术美容效果极佳

病例 5 腔镜下保乳手术：双切口（乳房下皱襞切口与环乳晕切口；图 1.5）

患者资料

患者女性，61 岁，经筛查发现右侧乳房有一直径为 1 cm 的结节，术前组织活检提示导管原位癌。肿瘤位于靠近乳房下皱襞的 6 点钟位置，最终患者选择行腔镜下保乳手术联合前哨淋巴结活检术。

手术与病理报告

患者行腔镜下保乳手术联合前哨淋巴结活检术，手术选择经双切口（乳房下皱襞切口和腋窝切口）进行。术中前哨淋巴结组织的快速冰冻切片检查未发现癌转移，最终组织病理学检查显示残留经典型的非浸润性小叶原位癌。

术后结果

患者出院时情况良好，无即刻并发症发生。患者对手术美容效果极为满意，未接受任何辅助治疗。此外，鉴于患者有小叶原位癌病史，对她进行了复发高风险监测。

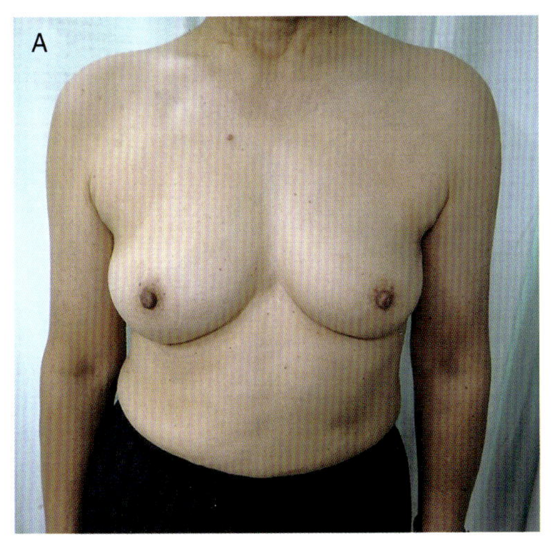

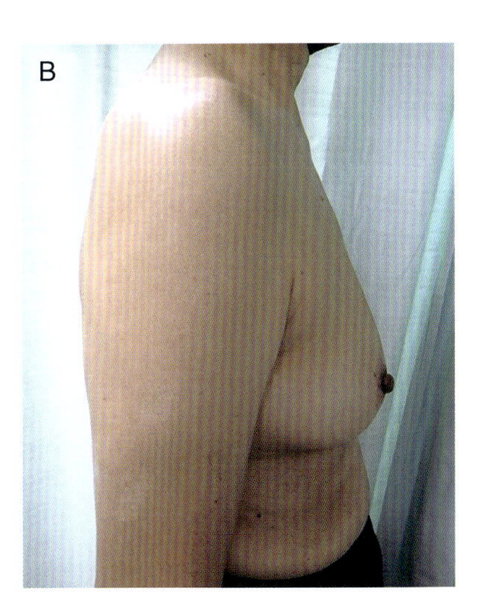

图 1.5 （A，B）患者术前正位图和侧位图

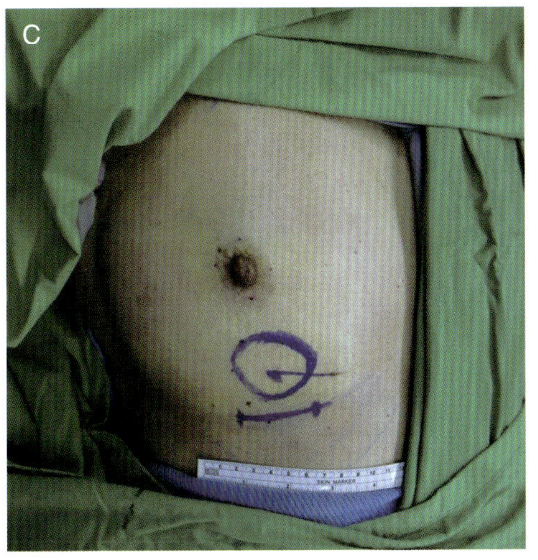

图 1.5 （C）手术台视图显示肿瘤位置及肿瘤的导丝定位位置

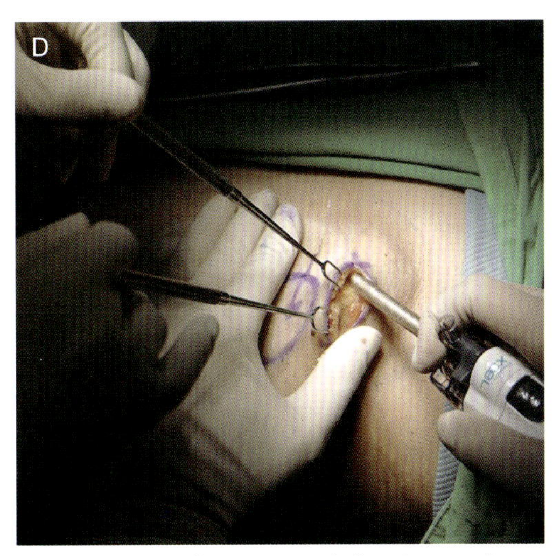

图 1.5 （D）在游离皮瓣前建立皮下隧道

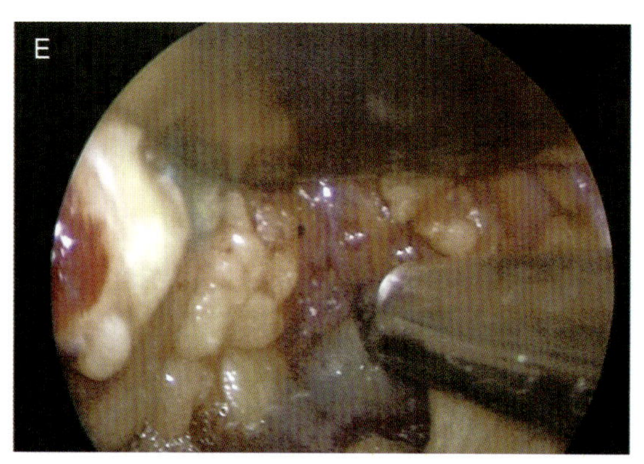

图 1.5 （E）在腔镜引导下，使用单极电刀游离皮瓣

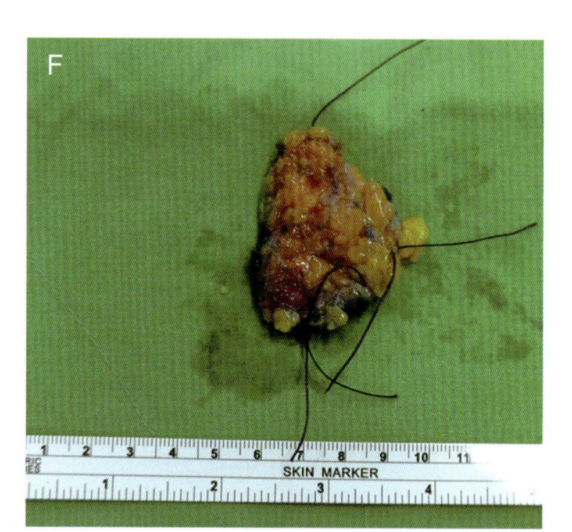

图 1.5 （F）完整取出广泛切除的标本，并用丝线定向

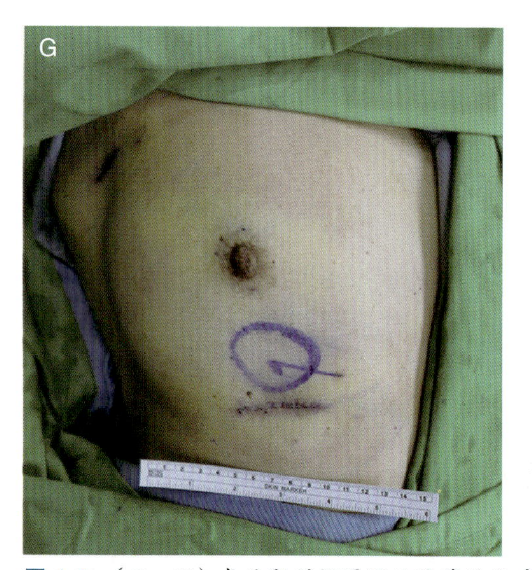

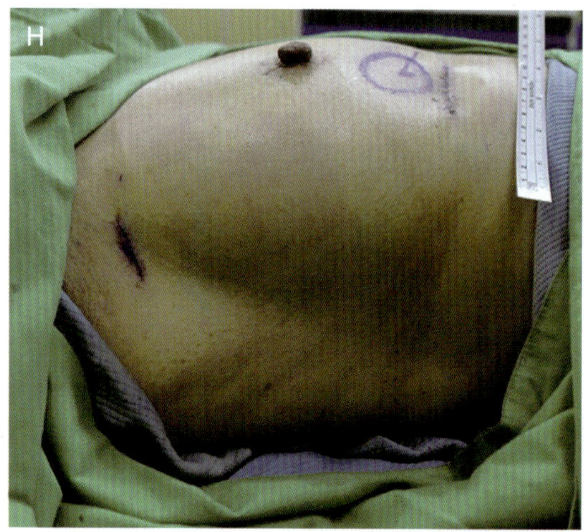

图 1.5 （G，H）术后即刻视图显示隐蔽的乳房下皱襞切口和环乳晕切口

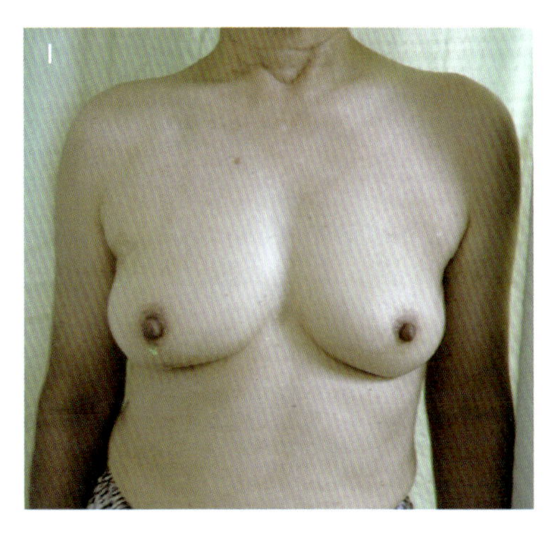

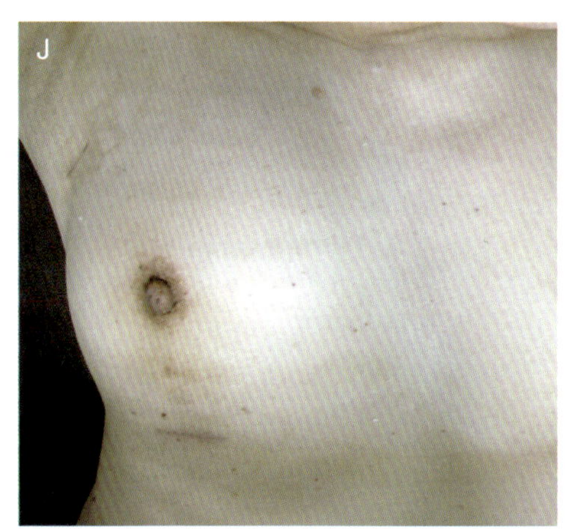

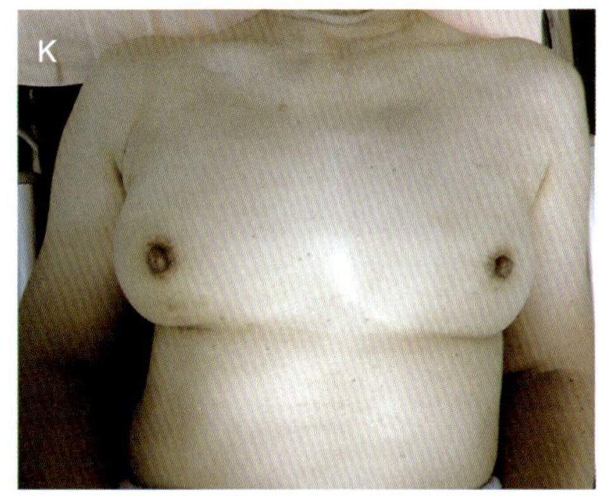

图 1.5 （I~K）术后 1 个月患者的正位图和侧位图显示手术切口愈合良好

讨 论

腔镜下保乳手术是一种可与传统保乳技术相媲美的术式，术后瘢痕隐蔽且愈合良好，同时手术美容效果较好。然而，患者的选择是手术能否获益的关键[1]。相关研究表明，根据肿瘤位置的不同，手术可经单切口或双切口进行[2-3]。本章中的两个病例均表明当肿瘤位于乳房外上象限时，手术可经单腋窝切口；当肿瘤位于乳房内上象限且离乳头乳晕较远时，手术可选择双切口。对于小到中等体积的肿瘤，可采用基于体积位移技术的 I 级肿瘤整形手术。然而，与可触及肿瘤的传统手术相比，腔镜下手术缺乏触觉反馈，可能导致其切除范围不足。因此，笔者推荐使用术中超声技术进行手术切缘评估，并使用蓝色染料标记作为视觉辅助。根据笔者经验[4]，腔镜下保乳手术与传统保乳手术的短期安全性相当。

（余伟平　译，李永平　审校）

参考文献

[1] Ozaki S, Ohara M. Endoscopy-assisted breast-conserving surgery for breast cancer patients. Gland Surgery, 2014, 3(2): 94-108. https://doi.org/10.3978/j.issn.2227-684X.2013.12.04.

[2] Nakajima H, Fujiwara I, Mizuta N, et al. Video-assisted skin-sparing breast-conserving surgery for breast cancer and immediate reconstruction with autologous tissue: clinical outcomes. Annals of Surgical Oncology, 2009, 16(7):1982-1989. https://doi.org/10.1245/s10434-009-0429-1.

[3] Tamaki Y, Sakita I, Miyoshi Y, et al. Transareolar endoscopy-assisted partial mastectomy: a preliminary report of six cases. Surgical Laparoscopy, Endoscopy and Percutaneous Techniques, 2001. https://doi.org/10.1097/00019509-200112000-00003.

[4] Lai HW, Lin HY, Chen SL, et al. Endoscopy-assisted surgery for the management of benign breast tumors: technique, learning curve, and patient-reported outcome from preliminary 323 procedures. World J Surg Oncol, 2017, 15(1):19. https://doi.org/10.1186/s12957-016-1080-5. https://www.ncbi.nlm.nih.gov/pubmed/28077134. PMID:28077134.

CHAPTER

腔镜下乳房切除术

第 2 章

技术描述

术前标记与定位

患者术前标记均采用站立位和仰卧位。全身麻醉诱导后，患者取仰卧位，并将患侧上肢外展 90°，以免影响手术操作。将腔镜视频监视器（Olympus Optical Co., Tokyo, Japan）置于患者头部两侧，以便医生和助手都能观察到监视器。所有手术均使用直径为 5 mm 的 30° 硬性腔镜。

腋窝分期手术

对于符合前哨淋巴结活检（SLNB）指征的患者，术前（手术当天或前 1 天）在肿瘤部位皮内注射少量（2~3 mCi）放射性同位素 ^{99m}Tc。

对患者进行全身麻醉诱导后，将 3 mL 1% 亚甲蓝溶液（Merck, Darmstadt, Germany）等量注射在肿瘤腋窝侧乳腺实质的 5 个部位，轻柔按摩肿瘤到腋窝的乳腺组织 5~10 min。在注射蓝色染料 20~30 min 后，使用手持式 γ 探针（Navigator; USSC, Norwalk, CT）识别“热点”并标记，在靠近最热“热点”位置的淋巴结处做一个约 3 cm 的腋窝斜切口，然后行 SLNB。按照指示进行快速冰冻切片检查，如果 SLNB 为阳性，则对腋窝淋巴结进行彻底清扫，直至Ⅱ区。

胸大肌筋膜上剥离乳腺实质

胸肌与乳腺实质的边界清晰可见，在腔镜引导下使用牵开器（Johnson & Johnson KK 或 Karl Storz）和血管剥脱导管剥离乳腺实质后部与胸肌筋膜，并使用双极剪刀（PowerStar, Johnson & Johnson KK）或超声刀对穿支血管进行凝断，以确保充分止血，从而获得更清晰的手术视野。同时，在腔镜引导下使用牵开器牵拉周围组织，以形成足够的手术操作空间，并使用吸引器进行烟雾抽吸和疏散。

Minimally Invasive (Endoscopic & Robotic) Breast Surgery. https://doi.org/10.1016/B978-0-323-73405-9.00002-9

单孔装置的放置、隧道的建立与皮瓣的游离：充气技术在腔镜下乳房切除术中的应用

为放置单孔装置（Glove Port; Nelis Corporation, Gyeonggi-do, Korea），在腔镜直视下用电刀切取 3~4 cm 厚的皮瓣，待乳腺完全剥离后，经腋窝切口置入单孔装置，并充入 CO_2，使压力保持在 8 mmHg（1 mmHg = 0.133 kPa），为手术创建操作空间。然后继续游离皮瓣浅面，并通过隧道技术使用单极剪刀游离皮瓣与乳腺实质的间隔。同时，在保留乳头乳晕的乳房切除术中进行乳晕下组织活检和快速冰冻切片检查。如果发现癌细胞侵袭乳晕下区域，则切除整个乳头乳晕复合体（nipple-areolar complex，NAC），后转行保留皮肤的乳房切除术。完成皮瓣浅面游离后，再对乳腺实质周边部分进行游离，待充分游离后，经腋窝切口取出全乳腺标本。

隧道的建立与皮瓣的游离：牵引技术在腔镜下乳房切除术中的应用

完成腋窝分期手术后，如前所述，根据肿瘤位置和医生习惯做一个半圆形环乳晕切口或单侧腋窝切口。在全乳皮下注射含 0.05% 利多卡因和 1∶1 000 000 肾上腺素的生理盐水，以减少出血量。在腔镜引导下，使用无损伤可视 Trocar（Johnson & Johnson, Tokyo, Japan）并采用隧道法制作 3~5 mm 厚的皮瓣，然后使用腔镜剪、双极剪或超声刀剥离皮瓣与乳腺实质的间隔。

乳房切除术

基于医生的手术习惯，术中可以使用免充气技术 / 回缩技术或充气技术。笔者根据患者术中具体情况采用了这两种技术，并将在病案讨论中一一展示。与多孔手术相比，充气技术应用在单孔手术中的美容效果更好，笔者更推荐单孔手术。

在放置单孔装置和 CO_2 充气（用于充气技术）后，在腔镜引导下使用腔镜剪、单极电刀、双极电刀或超声刀游离并切开皮瓣与乳腺实质的间隔。充分游离皮瓣后，在保留乳头乳晕的乳房切除术（nipple-sparing mastectomy, NSM）中进行乳晕下组织快速冰冻切片检查。如果发现癌细胞已侵袭乳晕下组织，则切除整个 NAC，后转行保留皮肤的乳房切除术。在完成皮瓣游离以及乳腺实质与胸大肌筋膜的剥离后，可经腋窝切口或环乳晕切口取出全乳腺标本。

病例6 腔镜下保留皮肤的乳房切除术：双切口与回缩技术（图2.6）

患者资料

患者女性，52岁，初次诊断为左侧乳腺乳晕后区域浸润性导管癌，临床分期为ⅡB期（$T_2N_1M_0$），CerbB2阳性。影像学检查未见癌转移。患者接受了新辅助化疗，并决定行无乳房重建、保留乳头乳晕的左侧乳房切除术。尽管乳腺MRI显示无明显的肿瘤侵犯乳头下组织，但建议患者行术中快速冰冻切片检查。经患者同意，若肿瘤侵犯乳头下组织，则切除NAC。

手术与病理报告

患者行腔镜下保留乳头乳晕的乳房切除术联合前哨淋巴结活检术，但未进行乳房重建。根据肿瘤位置，手术选择双切口进行。乳头下组织的快速冰冻切片检查显示肿瘤累及，因此行保留皮肤的乳房切除术。前哨淋巴结活检结果为阴性，最终组织病理学检查显示距切缘3 mm浸润性导管癌（$ypT_{1a}N_0M_0$）。

术后结果

患者术后无即刻并发症发生，出院时情况良好。此外，门诊复查显示手术美容效果良好，且患者未接受进一步的辅助治疗。

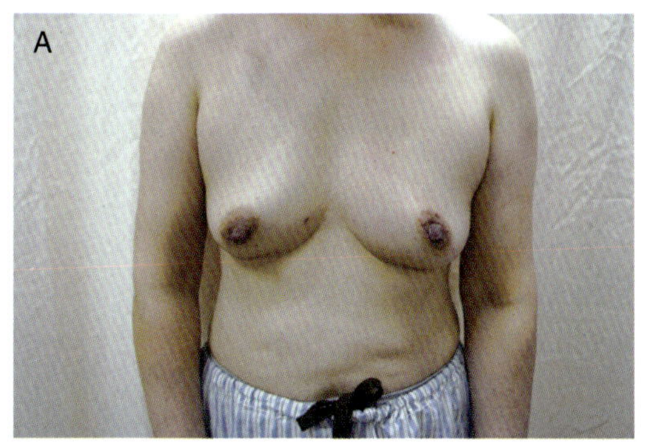

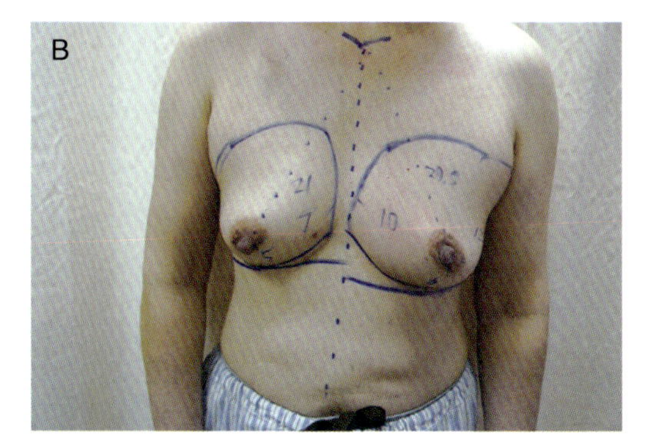

图2.6 （A，B）术前正位图，显示术前标记

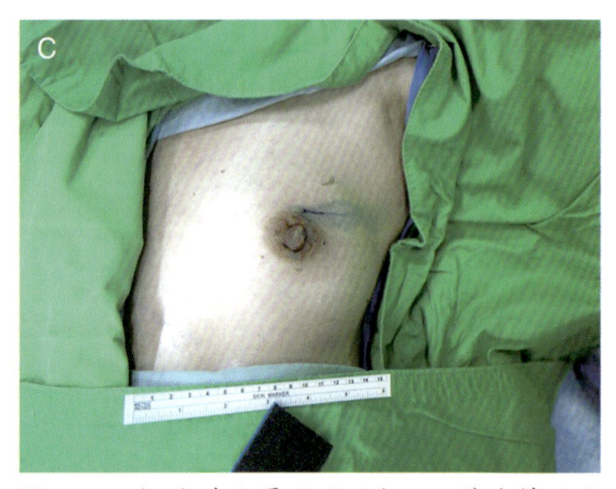

图 2.6 （C）在乳晕周围注射亚甲蓝染料后的手术台视图

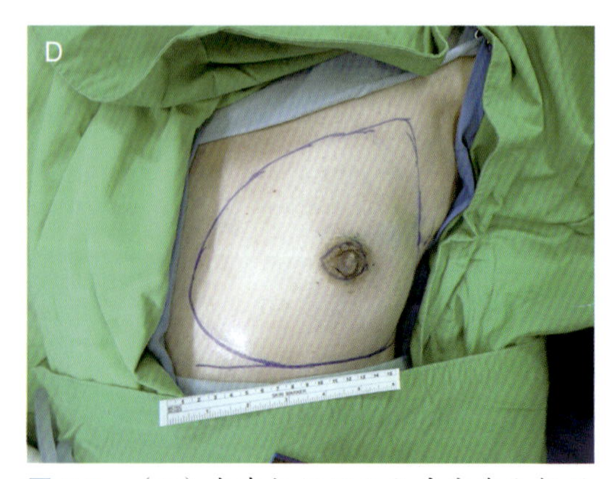

图 2.6 （D）术中标记显示乳房底盘和解剖范围

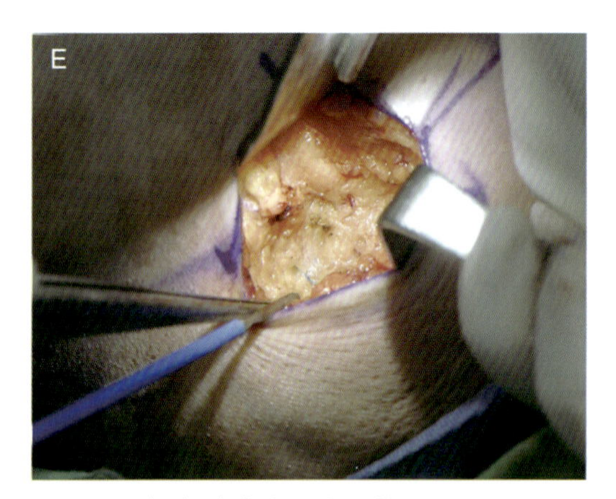

图 2.6 （E）前哨淋巴结显影

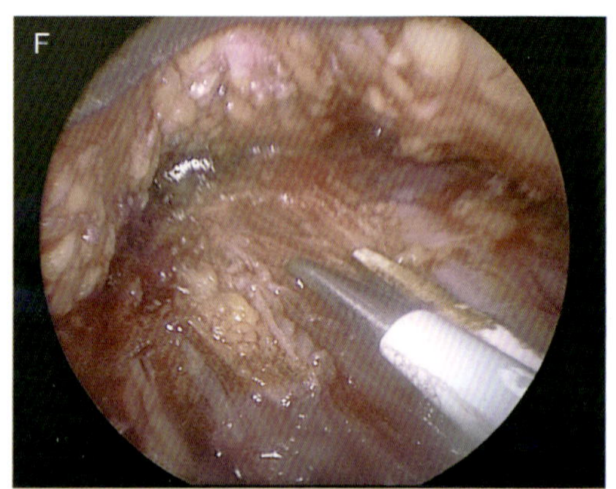

图 2.6 （F）在腔镜引导下，使用超声刀（Johnson & Johnson KK 或 Karl Storz）剥离胸肌筋膜与乳腺实质后部

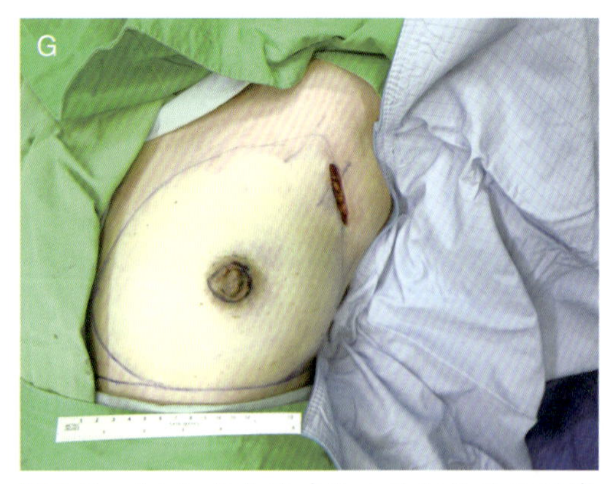

图 2.6 （G）完成前哨淋巴结活检后的腋窝切口

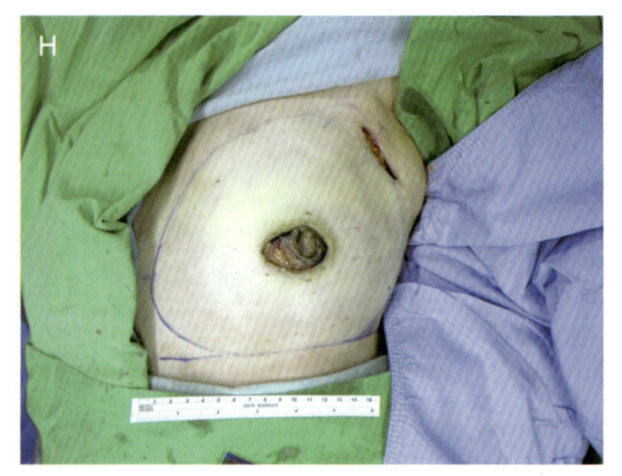

图 2.6 （H）根据肿瘤位置，切开第二个环乳晕切口

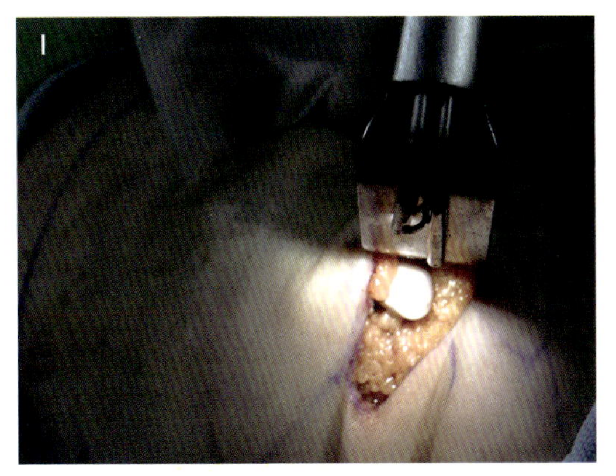

图 2.6 （I）如图所示两个切口相通

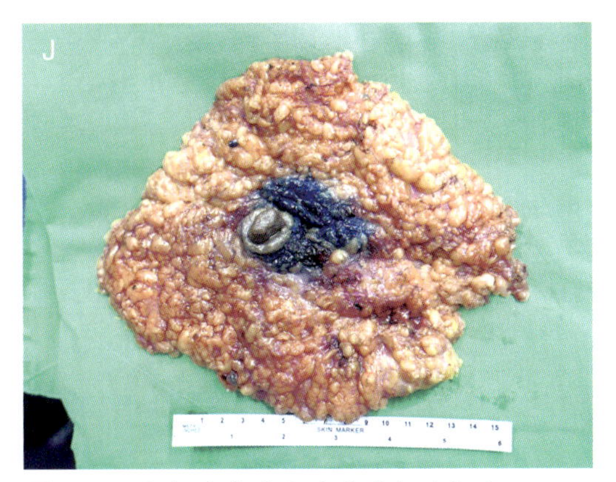

图 2.6 （J）完整地取出乳房切除标本

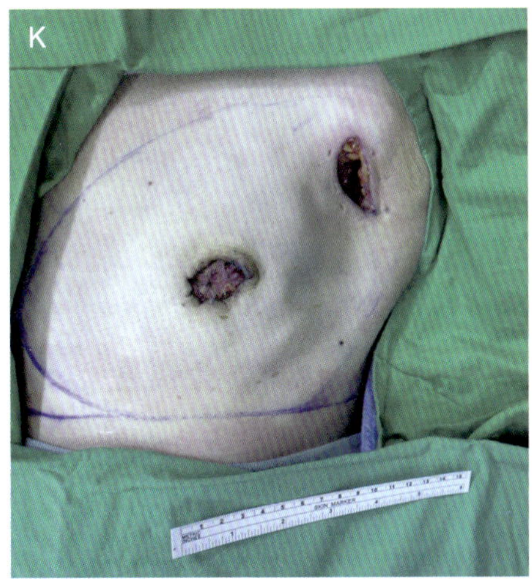

图 2.6 （K）术后即刻正位图显示双切口和切除的 NAC

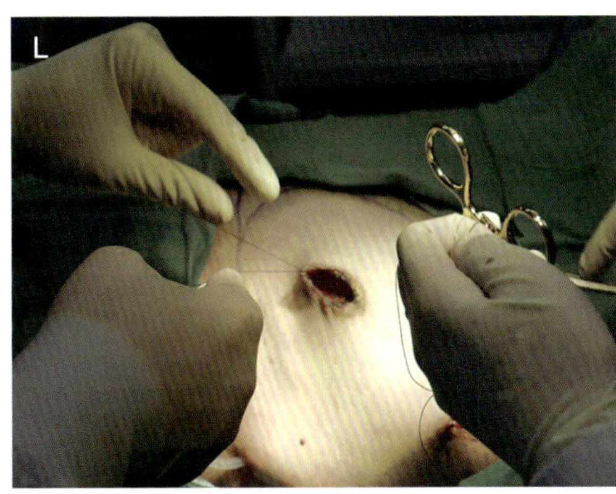

图 2.6 （L）采用荷包缝合术缝合乳头切口

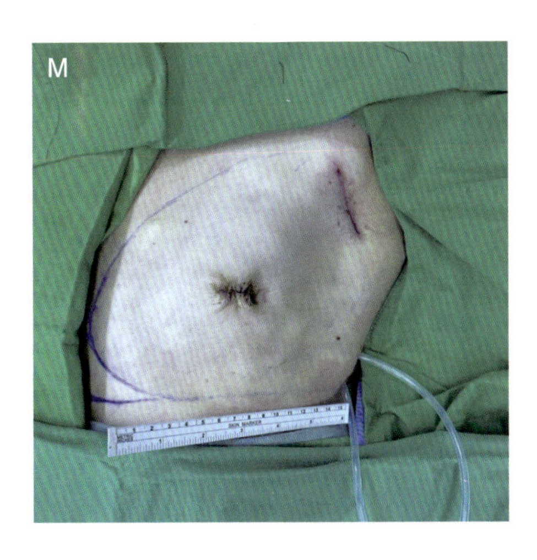

图 2.6 （M）术后即刻正位图

病例 7　腔镜下保留乳头乳晕的乳房切除术：单切口与充气技术（图 2.7）

患者资料

患者女性，55 岁，诊断为左侧乳腺浸润性导管癌，临床ⅡB期。影像学检查未见癌转移。患者接受了新辅助化疗，后行无乳房重建、保留乳头乳晕的左侧乳房切除术。

手术与病理报告

患者行腔镜下保留乳头乳晕的左侧乳房切除术联合前哨淋巴结活检术。前哨淋巴结活检未发现癌转移，术中乳头下组织的快速冰冻切片检查结果为阴性，最终组织病理学检查显示切缘残余乳腺导管原位癌（$ypTisN_0M_0$）。

术后结果

患者术后无即刻并发症发生，术后 2 d 顺利出院，此后未接受任何辅助治疗。

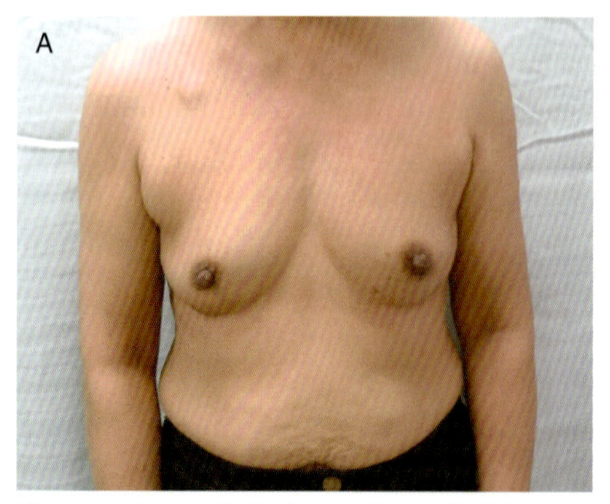

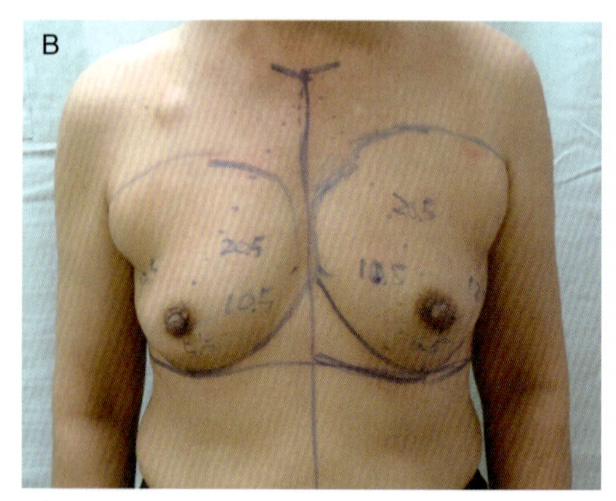

图 2.7　（A，B）术前正位图显示术前标记，右锁骨下区域可见化疗所用的输液港

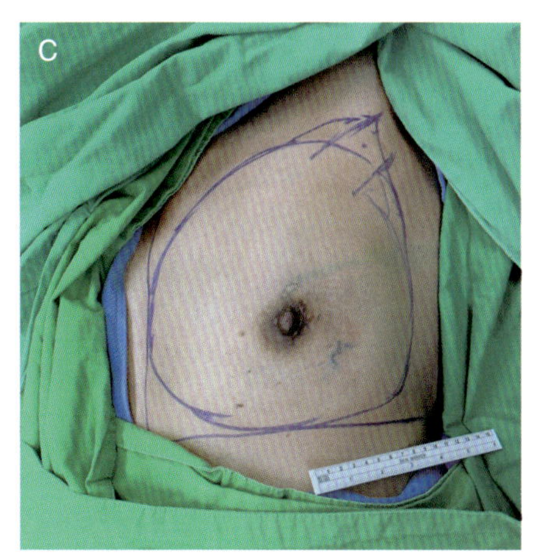

图 2.7 （C）手术台视图显示在乳晕周围注射亚甲蓝染料，并标记乳房底盘和解剖范围

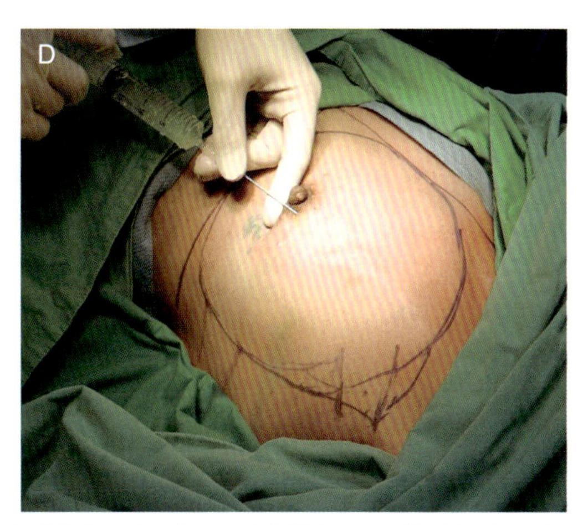

图 2.7 （D）注入膨胀液，以帮助平面剥离和止血

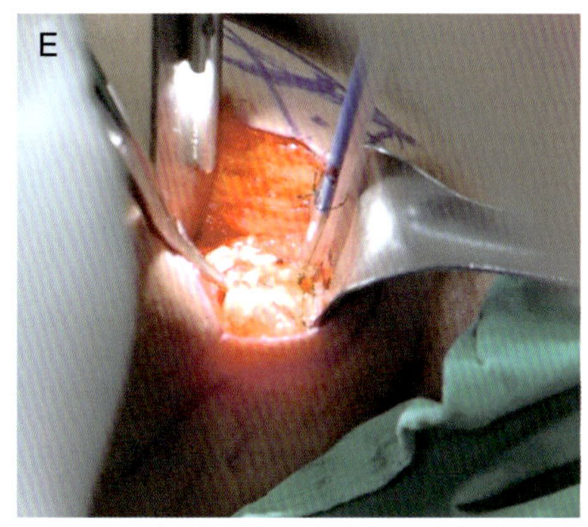

图 2.7 （E）在腔镜直视下进行前哨淋巴结活检

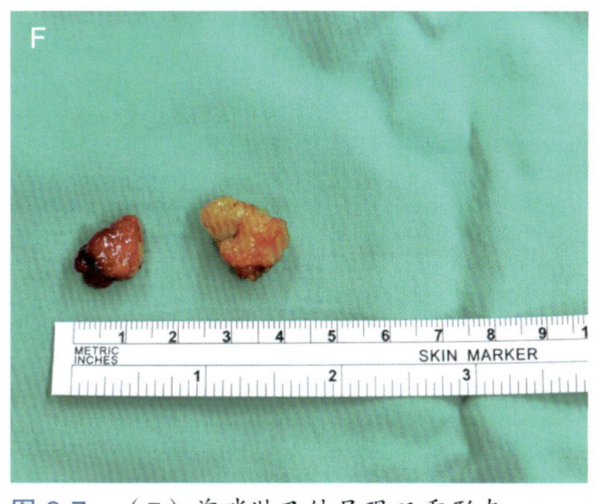

图 2.7 （F）前哨淋巴结呈现双重形态

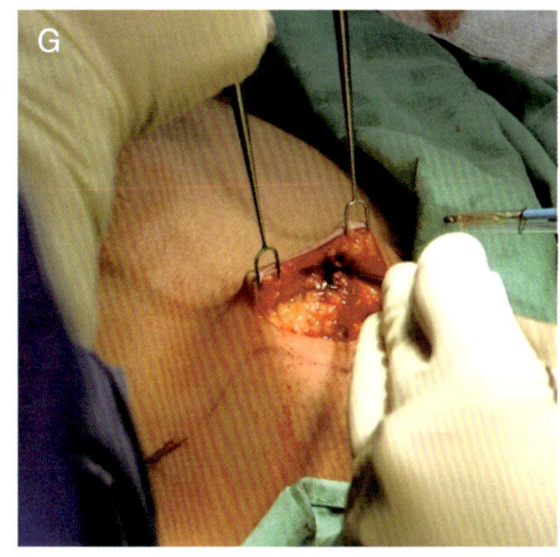

图 2.7 （G）为放置单孔装置创建操作空间

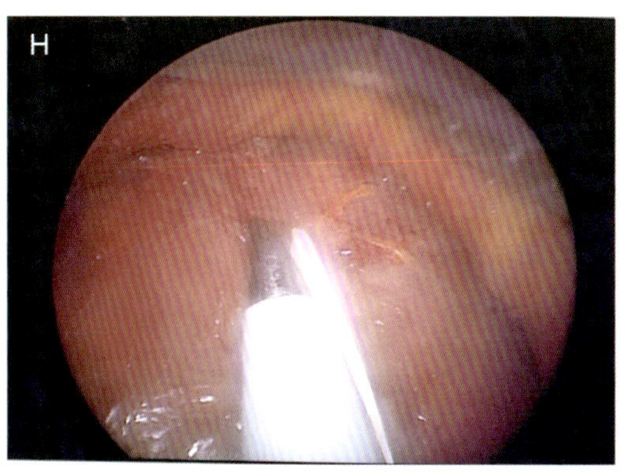

图 2.7 （H）在腔镜引导下，使用超声刀（Johnson & Johnson KK 或 Karl Storz）剥离胸肌筋膜与乳腺实质后部

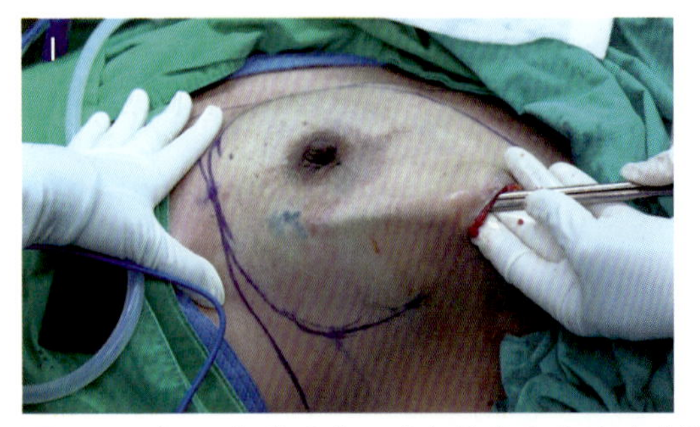

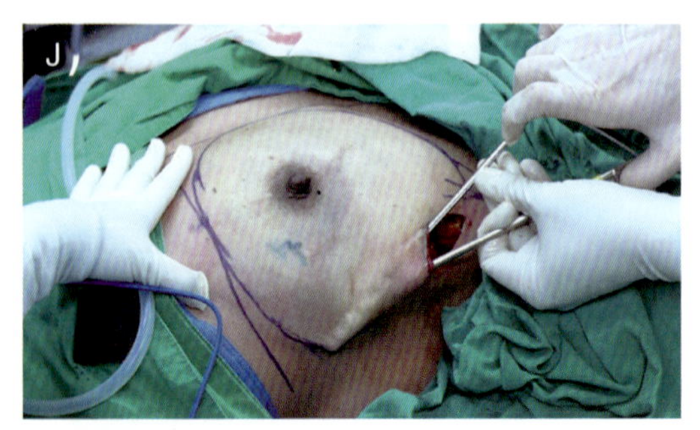

图 2.7 （I，J）使用剪刀进行钝性分离的隧道技术

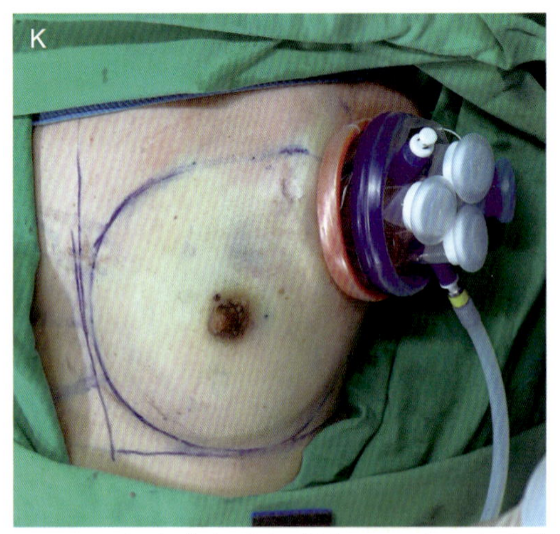

图 2.7 （K）在乳房切除术开始前，放置单孔装置（Glove Port；Nelis Corporation, Gyeonggi-do, Korea）

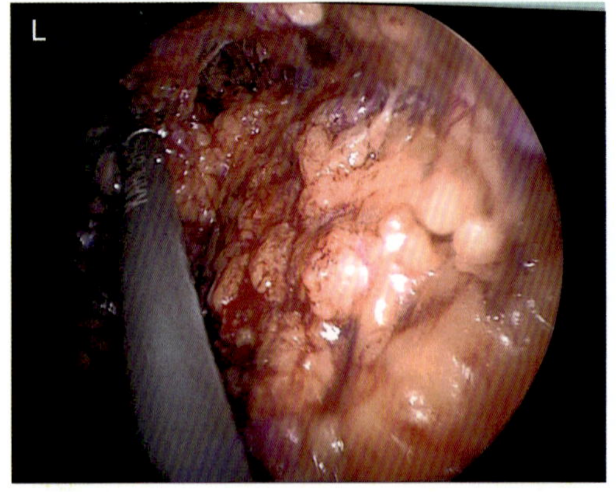

图 2.7 （L）腔镜下显示皮瓣与乳腺实质的间隔

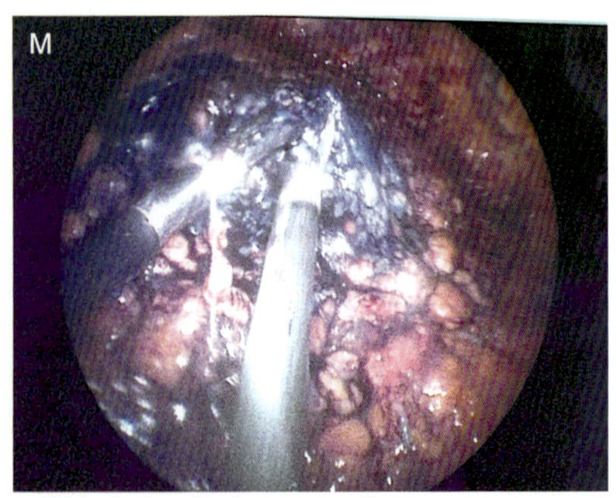

图 2.7 （M）在腔镜引导下，乳头下组织送术中快速冰冻切片检查

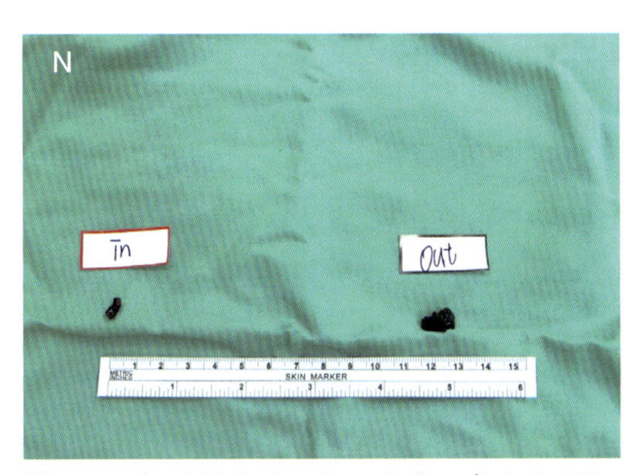

图 2.7 （N）将乳头下组织分内、外两区送检，以减少假阴性

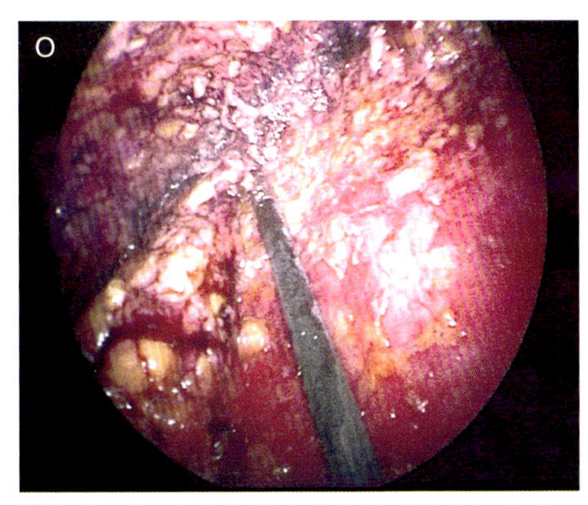

图 2.7 （O）在即将完成腔镜下乳房切除时，对乳腺实质进行游离

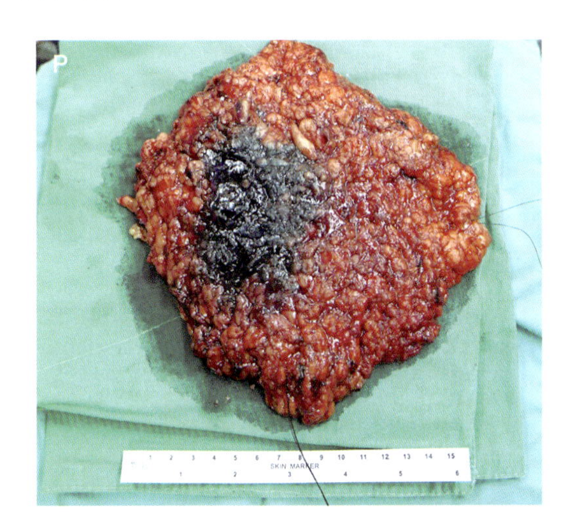

图 2.7 （P）完整取出乳房切除标本

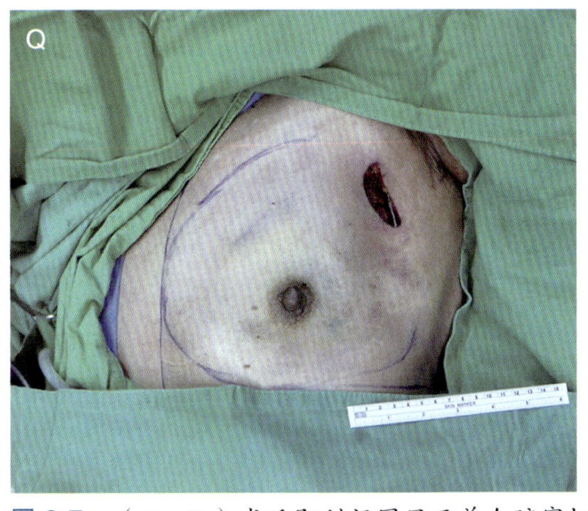

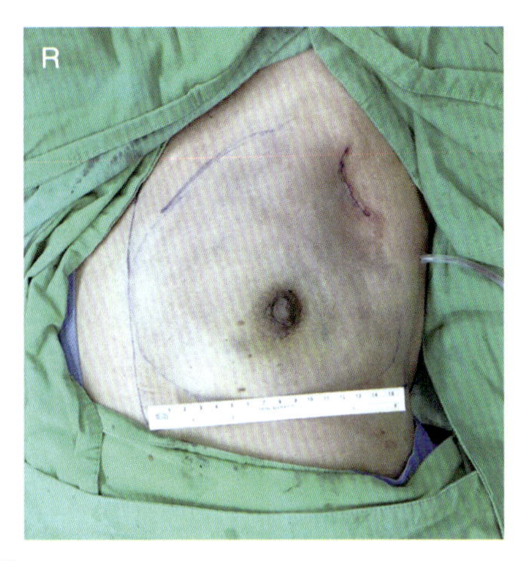

图 2.7 （Q，R）术后即刻视图显示单个腋窝切口

病例 8　3D 腔镜下保留乳头乳晕的双侧乳房切除术：单切口与充气技术（图 2.8）

患者资料

患者女性，53 岁，诊断为左侧乳腺三阴性浸润性导管癌，临床ⅡB期。患者经新辅助化疗后病理完全缓解，影像学检查未见癌转移，最终选择行无乳房重建、保留乳头乳晕的乳房切除术联合对侧乳房切除术，以降低对侧乳腺癌复发风险。

手术与病理报告

患者行 3D 腔镜下（Karl Storz, Germany）保留乳头乳晕的双侧乳房切除术联合左侧前哨淋巴结活检术。前哨淋巴结活检未发现任何癌转移，术中双侧乳头下组织的快速冰冻切片检查结果均为阴性，最终组织病理学检查显示残留乳腺导管原位癌（$ypTisN_0M_0$），而对侧乳腺未见异常。

术后结果

患者术后无即刻并发症发生，术后 4 d 顺利出院，此后未接受任何辅助治疗。

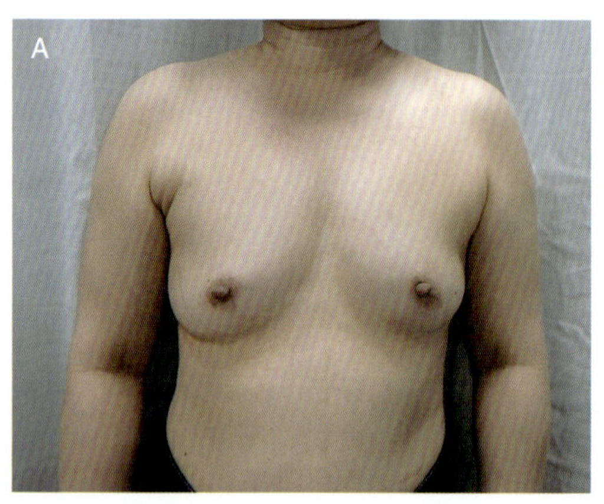

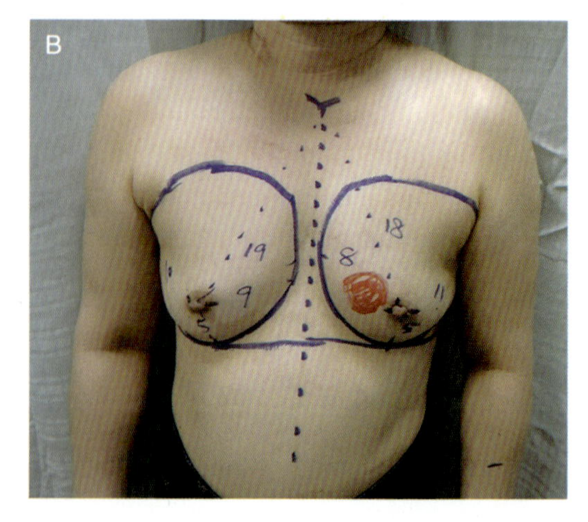

图 2.8　（A，B）患者术前正位图

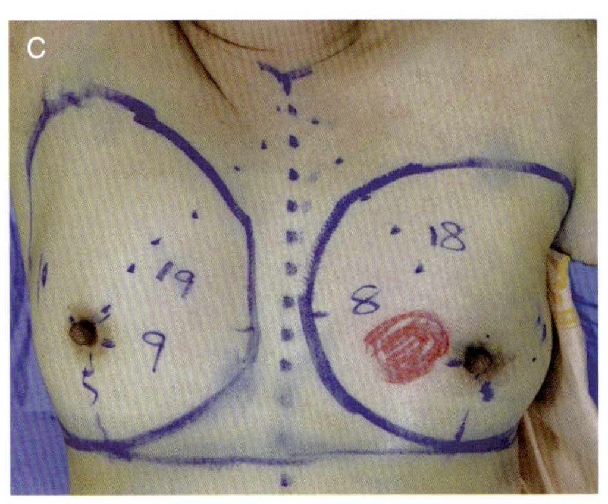

图 2.8 （C）手术台视图显示术前标记和肿瘤位置（患者病理完全缓解，标记用于说明原发肿瘤的位置）

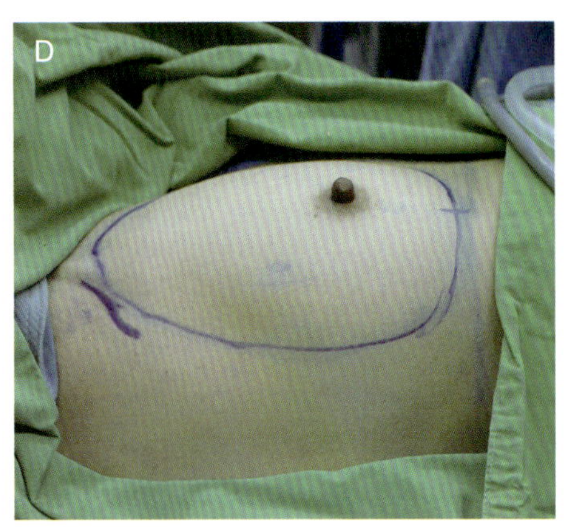

图 2.8 （D）手术台视图显示右侧腋窝预切口

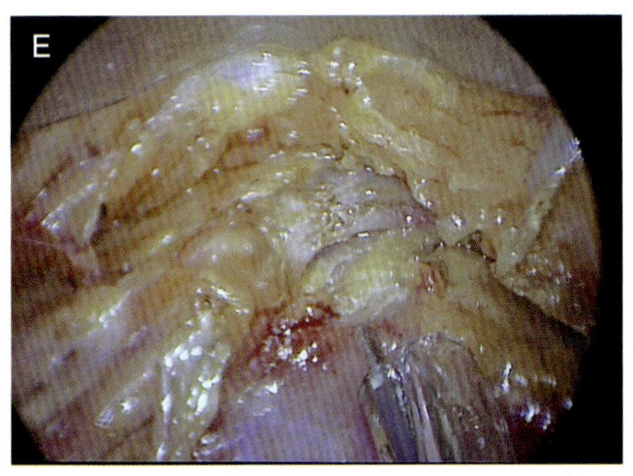

图 2.8 （E）在腔镜引导下，使用超声刀（Johnson & Johnson KK 或 Karl Storz）剥离胸肌筋膜与乳腺实质后部

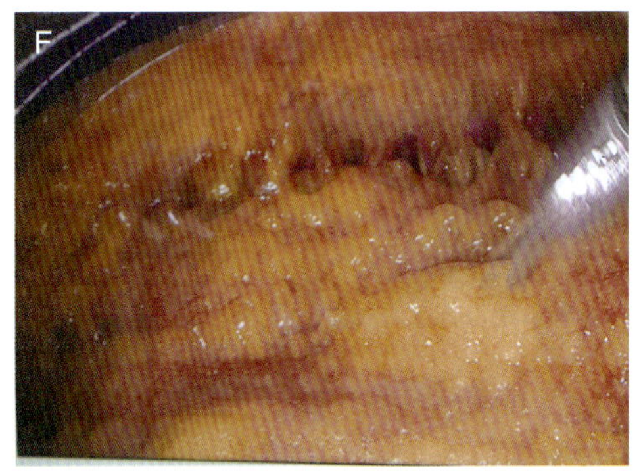

图 2.8 （F）监视器上的腔镜视图（不戴3D 眼镜）

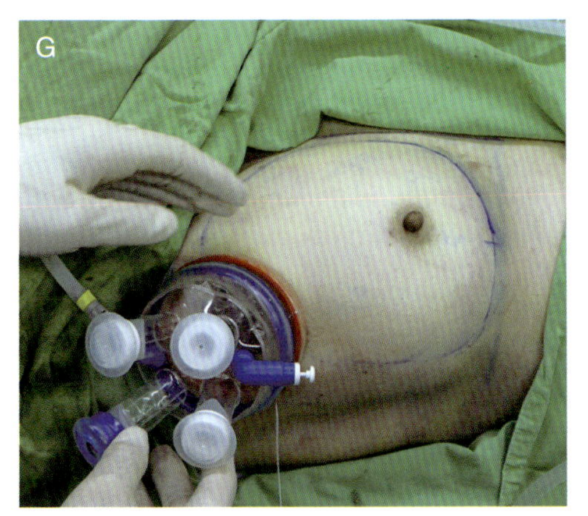

图 2.8 （G）在乳房切除术开始前，放置单孔装置（Glove Port；Nelis Corporation, Gyeonggi-do, Korea）

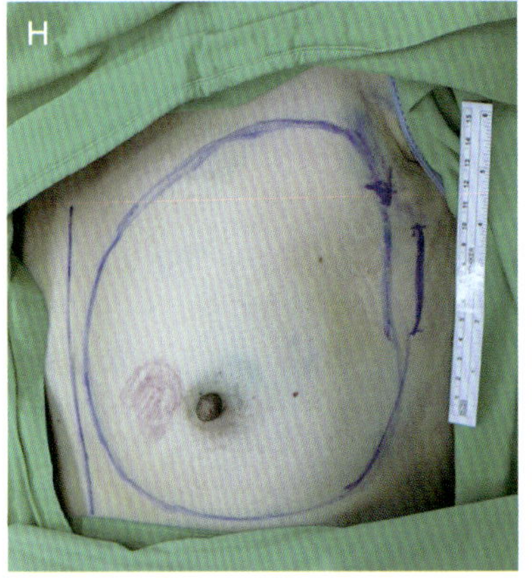

图 2.8 （H）手术台视图显示术前标记以及沿腋前预切口的位置（因患者既往行右侧副乳腺切除术，故切口置于右侧腋窝上方）

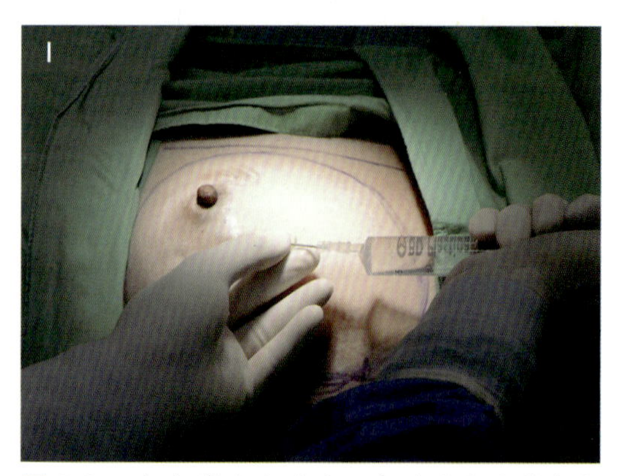

图 2.8　（I）膨胀液的注入有助于平面剥离和止血

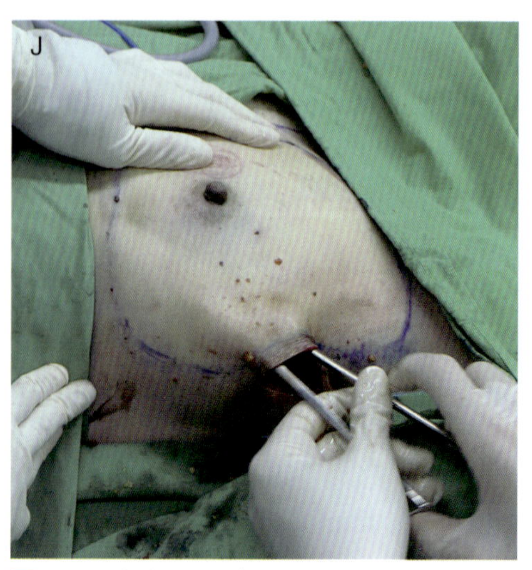

图 2.8　（J）使用剪刀钝性游离皮下隧道

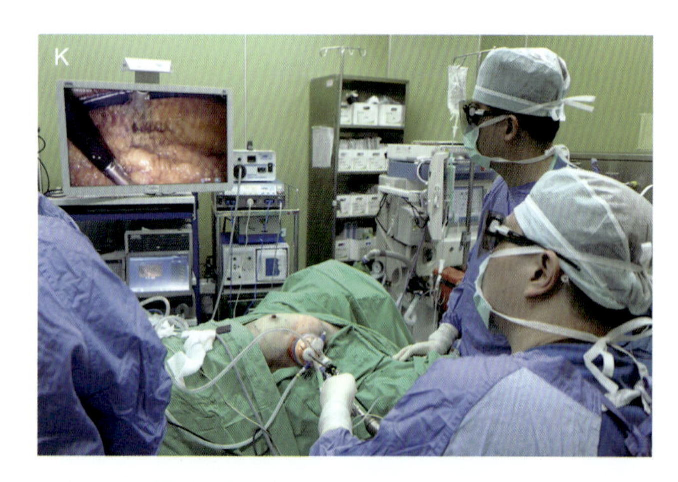

图 2.8　（K）术中布局显示主刀医生、第一助手及患者与腔镜系统的位置关系

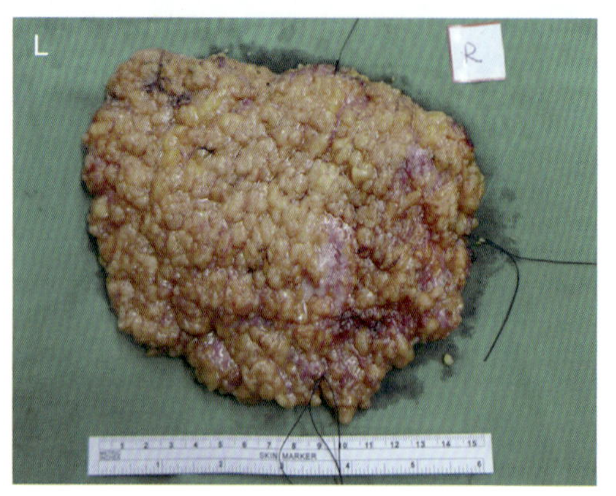

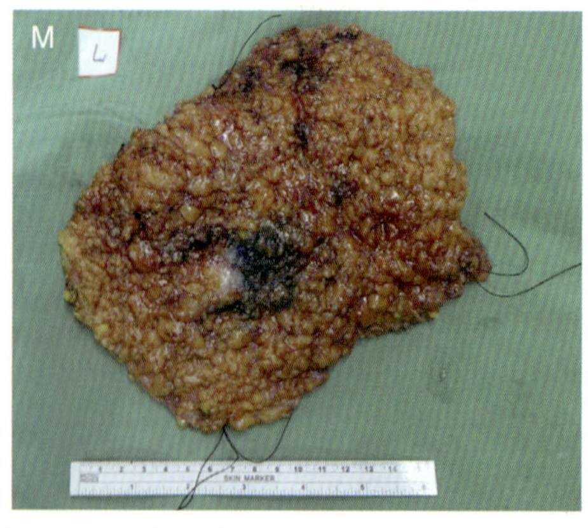

图 2.8　（L，M）完整取出双侧乳房切除标本，并用丝线定向放置

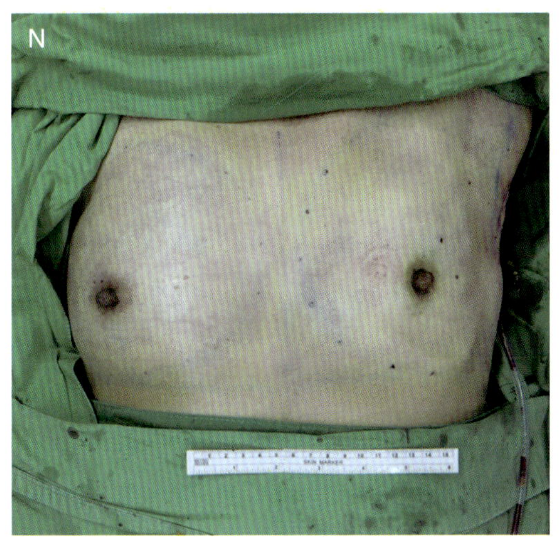

图 2.8 （N）术后即刻视图显示切口隐蔽良好

讨 论

腔镜下保留乳头乳晕的乳房切除术可用于术后无乳房重建意愿，但希望保留 NAC 的患者。如果术中快速冰冻切片检查显示肿瘤有任何累及，则需告知患者尽可能采用保留皮肤的乳房切除术。本章病例 6 患者的术中快速冰冻切片检查显示肿瘤累及 NAC，故切除 NAC，并采用荷包缝合术缝合伤口。此外，须告知患者如果不进行乳房重建，可能会出现双侧乳房不对称的情况。根据笔者经验[1-2]，大多数患者对术后美容效果满意，且愿意保留 NAC，他们认为这比乳房不对称或手术美容效果更重要。根据肿瘤位置和医生习惯，腔镜下保留乳头乳晕的乳房切除术可经单切口或双切口（腋窝切口和环乳晕切口）进行[3]。同时，手术过程中可使用充气技术或回缩技术。与回缩技术相比，充气技术的优点在于其可更好地在术中实现可视化效果，提供更大的手术操作空间；其缺点在于术中镜头和术野易起雾。这种技术的潜在局限性在于因缺乏触觉反馈而导致获取的皮瓣厚度不均匀，但在克服初始学习曲线后可避免这种情况发生。此外，笔者还建议在分离皮瓣时使用双手触诊，以降低皮瓣过薄的风险。

（余伟平 译，李永平 审校）

参考文献

[1] Lai HW, Chen ST, Chen DR, et al. Current trends in and indications for endoscopy-assisted breast surgery for breast cancer: results from a six-year study conducted by the taiwan endoscopic breast surgery cooperative group. PLoS One, 2016. https://doi.org/10.1371/journal.pone.0150310.

[2] Lai HW, Wu HS, Chuang KL, et al. Endoscopy-assisted total mastectomy followed by immediate pedicled transverse rectus abdominis musculocutaneous (TRAM) flap reconstruction: preliminary results of 48 patients. Surgical Innovation, 2015. https://doi.org/10.1177/1553350614546003.

[3] Lai HW, Lin SL, Chen ST, et al. Single-axillary-incision endoscopic-assisted hybrid technique for nipple-sparing mastectomy: technique, preliminary results, and patient-reported cosmetic outcome from preliminary 50 procedures. Annals of Surgical Oncology, 2018, 25(5):1340-1349. https://doi.org/10.1245/s10434-018-6383-z.

SECTION

第2篇

腔镜下保乳手术联合即刻乳房重建术

CHAPTER

第 3 章 腔镜下保乳手术联合即刻带蒂网膜瓣乳房重建术

技术描述

术前标记与定位

患者术前标记均采用站立位和仰卧位。全身麻醉诱导后，患者取仰卧位，并将患侧上肢外展 90°，以免影响手术操作。将腔镜视频监视器（Olympus Optical Co., Tokyo, Japan）置于患者头部两侧，以便医生和助手都能观察到监视器。所有手术均使用直径为 5 mm 的 30° 硬性腔镜。

腋窝分期手术

对于符合前哨淋巴结活检（SLNB）指征的患者，术前（手术当天或前 1 天）在肿瘤部位皮内注射少量（2~3 mCi）放射性同位素 ^{99m}Tc。

对患者进行全身麻醉诱导后，将 3 mL 1% 亚甲蓝溶液（Merck, Darmstadt, Germany）等量注射在肿瘤腋窝侧乳腺实质的 5 个部位，轻柔按摩肿瘤到腋窝的乳腺组织 5~10 min。在注射蓝色染料 20~30 min 后，使用手持式 γ 探针（Navigator; USSC, Norwalk, CT）识别“热点”并标记，在靠近最热“热点”位置的淋巴结处做一个约 3 cm 的腋窝斜切口，然后行 SLNB。按照指示进行快速冰冻切片检查，如果 SLNB 为阳性，则对腋窝淋巴结进行彻底清扫，直至Ⅱ区。

胸大肌筋膜上剥离乳腺实质

完成腋窝分期手术后，将乳腺实质剥离至胸大肌外侧缘，使得胸肌与乳腺实质的边界清晰可见。在腔镜引导下，使用牵开器（Johnson & Johnson KK 或 Karl Storz）和血管剥脱导管剥离乳腺实质后部与胸肌筋膜，并使用双极剪刀（PowerStar, Johnson & Johnson KK）或超声刀对穿支血管进行凝断，以确保充分止血，从而获得更清晰的手术视野。同时，在腔镜引导下使用牵开器牵拉周围组织，以形成足够的

Minimally Invasive (Endoscopic & Robotic) Breast Surgery. https://doi.org/10.1016/B978-0-323-73405-9.00003-0

手术操作空间，并使用吸引器进行烟雾抽吸和疏散。

隧道的建立与皮瓣的游离

完成腋窝分期手术后，根据肿瘤位置和医生习惯做一个半圆形环乳晕切口或乳房下皱襞切口。在全乳皮下注射含0.05%利多卡因和1∶1 000 000肾上腺素的生理盐水，以减少出血量。在腔镜引导下，使用无损伤可视Trocar（Johnson & Johnson, Tokyo, Japan）并采用隧道法制作3~5 mm厚的皮瓣，然后使用腔镜剪、双极剪或超声刀剥离皮瓣与乳腺实质的间隔。

广泛切除术与创腔的修整

充分游离皮瓣后（经单腋窝切口 / 腋窝联合环乳晕切口 / 腋窝联合乳房下皱襞切口），采用双极电刀或单极电刀行广泛切除术。为了保证足够的手术切缘，笔者建议使用术中超声技术和蓝色染料标记切缘，然后取出标本并充分止血。

腹腔镜下带蒂网膜瓣的获取与乳房重建

患者取仰卧位，于脐下做一切口放置10 mm的镜头，后充入CO_2形成气腹。术中做3个操作孔，其中2个直径为5 mm的操作孔位于右腰区域，1个直径为12 mm的操作孔位于左腰区域。全面检查患者腹腔，确保无异常后，识别并提起网膜，使用超声刀（Ethicon Endo-Surgery Inc., Cincinnati, OH）将网膜从横结肠中心稍左的位置切开，并向脾曲游离。此外，术中需仔细结扎并分离脾附近的胃网膜左血管，在分离所有血管分支时应尽可能靠近胃侧。在获取带蒂网膜瓣时，应保留胃网膜右血管作为网膜瓣的滋养血管，确认保留胃网膜右血管后，游离网膜瓣至幽门。待充分游离网膜瓣后，从乳房下皱襞中间（如果手术不是经同一切口进行，可能需要做一新切口）向剑突方向，直至腹白线处做一个2~3指宽的皮下隧道。在腹白线上做一个长2~3 cm的纵向切口进入腹腔，将皮瓣置入腹腔时应避免血管蒂发生扭转。完成乳房重建后，用可吸收缝线将皮瓣固定在乳房创腔中，并根据患者具体情况或医生的习惯决定是否放置引流管。

病例9　腔镜下保乳手术联合即刻带蒂网膜瓣乳房重建术：乳房下皱襞切口（图3.9）

患者资料

患者女性，40岁，右侧乳房内下象限发现一个直径为2 cm的肿瘤。术前粗针穿刺组织活检提示浸润性导管癌，ER阳性、PR阳性、CerbB2阳性。影像学检查未见癌转移。患者希望行保乳手术联合乳房重建术，鉴于肿瘤位置，建议患者行带蒂网膜瓣局部乳房重建术。

手术与病理报告

患者行腔镜下保乳手术联合前哨淋巴结活检术及腹腔镜下即刻带蒂网膜瓣乳房重建术。前哨淋巴结活检提示无癌转移，最终组织病理学检查结果显示肿瘤分期为Ⅰ期（$T_{1c}N_0M_0$），随后患者接受了辅助放疗和5年的内分泌治疗。

术后结果

患者术后无即刻并发症发生，术后2 d出院。术后随访1个月，患者在门诊复查时对手术美容效果满意。

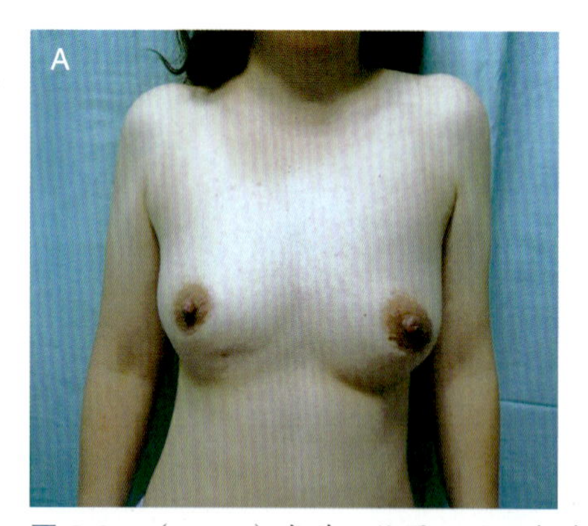

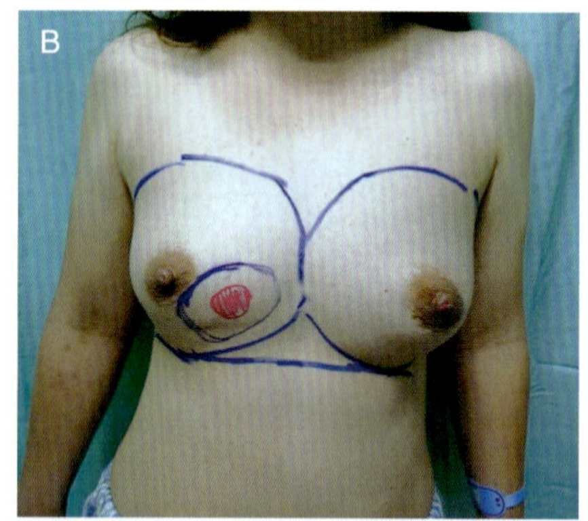

图3.9 （A，B）术前正位图，显示术前标记和肿瘤位置

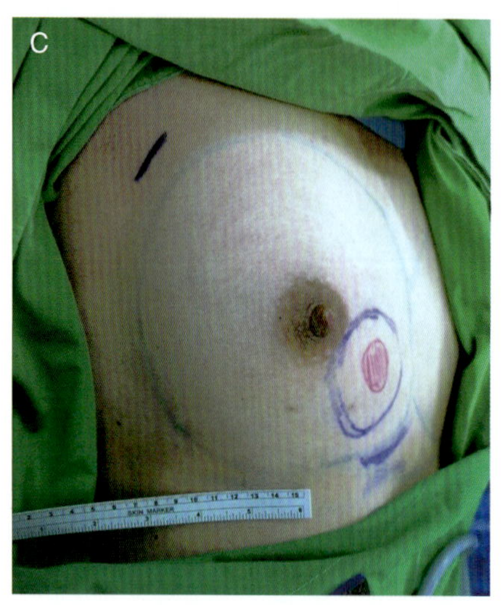

图3.9 （C）手术台视图显示预切口的标记

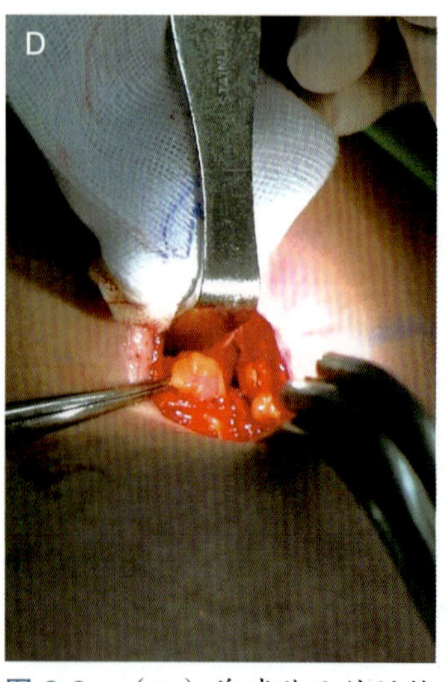

图3.9 （D）前哨淋巴结活检如图所示

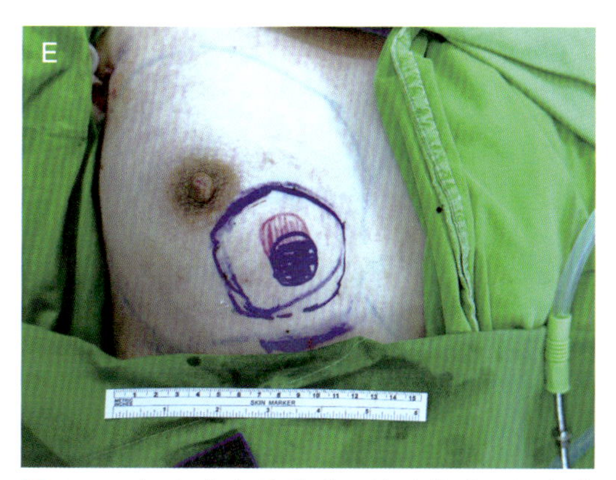

图 3.9 （E）完成前哨淋巴结活检后，经乳房下皱襞切口进行广泛切除并通入带蒂网膜瓣

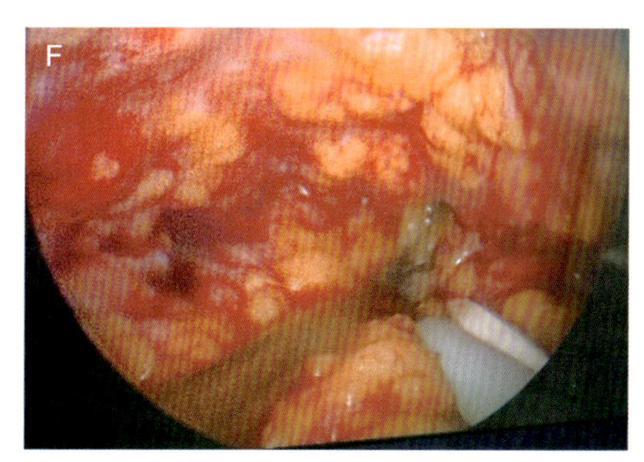

图 3.9 （F）腔镜下提起皮瓣，切开皮肤与乳腺实质的间隔

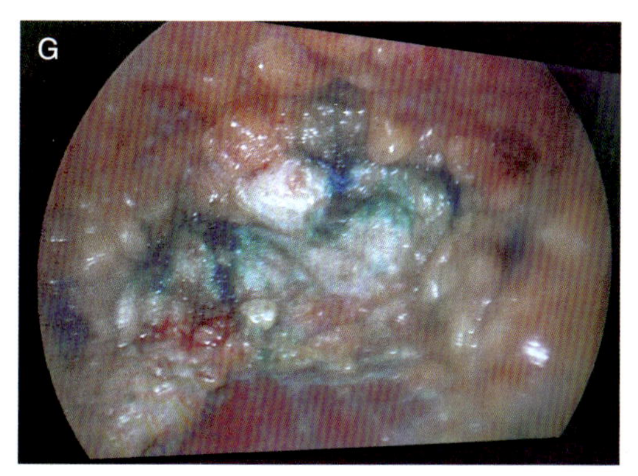

图 3.9 （G）腔镜下显示广泛切除后的创腔

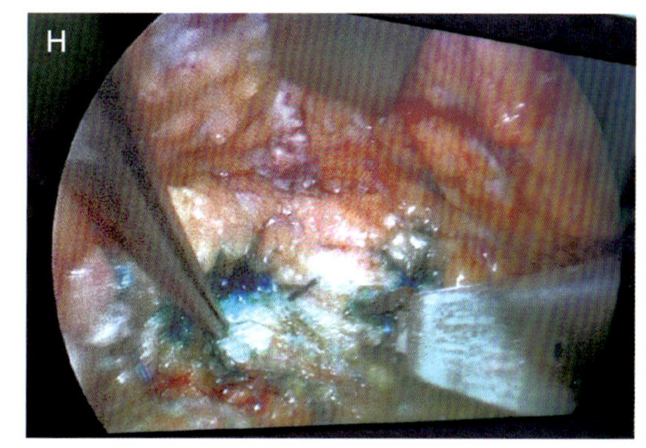

图 3.9 （H）腔镜下沿创腔的切缘放置标记夹

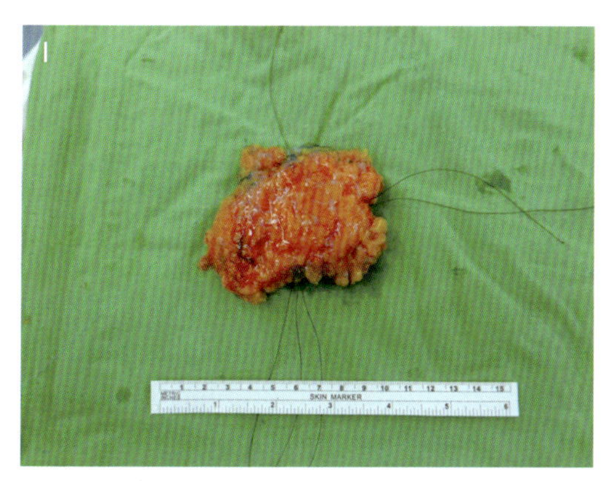

图 3.9 （I）完整取出广泛切除的标本

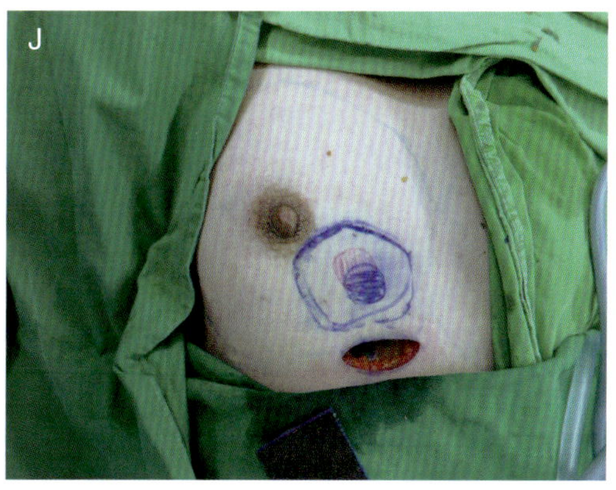

图 3.9 （J）广泛切除后的即刻视图

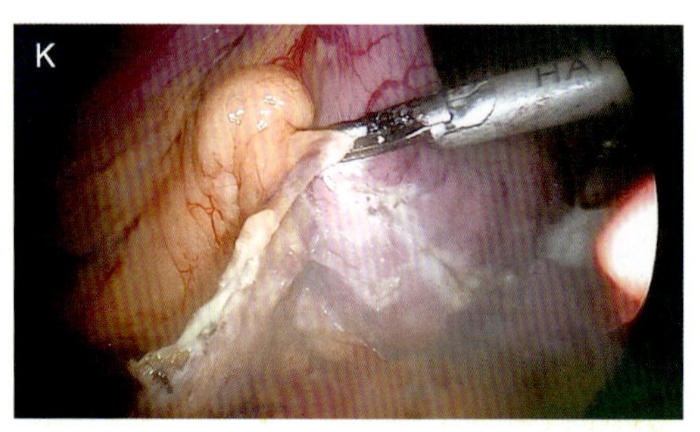

图 3.9 （K）腔镜下切取网膜瓣，在靠近胃部保留胃网膜右血管作为网膜瓣的滋养血管

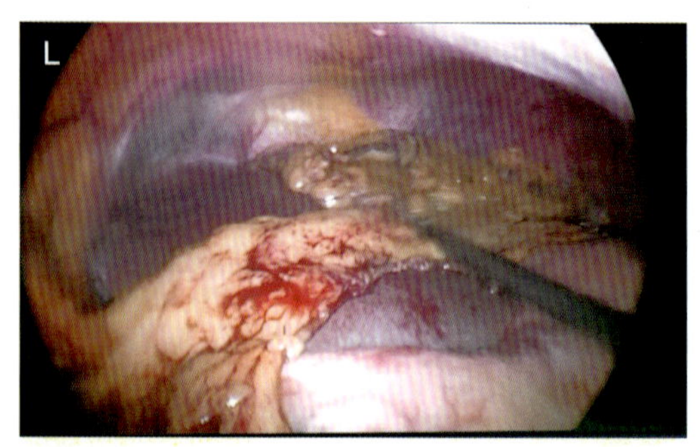

图 3.9 （L）完全抬起网膜瓣，经腹白线上方切口将网膜瓣外翻出腹腔

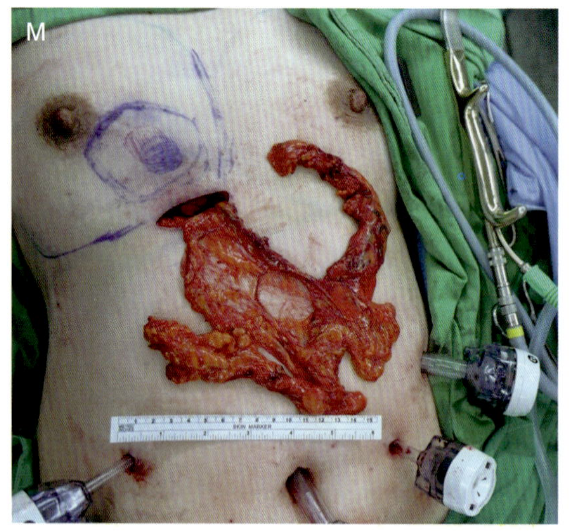

图 3.9 （M）将外翻出来的网膜瓣固定在乳房创腔上

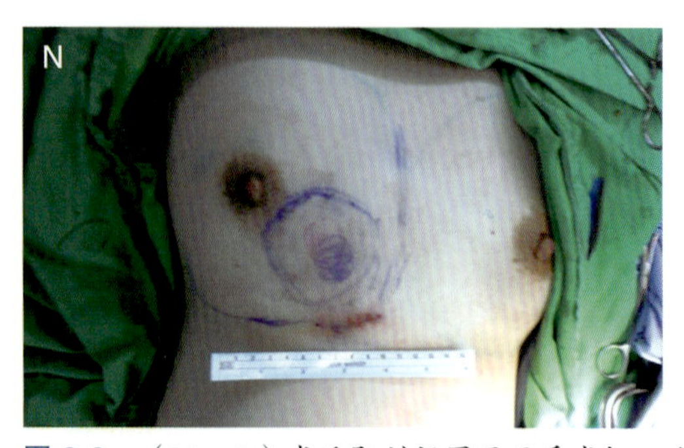

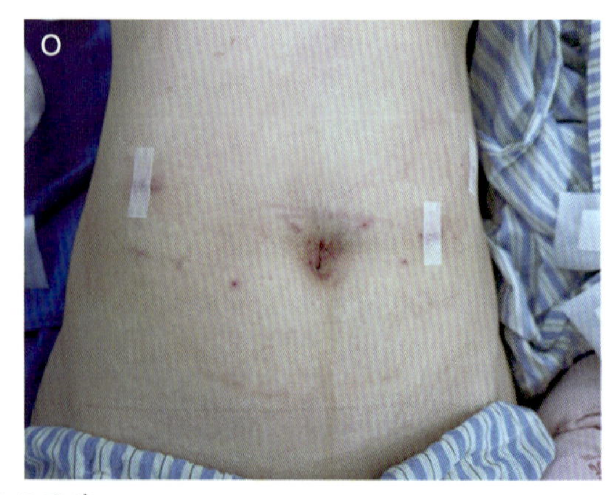

图 3.9 （N，O）术后即刻视图显示手术切口小且隐蔽

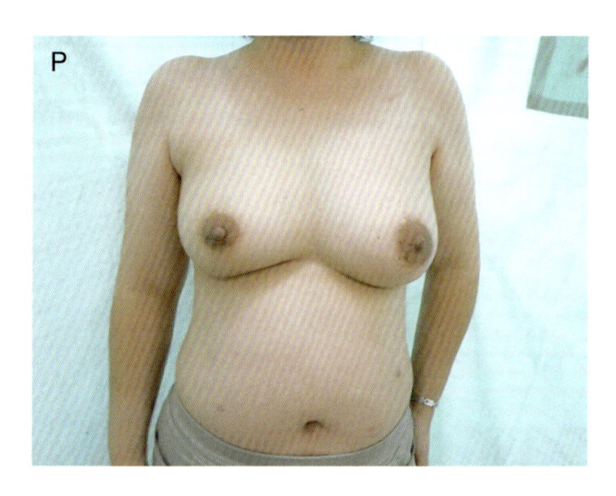

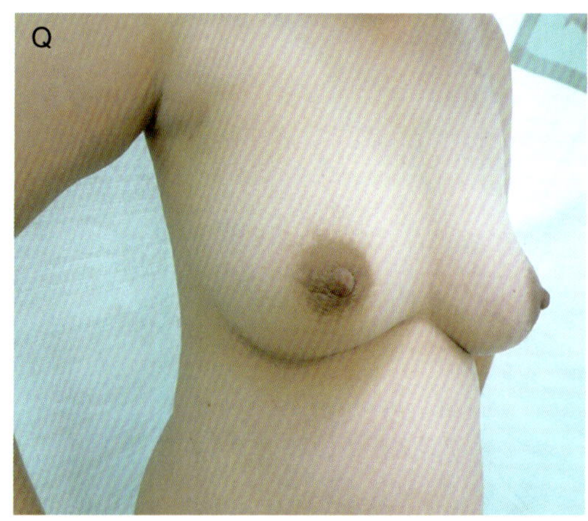

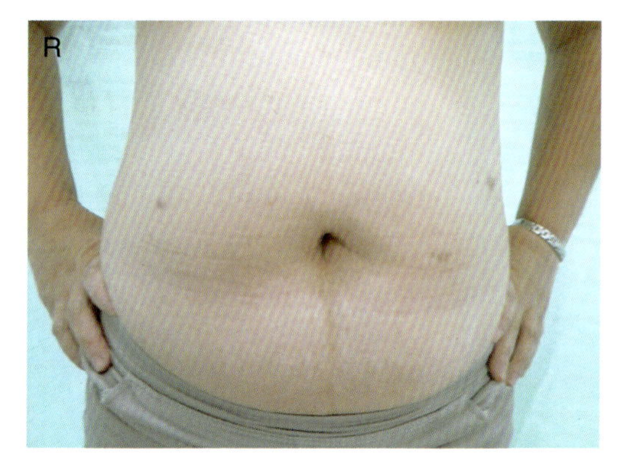

图 3.9 （P~R）术后 1 个月患者供区和广泛切除部位的伤口愈合良好，瘢痕隐蔽，具有良好的手术美容效果

病例 10 腔镜下保乳手术联合即刻带蒂网膜瓣乳房重建术：乳房下皱襞切口（图 3.10）

患者资料

患者女性，41 岁，术前组织活检提示左侧乳腺浸润性导管癌，临床 I 期，ER 阳性、PR 阳性、CerbB2 不明确。影像学检查未见癌转移。患者希望行保乳手术联合局部乳房重建术。临床表现为肿瘤紧邻皮肤，但未形成溃疡。与患者沟通后，她同意切除肿瘤上方皮肤，并行腔镜下保乳手术联合即刻带蒂网膜瓣乳房重建术。

手术与病理报告

患者行腔镜下保乳手术、前哨淋巴结活检术联合即刻带蒂网膜瓣乳房重建术。前哨淋巴结活检结果呈阴性，最终病理结果提示肿瘤分期为 I 期（$T_{1c}N_0M_0$），随后患者接受术后辅助放疗和 5 年的内分泌治疗。

术后结果

患者术后 2 d 出院，无即刻并发症发生。患者每周复查 2 次，术后 2 周复查时手术美容效果良好。

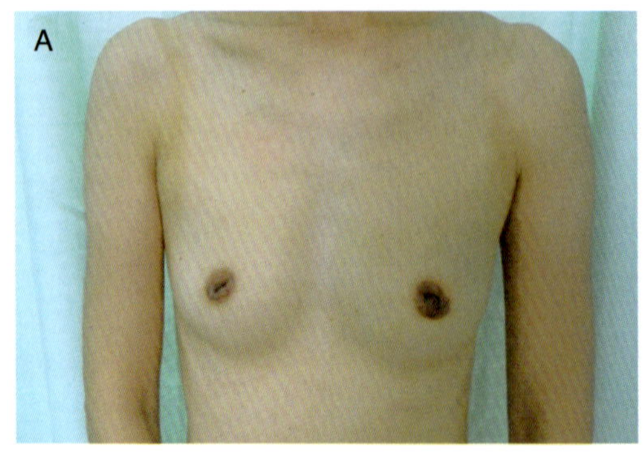

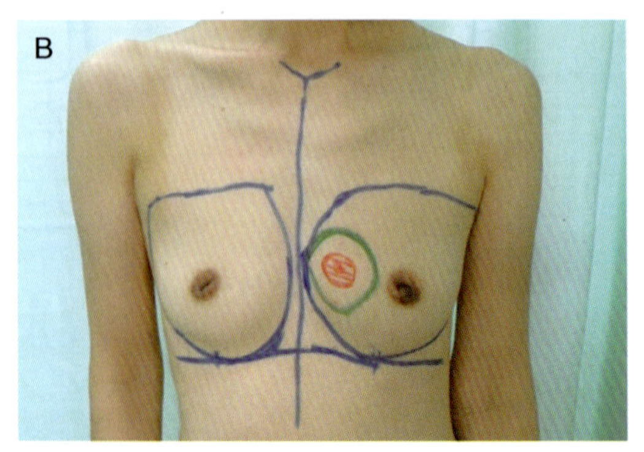

图 3.10 （A，B）术前正位图，显示术前标记和肿瘤位置

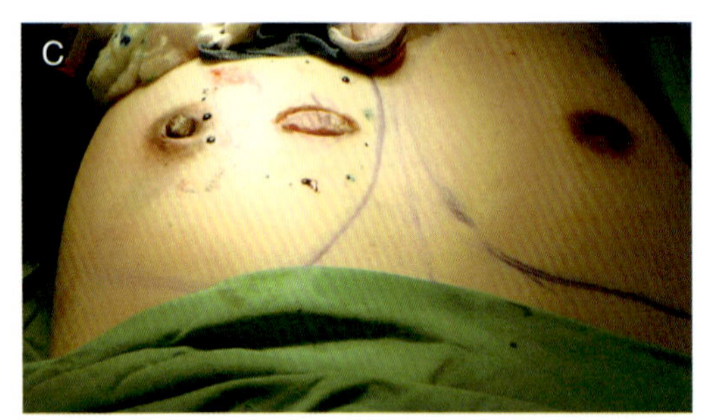

图 3.10 （C）手术台视图显示术中使用蓝色染料标记切缘。由于肿瘤与皮肤粘连，故切除覆盖于肿瘤上方的皮肤

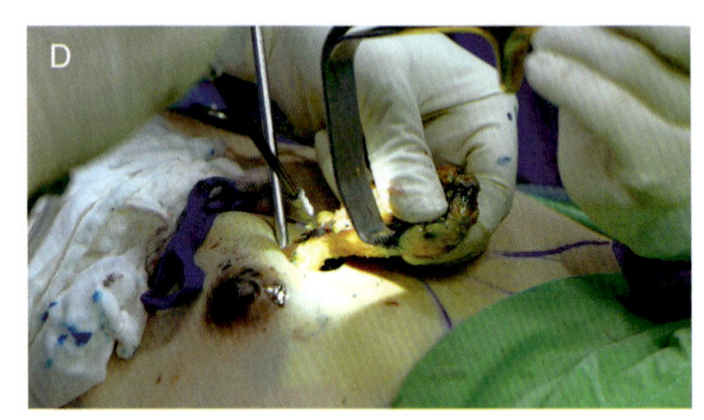

图 3.10 （D）采用回缩术完成广泛切除

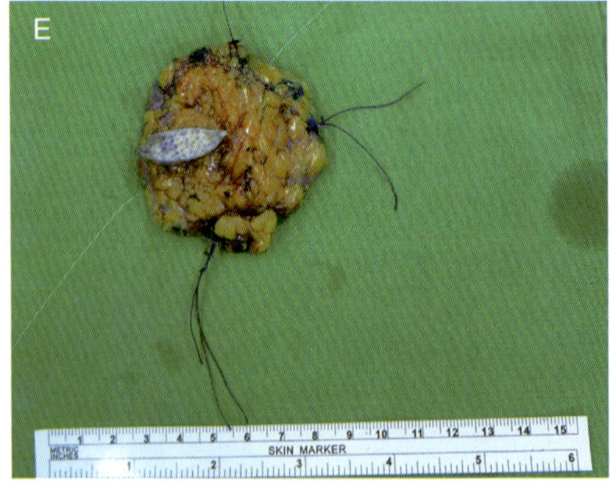

图 3.10 （E）带有椭圆形皮肤的广泛切除标本

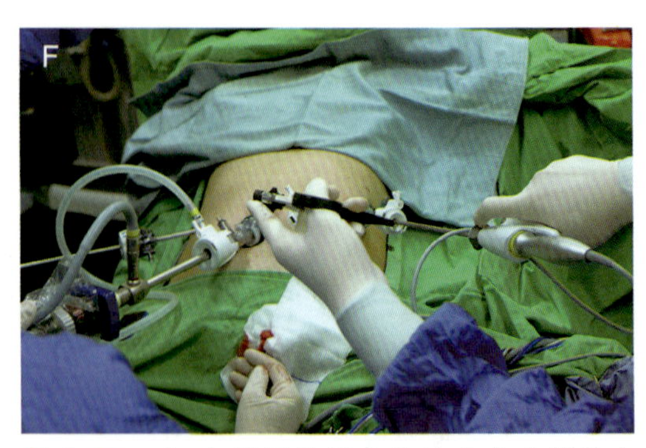

图 3.10 （F）腔镜位置和位于患者左侧医生手中两个操作孔内器械的位置

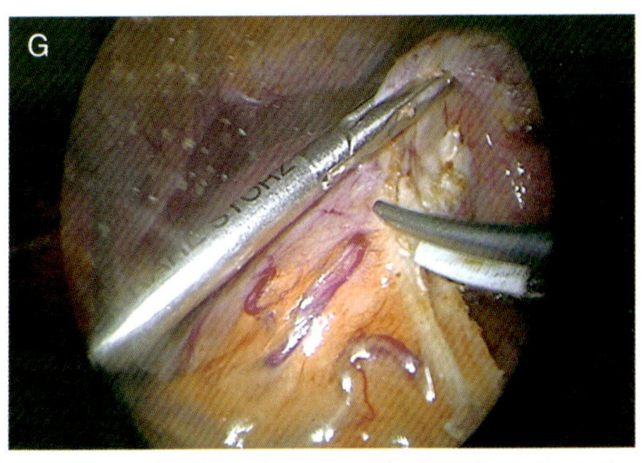

图 3.10 （G）腔镜下显示靠近胃部的大网膜，保留胃网膜右血管作为网膜瓣的滋养血管

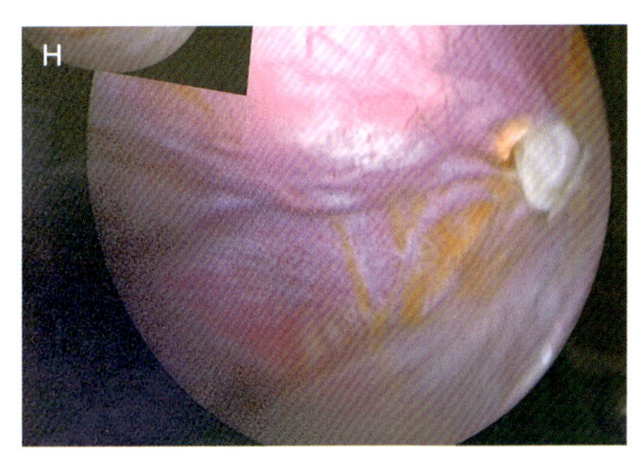

图 3.10 （H）腔镜下在腹白线处做一窗口，并将带蒂网膜瓣经该窗口外翻出腹腔

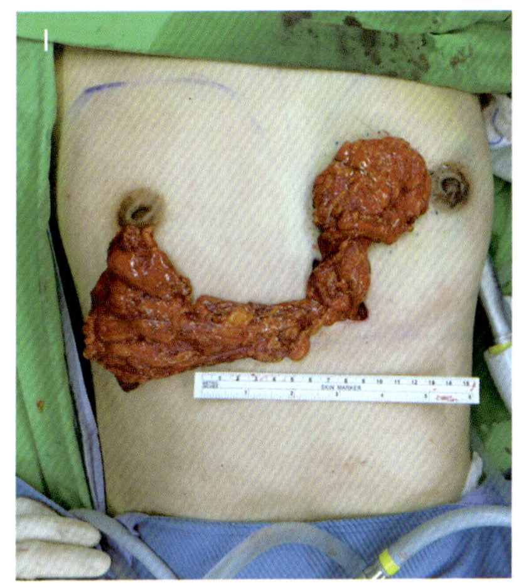

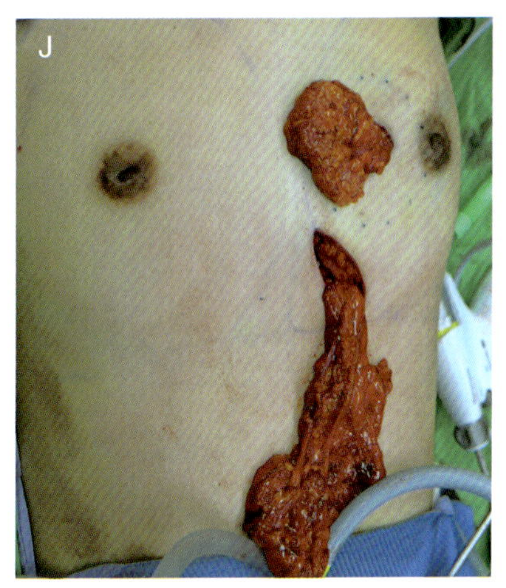

图 3.10 （I，J）外翻和重塑的网膜瓣用于乳房重建。术中网膜瓣被分为两部分：一部分用于左侧乳房重建术；另一部分用于右侧自体隆乳术

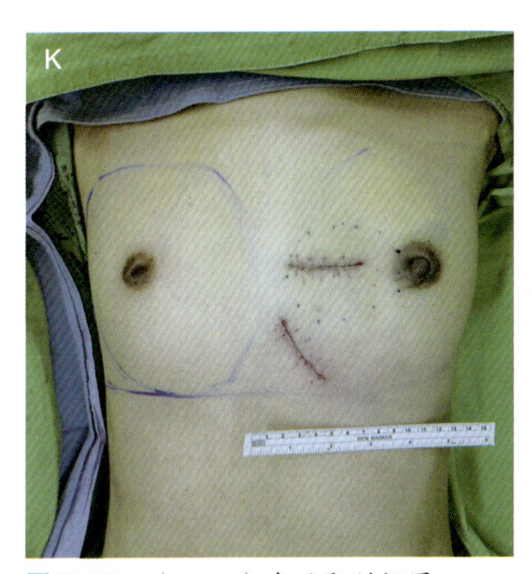

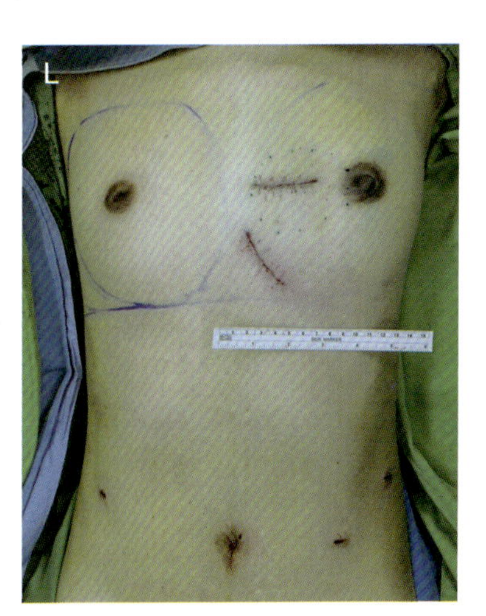

图 3.10 （K，L）术后即刻视图

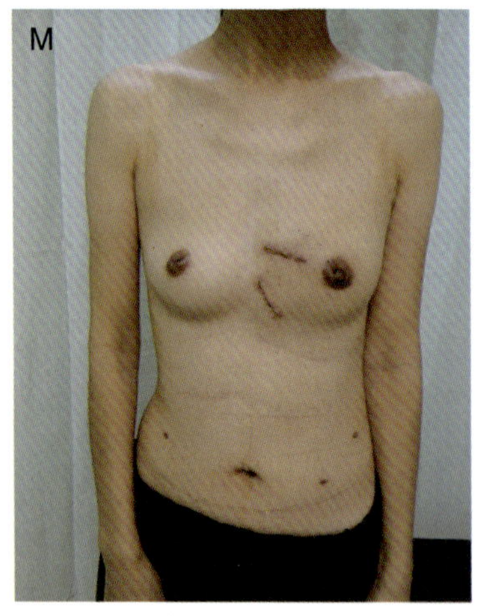

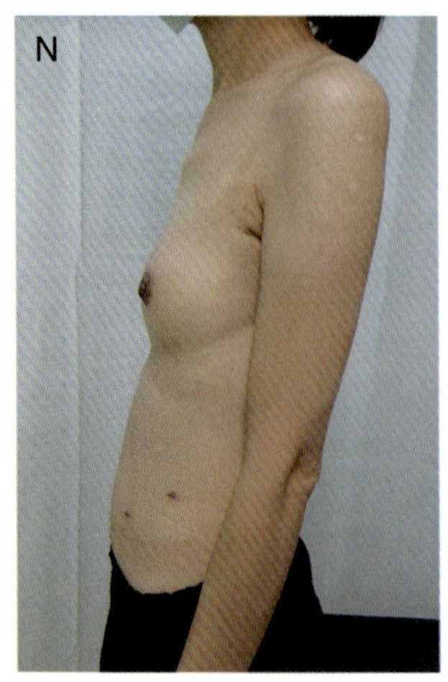

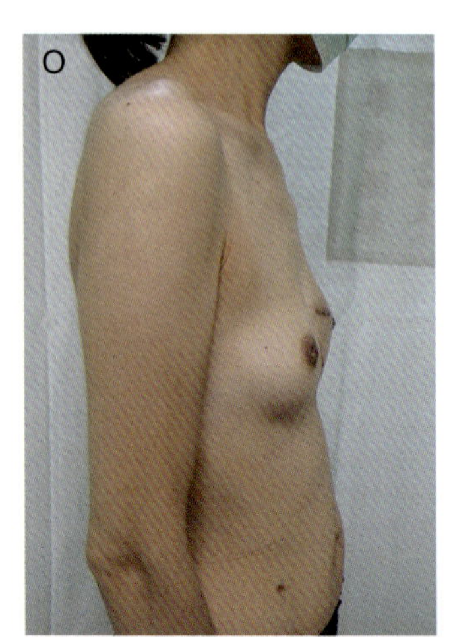

图 3.10 （M~O）术后 2 周患者门诊复查显示乳房容积替代效果良好

讨 论

在过去几年里，腹腔镜下获取网膜瓣用于局部乳房重建在临床越来越受欢迎。网膜瓣的优点在于它可以滋养血管，且体积较大，具有良好的乳房容积替代效果。此外，研究表明，网膜瓣可抵抗放疗后皮瓣体积损失或收缩[1]。在患者选择方面，需选择既往未进行腹部手术者，以降低供区部位发生并发症的风险。同时应告知患者，当术中获取的网膜瓣不足时，可选用其他可替代的乳房重建方案。此外，位于乳房内下象限的肿瘤更适合网膜瓣乳房重建术，因为乳房下皱襞的单切口足以进行广泛切除术和网膜瓣的获取。然而，其他位置的肿瘤也可以用带蒂网膜瓣进行容积替代，只要血管蒂足够长，可以将网膜瓣置入创腔[2]。研究表明，对于乳房内上象限的肿瘤（也被称为局部乳房重建术的“无人区”），网膜瓣的容积替代技术具有良好的手术美容效果，同时应注意血管蒂在外置过程中不能发生扭转[3]。目前也有文献证实网膜瓣在肿瘤学上的安全性和技术上的可行性[4]。

（刘洁　译，李永平　审校）

参考文献

[1] Khater A, Fathi A, Ghazy H. Omental flap in breast reconstruction. In Issues in flap surgery, 2018. https://doi.org/10.5772/intechopen.70115.

[2] Ni C, Zhu Z, Xin Y, et al. Oncoplastic breast reconstruction with omental flap: a retrospective study and systematic review. Journal of Cancer, 2018. https://doi.org/10.7150/jca.25556.

[3] Zaha H, et al. Oncoplastic surgery with omental flap reconstruction: a study of 200 cases. Breast Cancer Research and Treatment, 2017. https://doi.org/10.1007/s10549-017-4124-9.

[4] Shash H, Al-halabi B, Aldekhayel S. Laparoscopic harvesting of omental flaps for breast reconstruction—a review of the literature and outcome analysis. Plastic Surgery, 2018. https://doi.org/10.1177/2292550317731762.

CHAPTER

第4章 腔镜下保乳手术联合即刻局部推进或穿支皮瓣乳房重建术

技术描述

术前标记与定位

患者术前标记采用站立位和仰卧位。全身麻醉诱导后，患者取仰卧位，将其患侧上肢抬高至头部上方并固定，以免影响手术操作。将腔镜视频监视器（Olympus Optical Co., Tokyo, Japan）置于患者头部两侧，以便医生和助手都能观察到监视器。所有手术均使用直径为 5 mm 的 30° 硬性腔镜。根据患者肋间动脉穿支血管的位置，应用多普勒超声技术对皮瓣进行术前标记和设计，在随后的病例中将讨论肋间外侧动脉穿支皮瓣在局部乳房重建术中的应用。

腋窝分期手术

对于符合前哨淋巴结活检（SLNB）指征的患者，术前（手术当天或前 1 天）在肿瘤部位皮内注射少量（2~3 mCi）放射性同位素 ^{99m}Tc。

对患者进行全身麻醉诱导后，将 3 mL 1% 的亚甲蓝溶液（Merck, Darmstadt, Germany）等量注射在肿瘤腋窝侧乳腺实质的 5 个部位，轻柔按摩肿瘤到腋窝的乳腺组织 5~10 min。在注射蓝色染液 20~30 min 后，使用手持式 γ 探针（Navigator; USSC, Norwalk, CT）识别“热点”并标记，在靠近最热“热点”位置的淋巴结处做一个约 3 cm 的腋窝斜行切口，然后行 SLNB。按照指示进行快速冰冻切片检查，如果 SLNB 为阳性，则对腋窝淋巴结进行彻底清扫，直至Ⅱ区。

皮瓣的游离与广泛切除

完成腋窝分期手术后，沿皮瓣的上侧缘切开，在全乳皮下注射含 0.05% 利多卡因和 1∶1 000 000 肾上腺素的生理盐水，以减少出血量。在腔镜引导下，使用无损伤可视 Trocar（Johnson & Johnson, Tokyo, Japan）并采用隧道法制作 3~5 mm 厚的皮瓣，

Minimally Invasive (Endoscopic & Robotic) Breast Surgery. https://doi.org/10.1016/B978-0-323-73405-9.00004-2

然后使用腔镜剪、双极剪刀或超声刀剥离皮瓣与乳腺实质的间隔。

在腔镜引导下，使用牵开器（Johnson & Johnson KK 或 Karl Storz）和血管剥脱导管剥离乳腺实质后部与胸肌筋膜，并使用双极剪刀（PowerStar, Johnson & Johnson KK）或超声刀凝断穿支血管，以确保充分止血，从而获得更清晰的手术视野。同时，在腔镜引导下使用牵开器牵拉周围组织，以形成足够的手术操作空间，并使用吸引器进行烟雾抽吸和疏散。

在充分游离皮瓣后，使用双极电刀或单极电刀行广泛切除。为保证足够的手术切缘，笔者建议使用术中超声技术并注射蓝色染料以标记切缘，随后取出标本并充分止血。

肋间外侧动脉穿支皮瓣

在完成广泛切除后，抬起肋间外侧穿支皮瓣并进行Ⅱ级肿瘤整形重建。根据术前识别和术中标记的穿支血管，将皮瓣提起。术中需仔细剥离筋膜和皮瓣，以免损伤穿支血管。在仔细剥离并将皮瓣提起后，将其去上皮化，并围绕血管蒂旋转进入创腔。最后用可吸收缝线固定皮瓣，并经腋窝切口放置引流管，同时引流腋窝和创腔。

病例 11　腔镜下保乳手术联合即刻局部推进或穿支皮瓣乳房重建术：肋间外侧动脉穿支皮瓣（图 4.11）

患者资料

患者女性，33 岁，初次诊断为左侧乳腺浸润性导管癌，临床Ⅰ期，ER 阳性、PR 阳性、CerbB2 阳性。术前超声提示有一个直径为 1.9 cm 的肿瘤，术前乳腺 MRI 显示原发病灶周围多发卫星结节，影像学检查未见癌转移。患者特别担心广泛切除后的畸形问题，但不愿意进行其他方式的乳房重建，因此推荐患者采用局部推进皮瓣进行局部乳房重建术。

手术与病理报告

患者行腔镜下保乳手术联合前哨淋巴结活检术及即刻肋间外侧动脉穿支皮瓣重建术。前哨淋巴结组织的术中快速冰冻切片检查结果呈阴性，最终组织病理学检查结果显示肿瘤分期为Ⅰ期，$T_{1c}N_0M_0$。

术后结果

患者术后无并发症发生，恢复良好，并且接受了辅助放疗和 5 年的内分泌治疗。

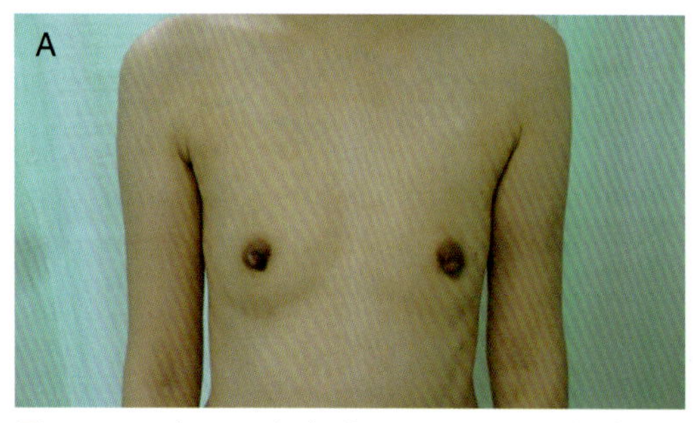

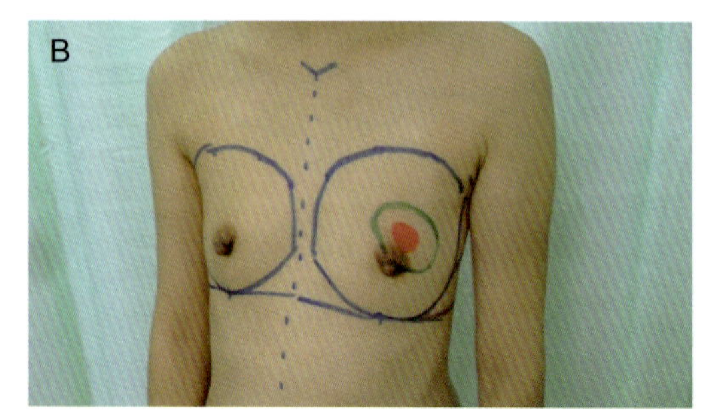

图 4.11 （A，B）术前正位图，显示术前标记和肿瘤位置

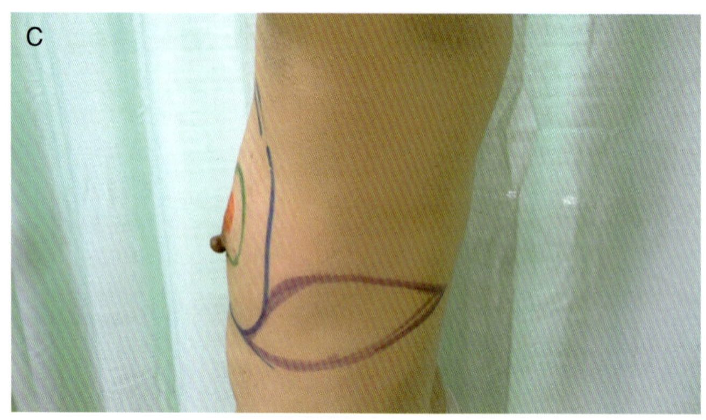

图 4.11 （C）术前标记肋间外侧穿支皮瓣

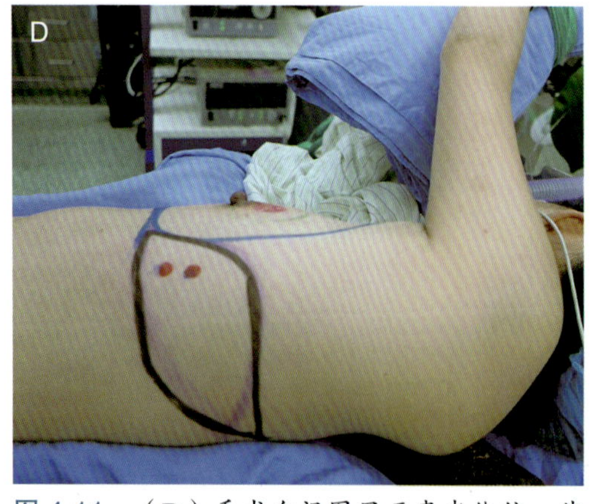

图 4.11 （D）手术台视图显示患者体位，其患侧上肢在扶手上方并举过头顶

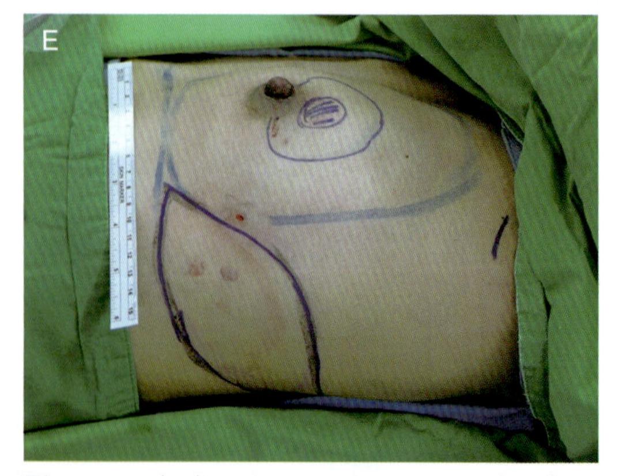

图 4.11 （E）预切口位置如图所示（腋窝皮肤皱褶切口用于前哨淋巴结活检，肋间外侧穿支皮瓣上部切口用于广泛切除）

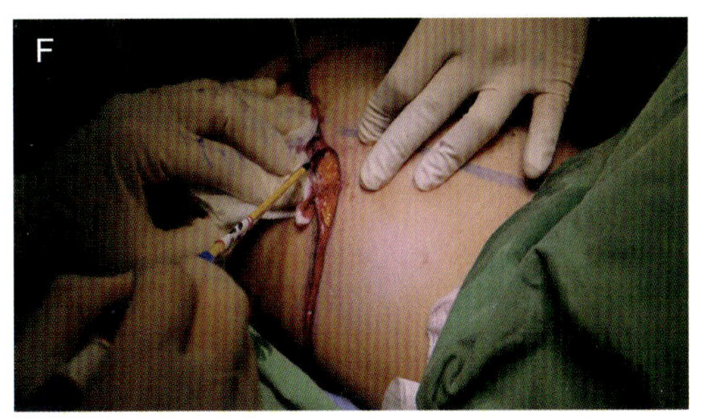

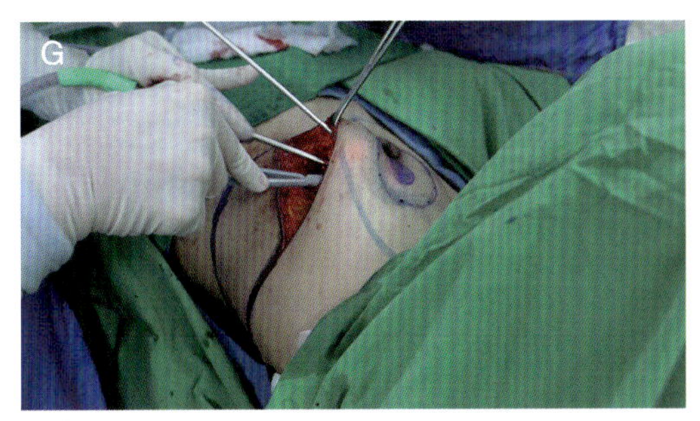

图 4.11 （F，G）前哨淋巴结活检后，经肋间外侧穿支皮瓣上部切口进行广泛切除

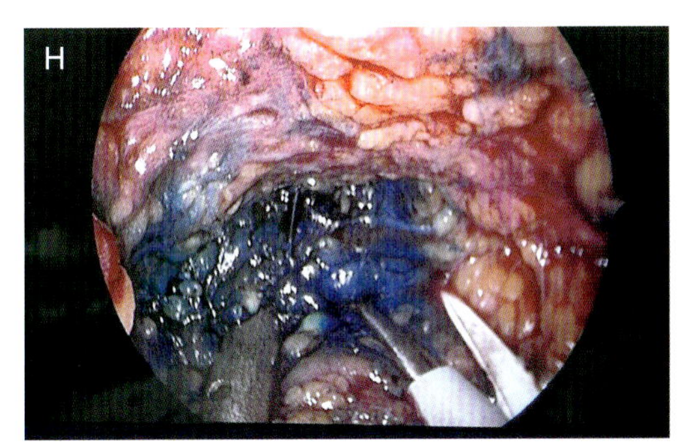

图 4.11 （H）腔镜下剥离皮瓣与乳腺实质

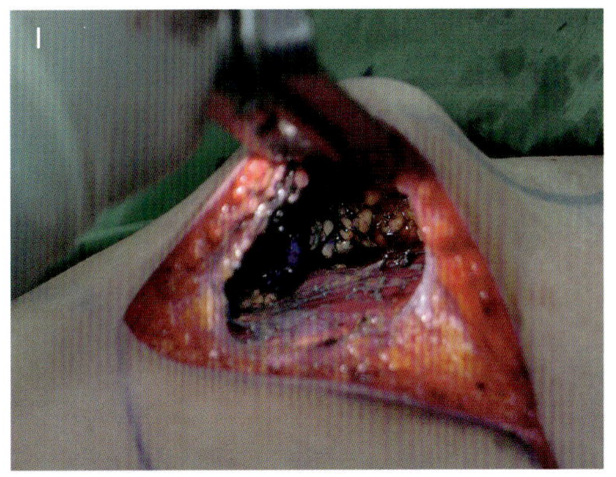

图 4.11 （I）取出广泛切除的标本后，在腔镜直视下可见切除后的创腔

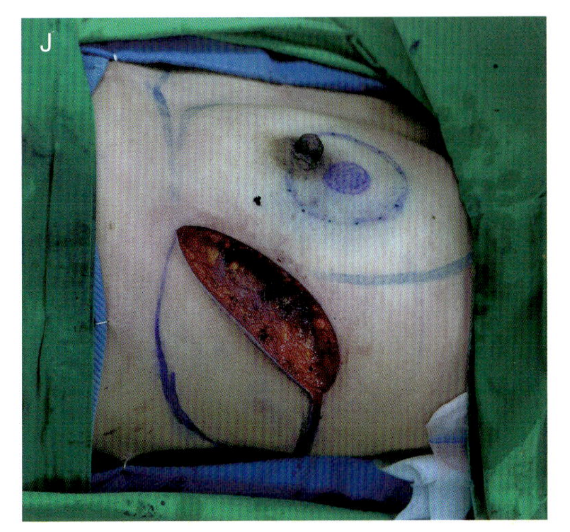

图 4.11 （J）广泛切除后的图像

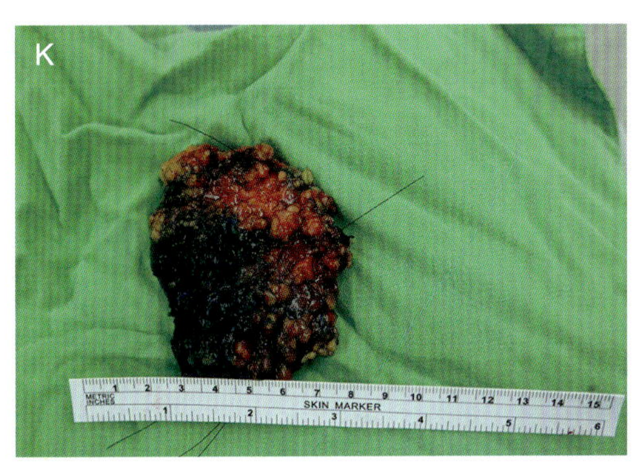

图 4.11 （K）完整取出广泛切除的标本，并定向放置

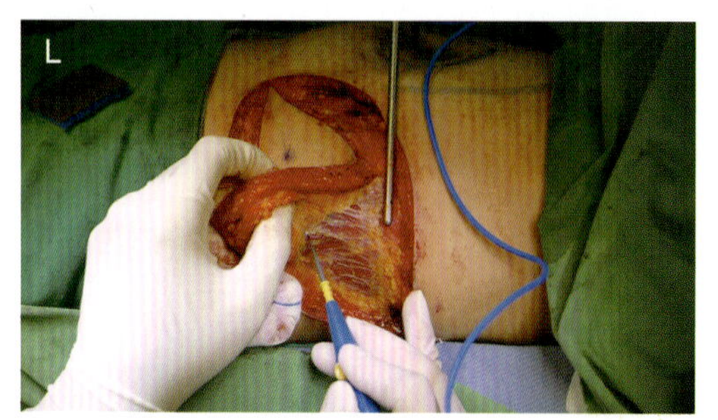

图 4.11 （L）沿着术前标记的肋间外侧穿支血管，将肋间外侧穿支皮瓣与胸肌筋膜彻底分离

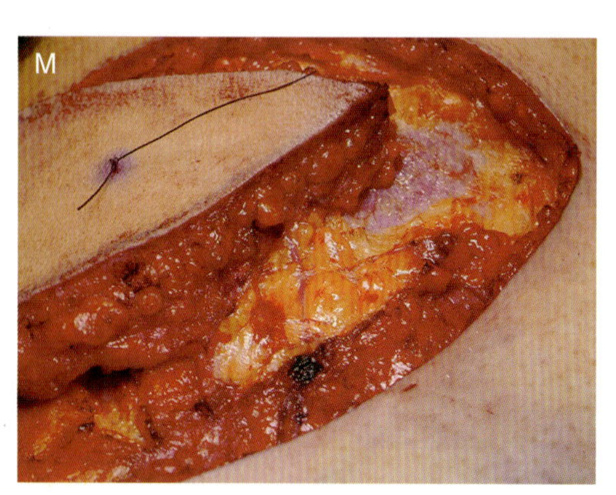

图 4.11 （M）用一根线标记采用术前超声定位的穿支血管

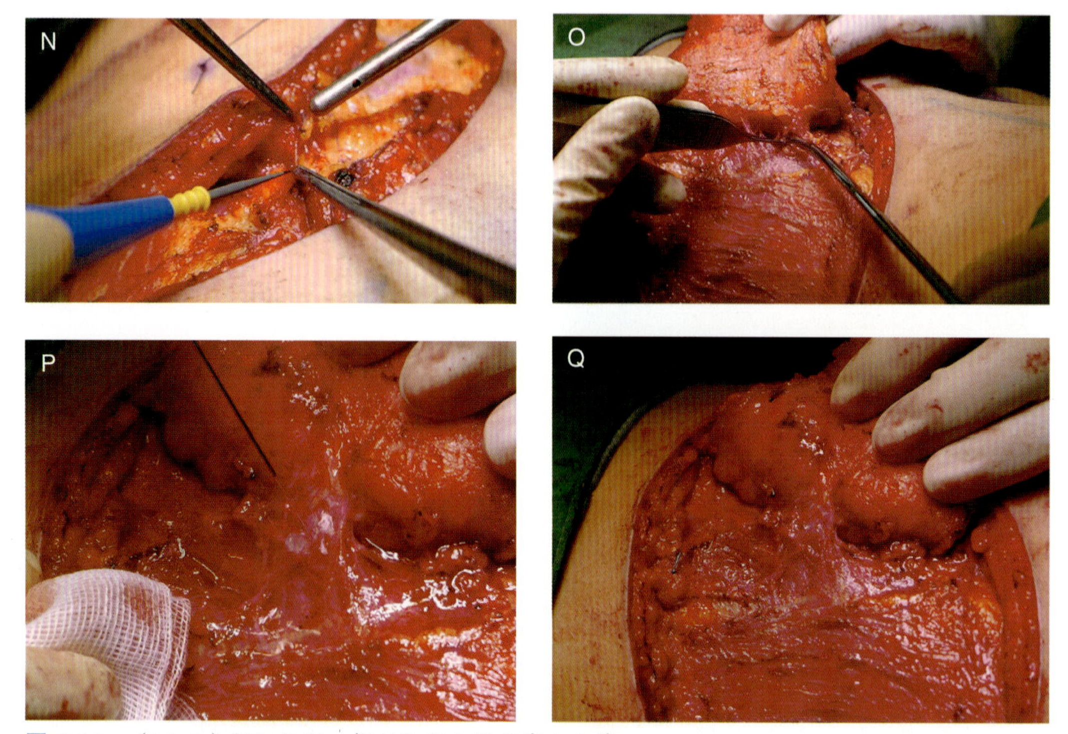

图 4.11 （N~Q）仔细识别、解剖和完全剥离穿支血管

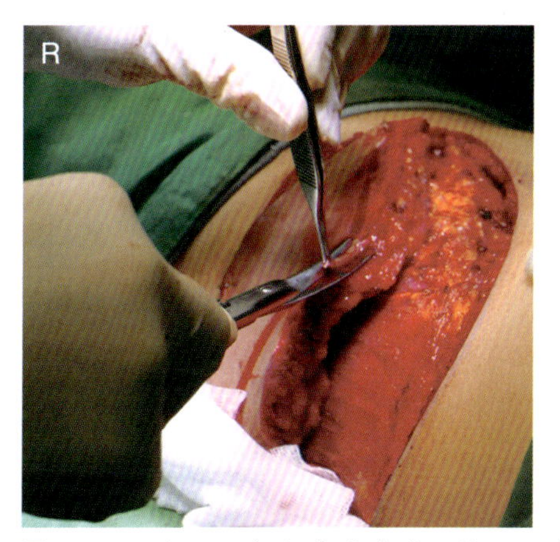

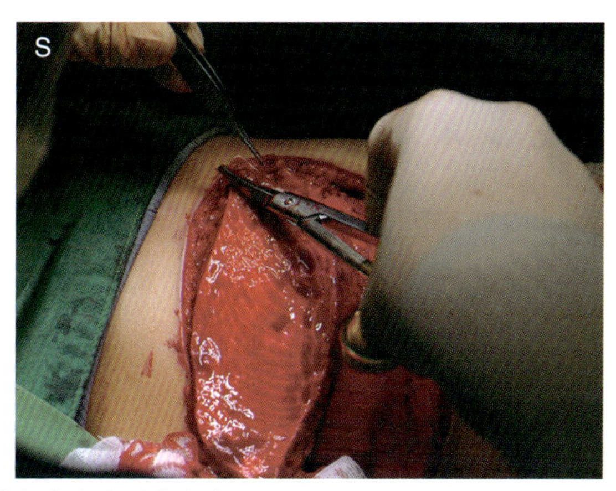

图 4.11 （R，S）乳房重建前，将肋间外侧穿支皮瓣去上皮化

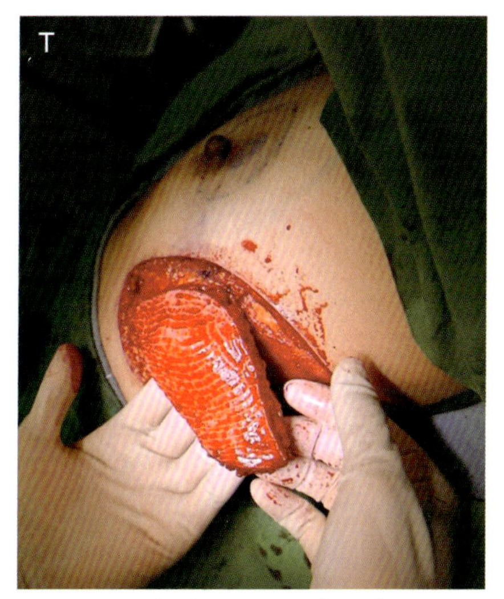

图 4.11 （T）将肋间外侧穿支皮瓣完全提起，并去上皮化

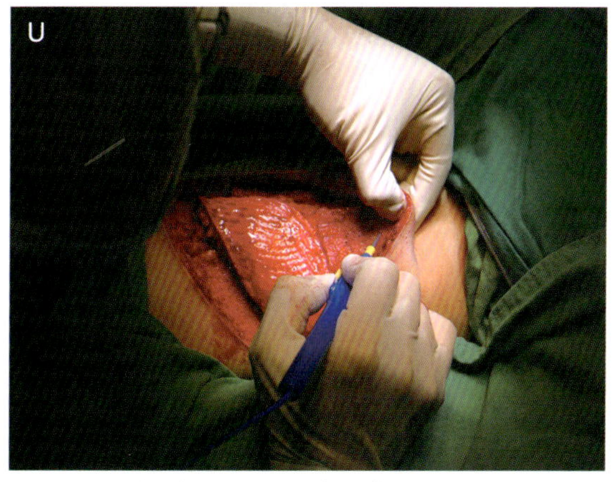

图 4.11 （U）使用肋间外侧穿支皮瓣行Ⅱ级肿瘤重建术前移动乳腺组织

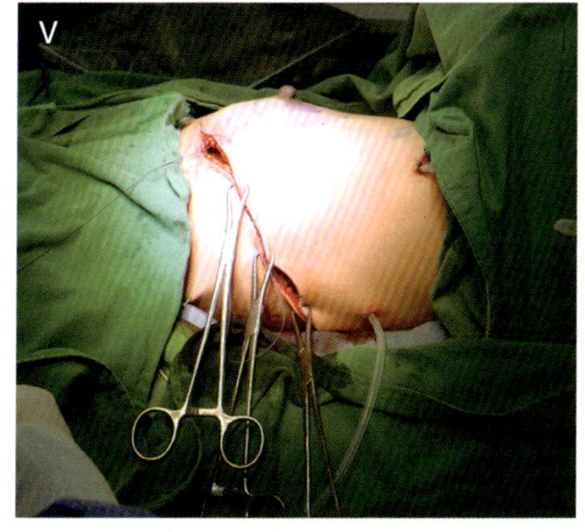

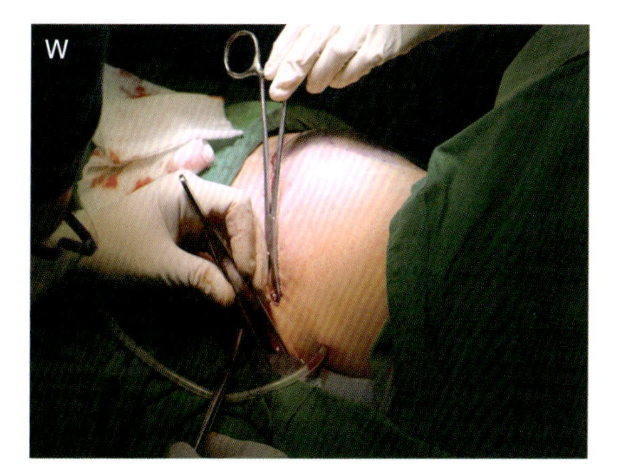

图 4.11 （V，W）确保切口无张力关闭

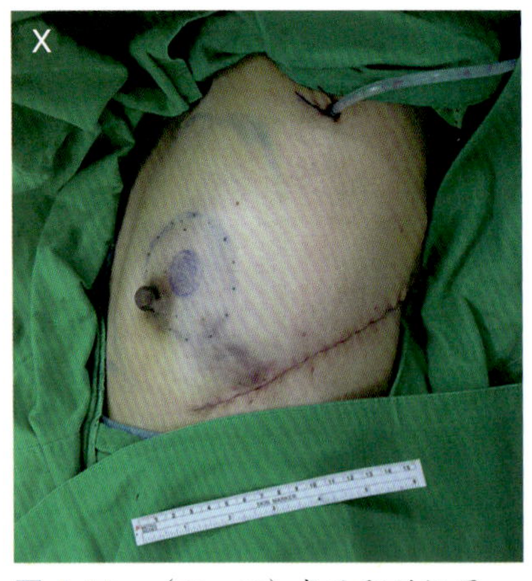

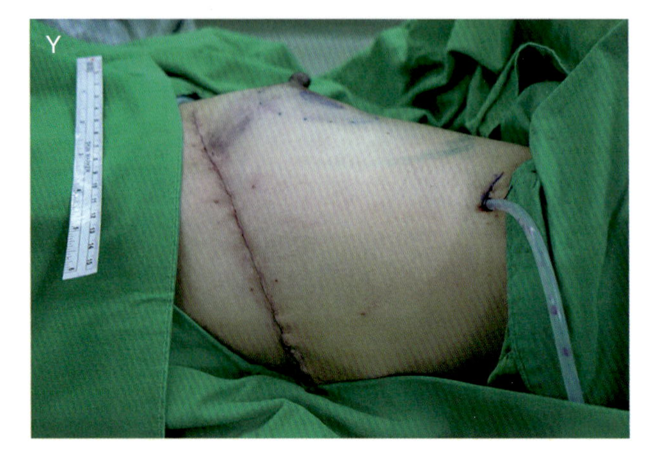

图 4.11 （X，Y）术后即刻视图

讨 论

肋间外侧穿支皮瓣用于局部乳房重建是保乳手术后乳房重建的一种容积替代技术。与大多数Ⅱ级肿瘤整形手术一样，该技术适用于广泛切除术后位于乳房外侧的中等体积肿瘤。同时，为确保手术顺利进行，该技术的患者纳入标准还包括无主要合并症者、无心血管或周围血管疾病者、不吸烟者 [1]。此外，术前对穿支血管的识别也是该手术成功的关键，因此，笔者建议术前和术中使用多普勒超声技术识别穿支血管，并在多普勒超声的识别点放置一根线，便于后续术中可探查到该血管。最近的一项研究表明彩色多普勒超声可更好地进行术前规划，其具有更广的成像范围 [2]。采用肋间外侧穿支皮瓣进行乳房重建术后不需要皮瓣监测，但应注意重塑后或去上皮后的皮瓣边缘可能发生出血。该手术的局限性在于患者供区部位的长切口不利于该项技术的实施，因此手术预切口应该沿着胸罩线或隐藏在腋窝下 [3]。

（刘洁 译，李永平 审校）

参考文献

[1] Macmillan RD, McCulley SJ. Oncoplastic breast surgery: What, when and for whom? Current Breast Cancer Reports, 2016. https://doi.org/10.1007/s12609-016-0212-9.

[2] Sørensen JA, Ibrahim RM, Gunnarsson GL, et al. Color doppler ultrasonography targeted reconstruction using pedicled perforator flaps—a systematic review and meta-analysis. European Journal of Plastic Surgery, 2018. https://doi.org/10.1007/s00238-018-1435-y.

[3] Kim JB, Kim DK, Lee JW, et al. The usefulness of pedicled perforator flap in partial breast reconstruction after breast conserving surgery in Korean women. Archives of Plastic Surgery, 2018. https://doi.org/10.5999/aps.2017.01200.

SECTION

第3篇

腔镜下乳房切除术联合即刻乳房重建术

CHAPTER

第 5 章 腔镜下乳房切除术联合即刻乳房假体重建术

技术描述

术前标记与定位

患者术前标记均采用站立位和仰卧位。全身麻醉诱导后，患者取仰卧位，并将患侧上肢外展 90°，以免影响手术操作。将腔镜视频监视器（Olympus Optical Co., Tokyo, Japan）置于患者头部两侧，以便医生和助手都能观察到监视器。所有手术均使用直径为 5 mm 的 30° 硬性腔镜。

腋窝分期手术

对于符合前哨淋巴结活检（SLNB）指征的患者，术前（手术当天或前 1 天）在肿瘤部位皮内注射少量（2~3 mCi）放射性同位素 ^{99m}Tc。

对患者进行全身麻醉诱导后，将 3 mL 1% 亚甲蓝溶液（Merck, Darmstadt, Germany）等量注射在肿瘤腋窝侧乳腺实质的 5 个部位，轻柔按摩肿瘤到腋窝的乳腺组织 5~10 min。在注射蓝色染料 20~30 min 后，使用手持式 γ 探针（Navigator; USSC, Norwalk, CT）识别"热点"并标记，在靠近最热"热点"位置的淋巴结处做一个约 3 cm 的腋窝斜切口，然后行 SLNB。按照指示进行快速冰冻切片检查，如果 SLNB 为阳性，则对腋窝淋巴结进行彻底清扫，直至Ⅱ区。

胸大肌筋膜上剥离乳腺实质

完成腋窝分期手术后，将乳腺实质剥离至胸大肌外侧缘，使得胸肌与乳腺实质的边界清晰可见。在腔镜引导下，使用牵开器（Johnson & Johnson KK 或 Karl Storz）和血管剥脱导管剥离乳腺实质后部与胸肌筋膜，并使用双极剪刀（PowerStar, Johnson & Johnson KK）或超声刀对穿支血管进行凝断，以确保充分止血，从而获得更清晰的手术视野。同时，在腔镜引导下使用牵开器牵拉周围组织，以形成足够的

Minimally Invasive (Endoscopic & Robotic) Breast Surgery. https://doi.org/10.1016/B978-0-323-73405-9.00005-4

手术操作空间，并使用吸引器进行烟雾抽吸和疏散。

单孔装置的放置、隧道的建立与皮瓣的游离：充气技术在腔镜下乳房切除术中的应用

为放置单孔装置（Glove Port; Nelis Corporation, Gyeonggi-do, Korea），在腔镜直视下用电刀切取 3~4 cm 厚的皮瓣，待乳腺完全剥离后，经腋窝切口置入单孔装置，并充入 CO_2，使压力保持在 8 mmHg，为手术创造操作空间。然后继续游离皮瓣浅面，并采用隧道技术使用单极剪刀游离皮瓣与乳腺实质的间隔。同时，在保留乳头乳晕的乳房切除术中进行乳晕下组织快速冰冻切片检查。如果发现癌细胞侵袭乳晕下区域，则切除整个乳头乳晕复合体（NAC），后转行保留皮肤的乳房切除术。完成皮瓣浅面游离后，再行乳腺实质周边部分的游离，待充分游离后，经腋窝切口取出全乳腺标本。

隧道的建立与皮瓣的游离：回缩技术在腔镜下乳房切除术中的应用

完成腋窝分期手术后，如前所述，根据肿瘤位置和医生习惯做一个半圆形环乳晕切口或单腋窝切口。在全乳皮下注射含 0.05% 利多卡因和 1∶1 000 000 肾上腺素的生理盐水，以减少出血量。在腔镜引导下，使用无损伤可视 Trocar（Johnson & Johnson, Tokyo, Japan）并采用隧道法制作 3~5 mm 厚的皮瓣，然后使用腔镜剪、双极剪或超声刀剥离皮瓣与乳腺实质的间隔。

乳房切除术

充分游离皮瓣后，在保留乳头乳晕的乳房切除术中进行乳晕下组织快速冰冻切片检查。如果发现癌细胞已侵袭乳晕下组织，则切除整个 NAC，后转行保留皮肤的乳房切除术。待皮瓣充分游离后，将乳腺实质与胸大肌筋膜分离，再经腋窝切口或环乳晕切口取出全乳腺标本。

即刻乳房假体重建术

取出标本后充分止血，并对腺体切除后形成的皮肤囊袋进行充分冲洗。随后抬起胸大肌外侧缘，向胸骨内侧游离，注意不要损伤穿支血管。在皮肤囊袋下方，沿着外侧缘，游离至乳房下皱襞，松解此处的肌肉并继续游离至皮下平面，从而使假体植入后的乳房外观更加自然。在皮肤囊袋的外侧缘，适当地向前锯肌浅筋膜方向游离，使囊袋足以容纳假体的外侧缘，然后放置假体（Mentor Worldwide LLC, Santa Barbara, CA），最后在胸肌下和皮下放置引流管。同时注意在缝合假体外侧肌肉时要小心。

病例 12　腔镜下保留乳头乳晕的乳房全切术联合即刻乳房假体重建术：单切口与回缩技术（图 5.12）

患者资料

患者女性，53 岁，左侧乳房发现一个直径为 2.5 cm 的肿瘤。术前粗针穿刺组织活检提示导管原位癌，患者选择了乳房切除术，并希望行一期重建。她不愿意行自体组织乳房重建，而是选择了乳房假体重建。患者的影像学检查未见癌转移。

手术与病理报告

患者行腔镜下保留乳头乳晕的乳房切除术联合前哨淋巴结活检术及即刻乳房假体重建术。前哨淋巴结和乳头下组织的术中快速冰冻切片检查均未发现转移病灶。患者最终组织病理学检查结果显示残留导管原位癌（$TisN_0M_0$），此后未接受任何辅助治疗。

术后结果

患者住院过程顺利，无即刻并发症发生。在门诊复查时，患者对术后美容效果满意。

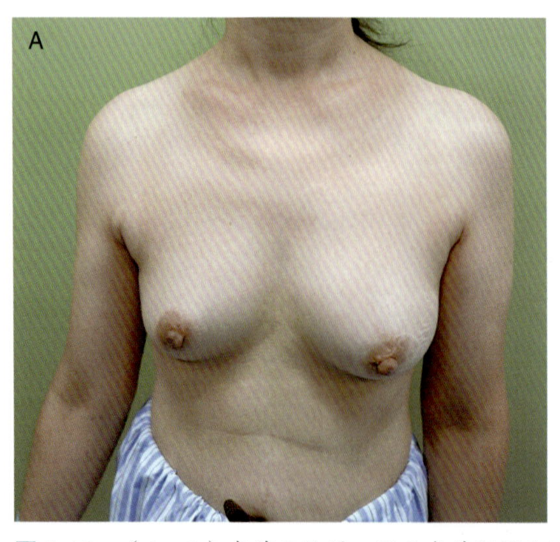

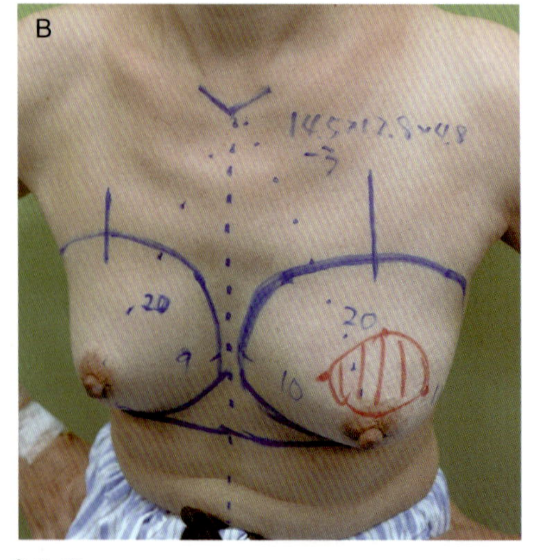

图 5.12　（A，B）术前正位图，显示术前标记和肿瘤位置

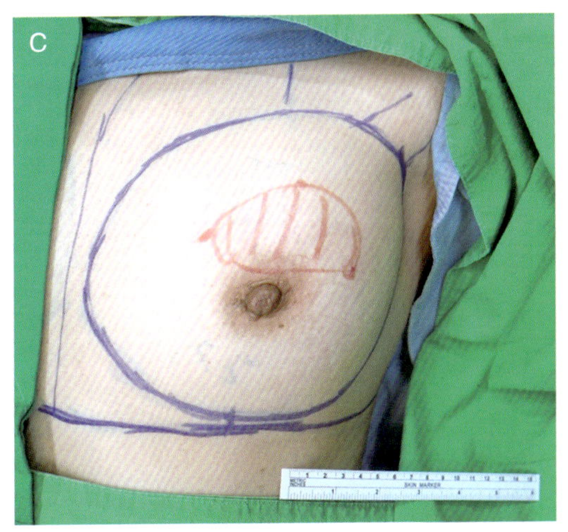

图 5.12 （C）手术台视图显示肿瘤位置和腋窝预切口标记

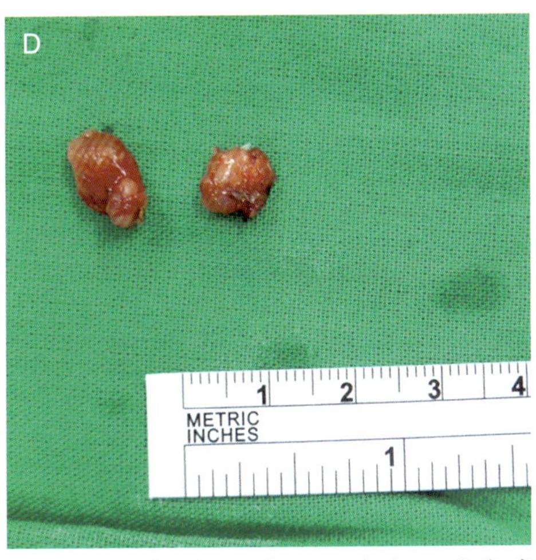

图 5.12 （D）通过双示踪法识别前哨淋巴结

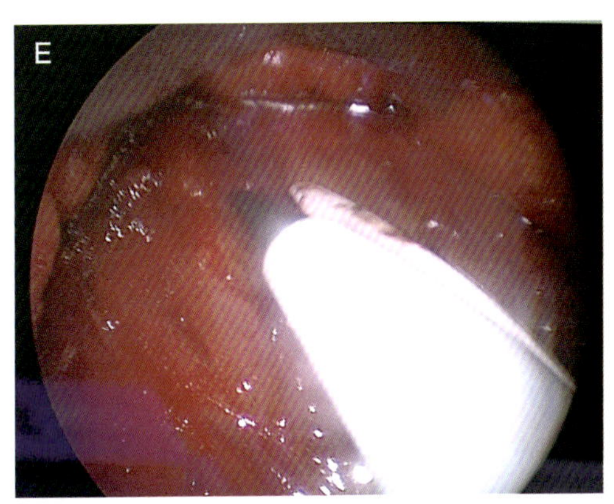

图 5.12 （E）在腔镜引导下，使用牵开器（Johnson & Johnson KK 或 Karl Storz）和血管剥脱导管将乳腺实质后部与胸肌筋膜剥离

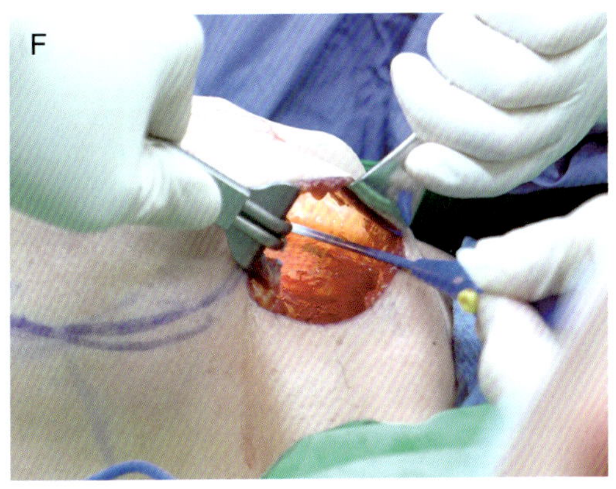

图 5.12 （F）在牵开器和光源的辅助下游离皮瓣

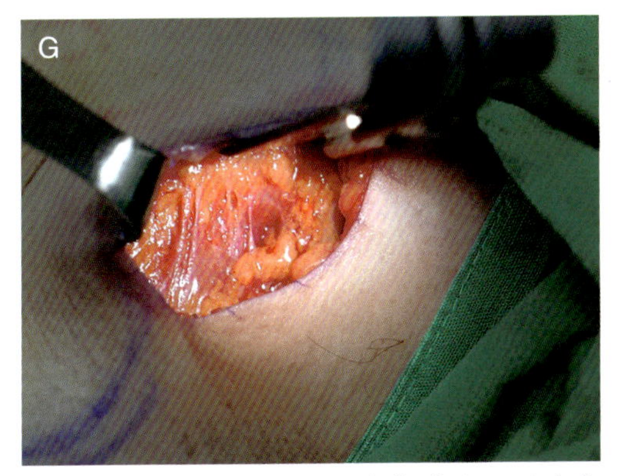

图 5.12 （G）皮瓣与乳腺实质的间隔清晰可见

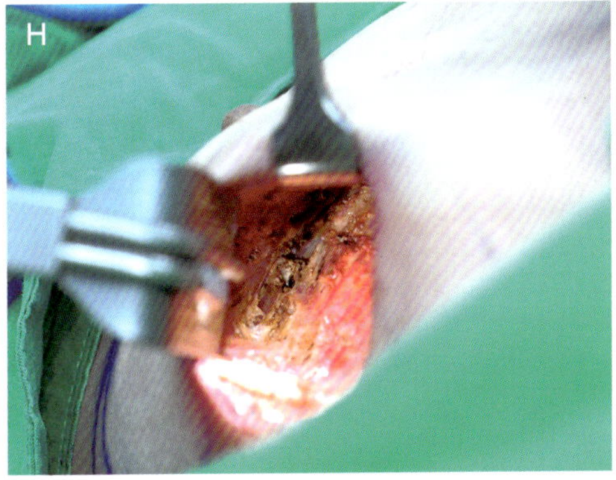

图 5.12 （H）腔镜直视下乳房切除术后的创腔

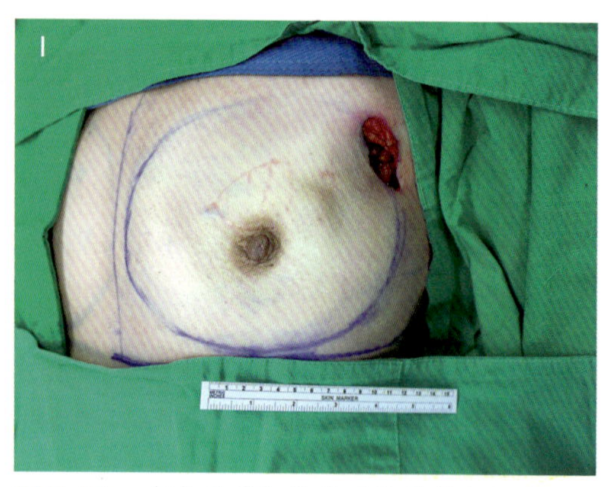

图 5.12 （I）乳房切除术后的手术台视图

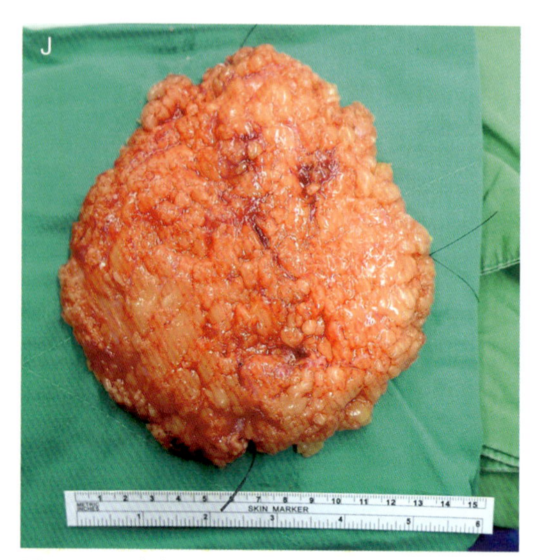

图 5.12 （J）用丝线定向标记乳房切除标本

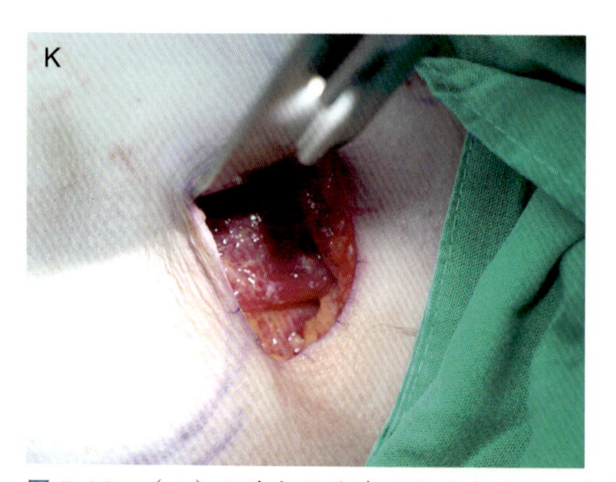

图 5.12 （K）从胸大肌边缘开始游离胸肌下囊袋

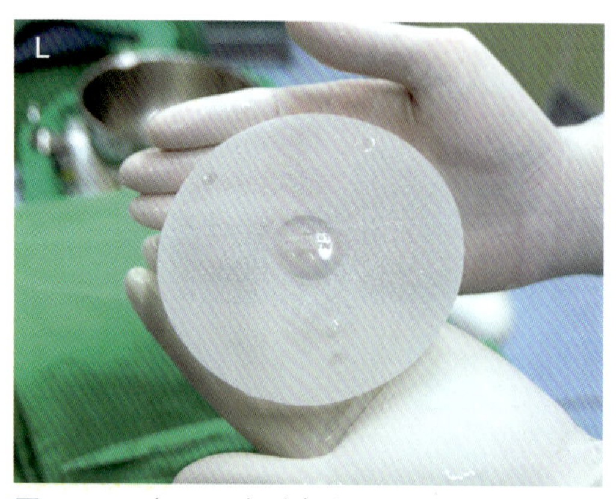

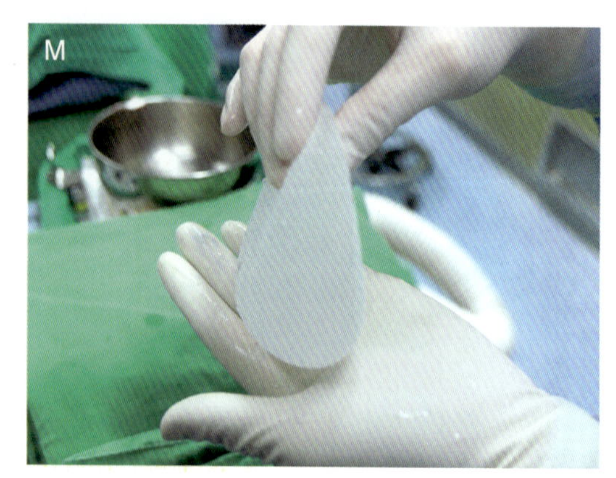

图 5.12 （L，M）选择合适体积和大小的假体进行即刻乳房重建

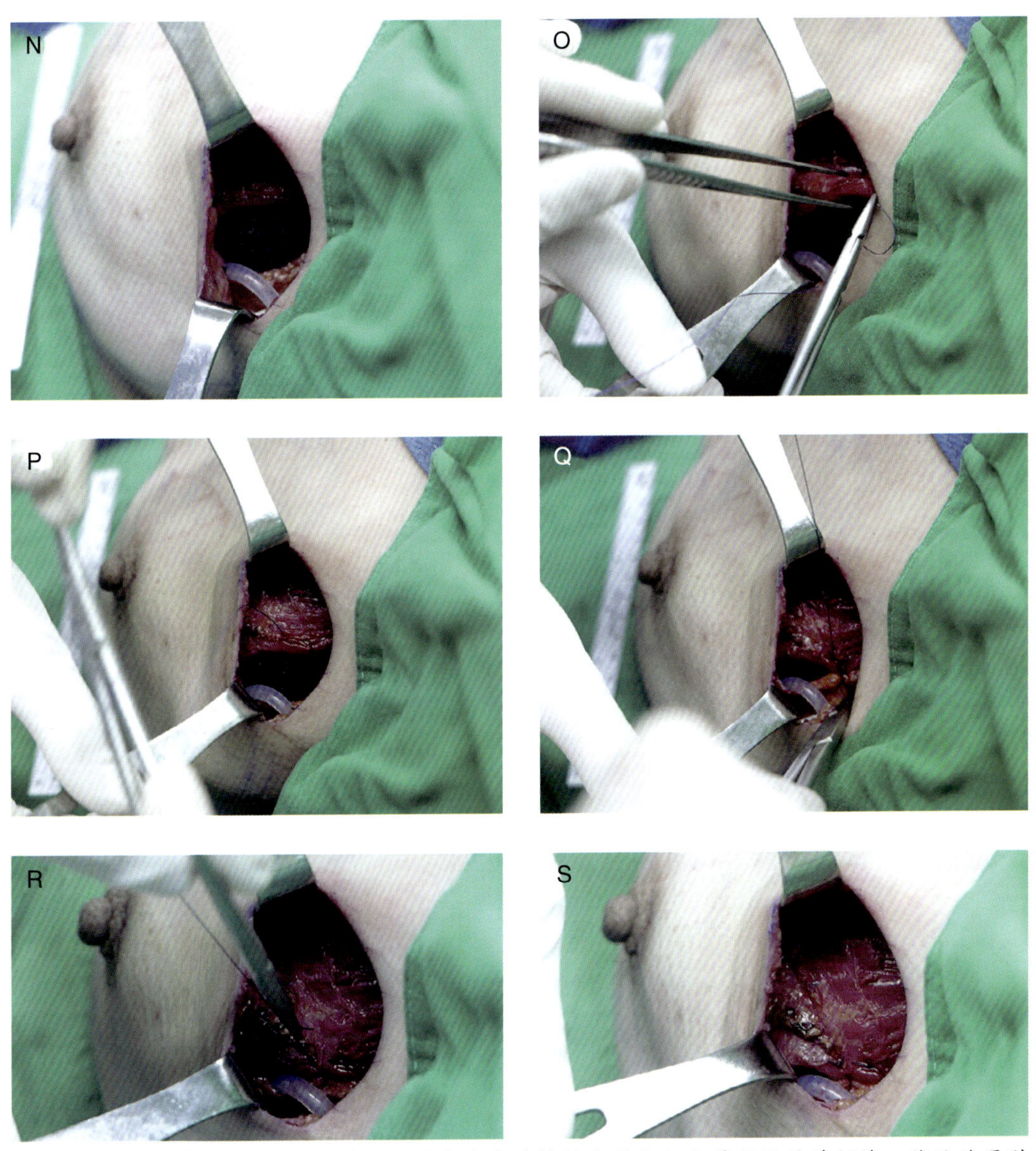

图 5.12 （N~S）置入假体，并用可吸收缝线连续缝合胸大肌和前锯肌的外侧缘，然后放置引流管

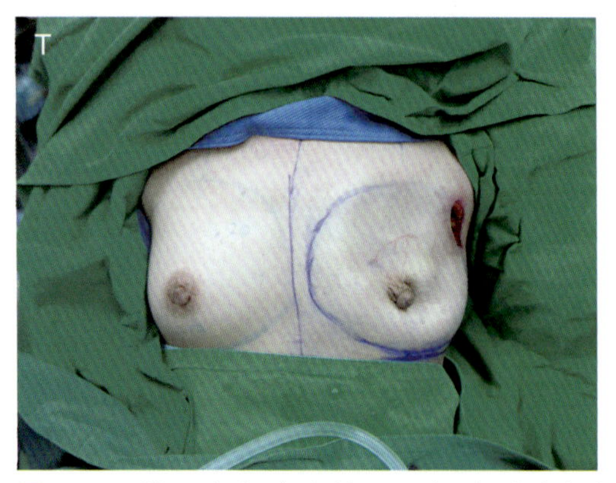

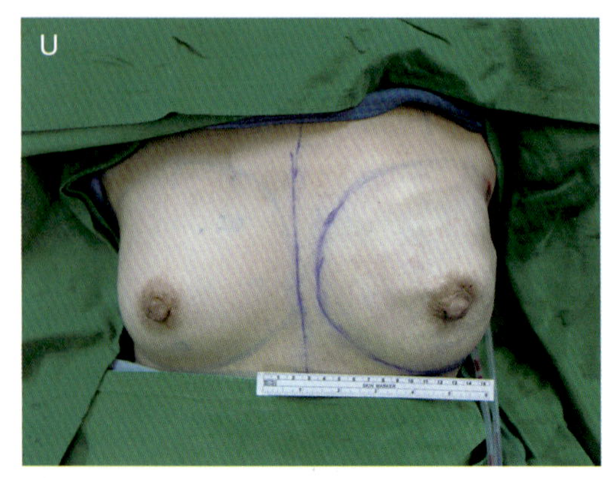

图 5.12　植入前（T）和植入后（U）的手术台视图

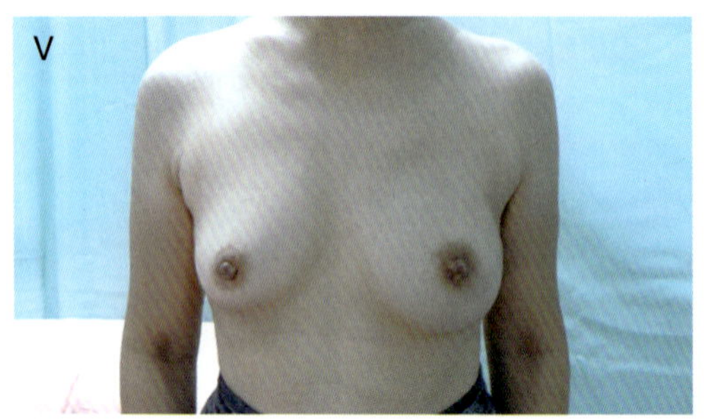

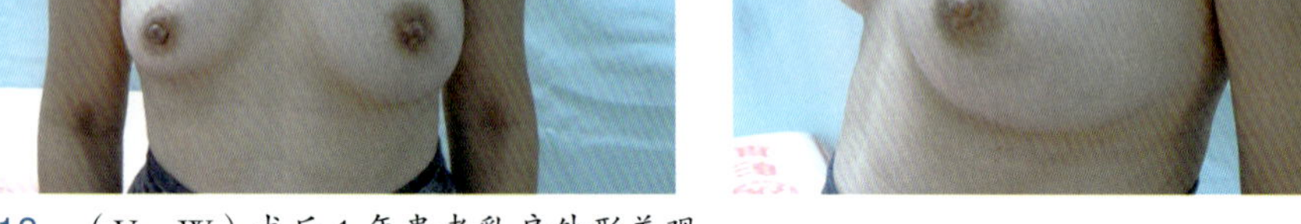

图 5.12　（V，W）术后 1 年患者乳房外形美观

病例 13　腔镜下保留乳头乳晕的乳房切除术联合即刻双侧乳房假体重建术：回缩技术（图 5.13）

患者资料

患者女性，36 岁，诊断为右侧乳腺癌（临床 0 期）。术前粗针穿刺组织活检提示导管原位癌，影像学检查未见癌转移。患者希望行保留乳头乳晕的右侧乳房切除术、对侧预防性乳房切除术及即刻乳房假体重建术。

手术与病理报告

患者行保留乳头乳晕的双侧乳房切除术、右侧腋窝前哨淋巴结活检术及即刻双侧乳房假体重建术。右侧前哨淋巴结组织和双侧乳头下组织的快速冰冻切片检查结果均为阴性。最终组织病理学检查结果显示右侧乳腺导管原位癌（$TisN_0M_0$），而左侧乳腺仅表现为纤维囊性改变和普通型导管增生，患者未接受进一步的辅助治疗。

术后结果

患者对手术美容效果满意，术后无即刻并发症发生。

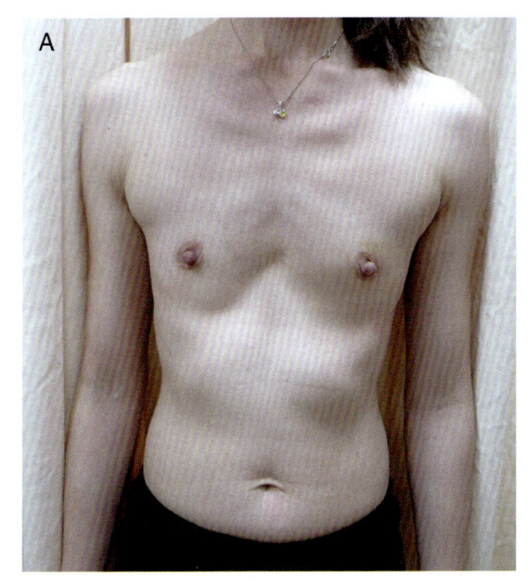

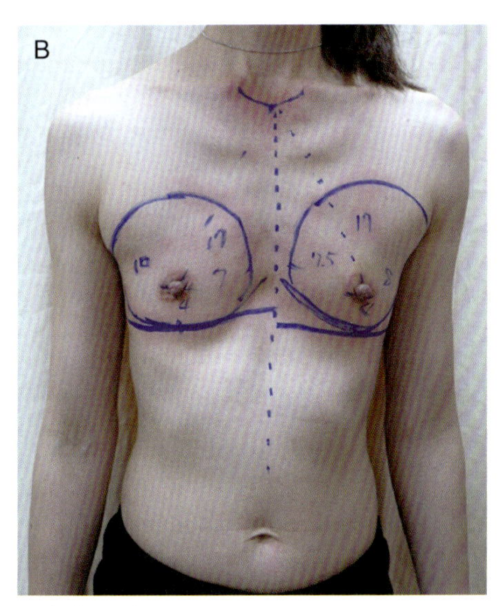

图 5.13 （A，B）术前正位图，显示术前标记和肿瘤位置

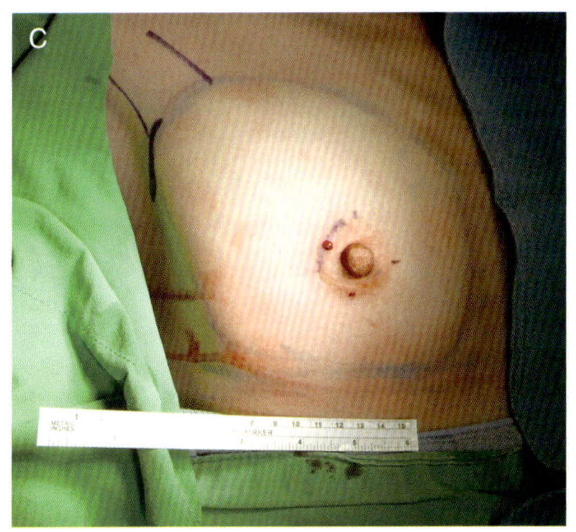

图 5.13 （C）手术台视图显示右侧乳房预切口（环乳晕切口和腋窝切口）标记

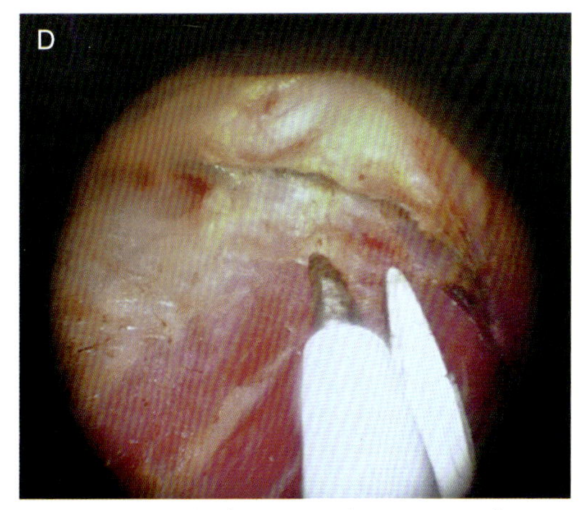

图 5.13 （D）在腔镜引导下，使用牵开器（Johnson & Johnson KK 或 Karl Storz）和血管剥脱导管将乳腺实质后部与胸肌筋膜剥离

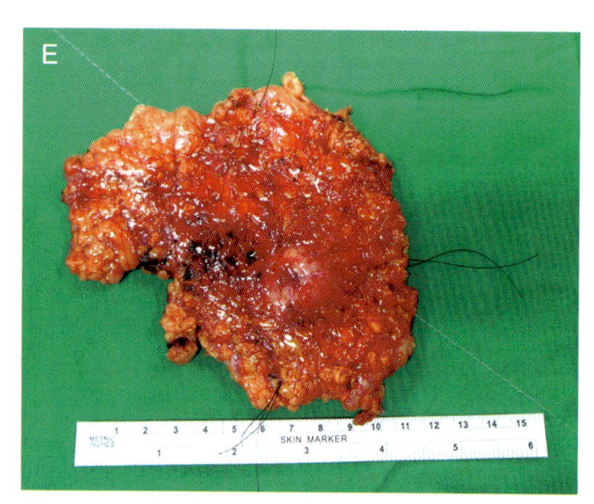

图 5.13 （E）右侧乳房切除标本

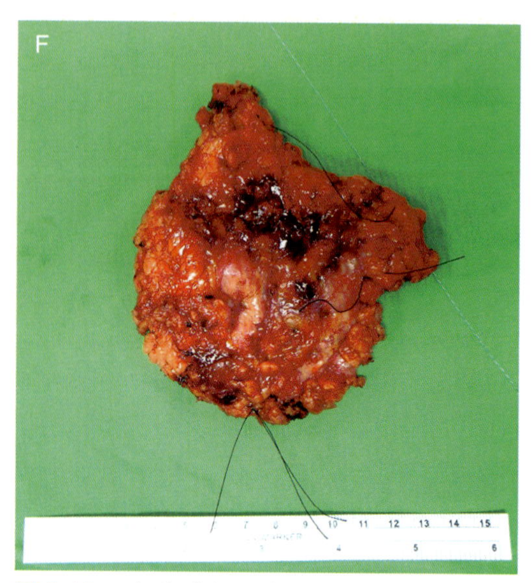

图 5.13 （F）左侧乳房切除标本

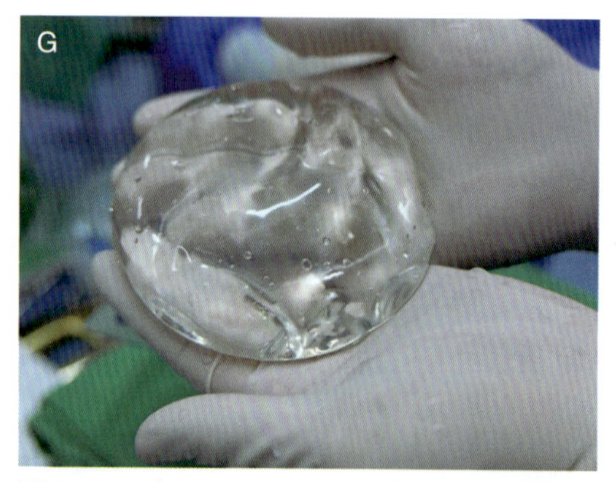

图 5.13 （G）用于即刻乳房重建术的光面假体

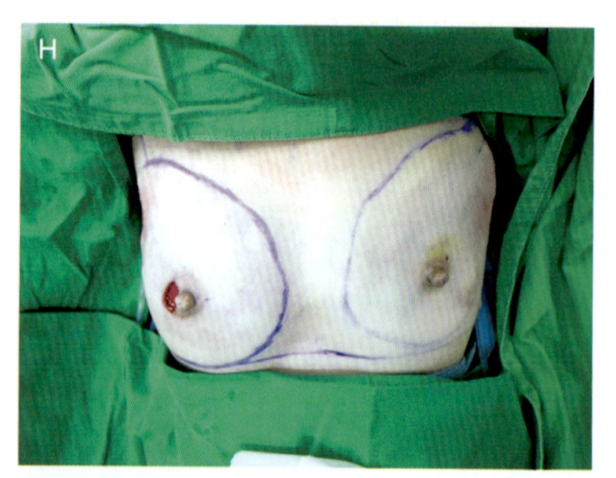

图 5.13 （H）乳房重建前的即刻手术台视图

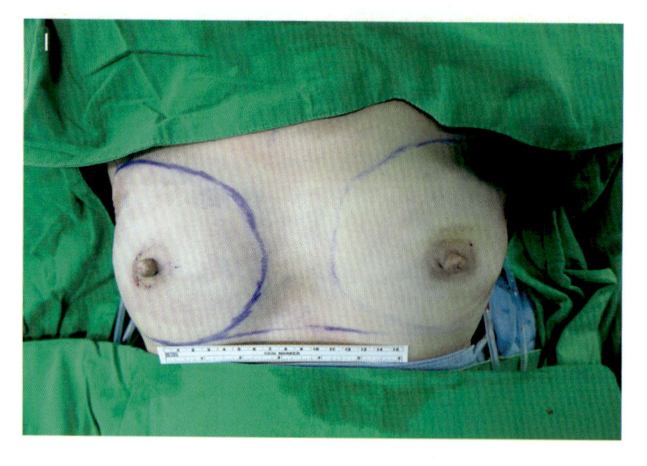

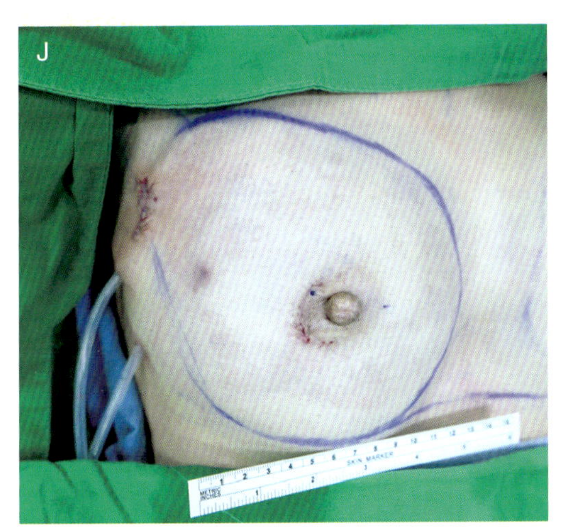

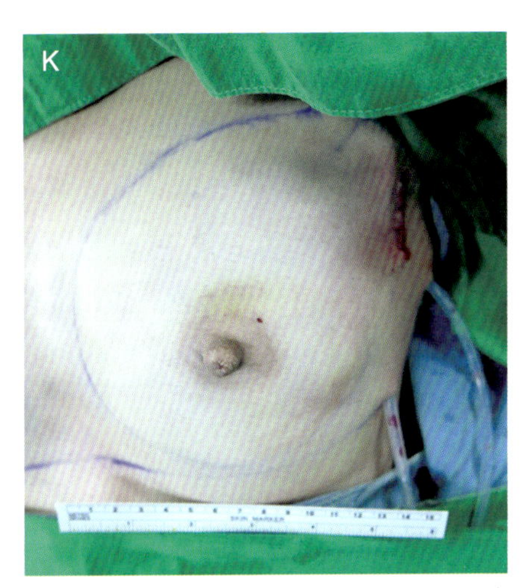

图 5.13 （I~K）双侧乳房假体重建后的手术台视图显示双侧腋窝切口和右侧乳房环乳晕切口

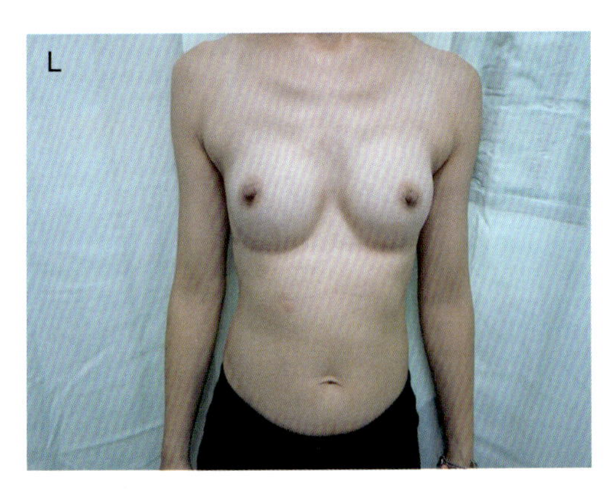

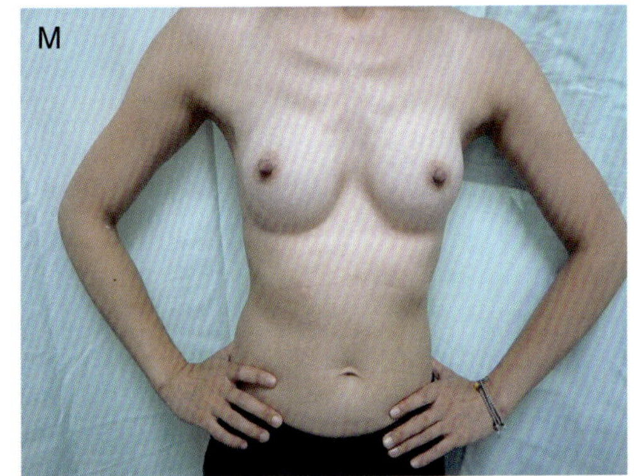

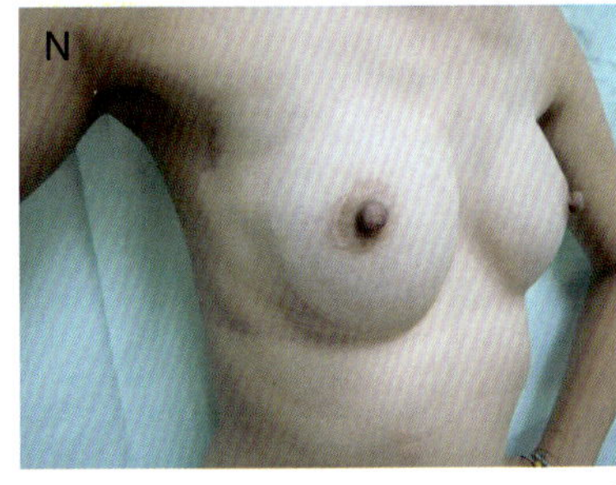

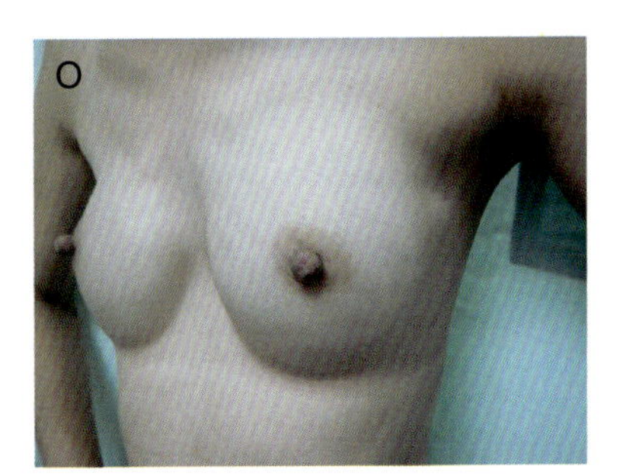

图 5.13 （L~O）术后 1 年复查，手术切口愈合良好，瘢痕隐蔽，患者对手术美容效果满意

病例 14　腔镜下保留乳头乳晕的乳房切除术联合即刻双侧乳房假体重建术：回缩技术（图 5.14）

患者资料

患者女性，48 岁，初步诊断为右侧乳腺癌（临床 I 期），左侧乳腺癌（临床 0 期）。术前粗针穿刺组织活检提示右侧乳腺浸润性小叶癌，左侧乳腺导管原位癌。影像学检查未见癌转移。患者希望行保留乳头乳晕的双侧乳房切除术，同期行即刻乳房假体重建术。

手术与病理报告

患者行保留乳头乳晕的双侧乳房切除术联合前哨淋巴结活检术及即刻双侧乳房假体重建术。双侧前哨淋巴结和乳头下组织的快速冷冻切片检查结果均为阴性。最终组织病理学检查结果提示右侧乳腺浸润性小叶癌伴小叶原位癌（$T_{1c}N_0M_0$），而左侧乳腺为浸润性导管癌伴导管原位癌（$T_{1a}N_0M_0$），随后患者接受了 5 年的内分泌治疗。

术后结果

患者术后 2 d 出院，无即刻并发症发生。

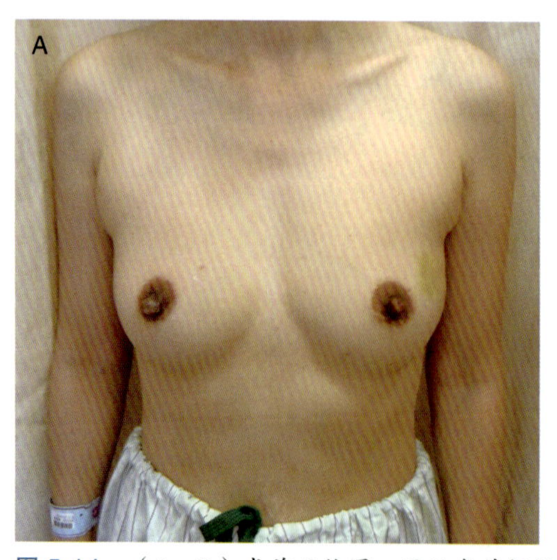

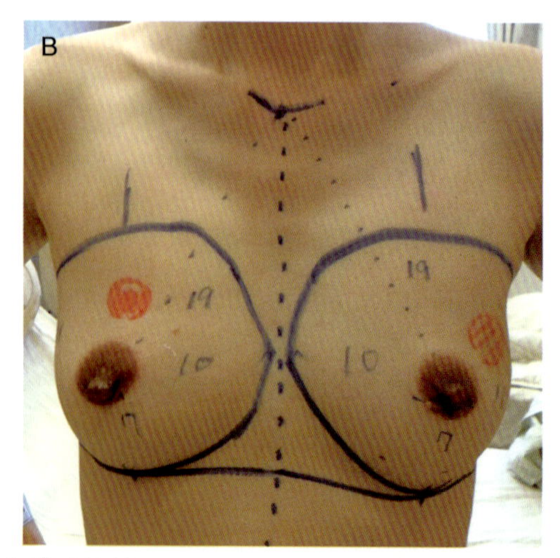

图 5.14　（A，B）术前正位图，显示术前标记和肿瘤位置

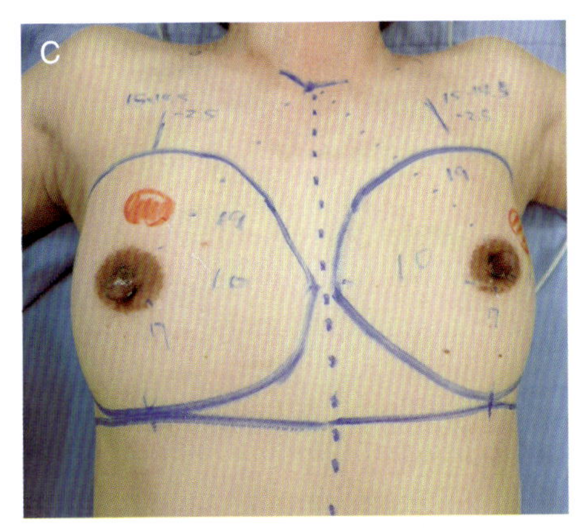

图 5.14 （C）手术台视图显示双侧乳房预切口（双侧腋窝单切口）标记

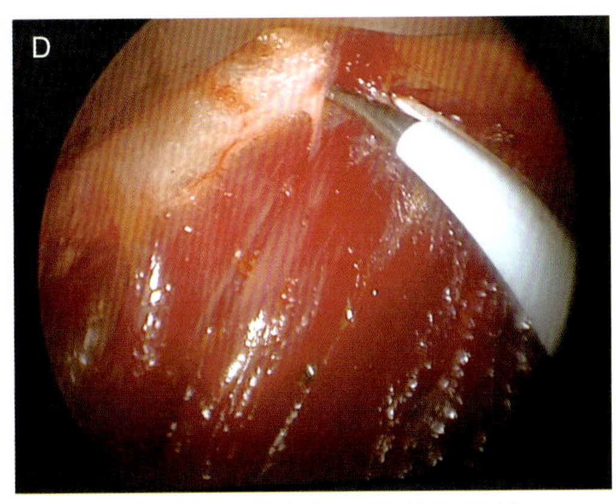

图 5.14 （D）在腔镜引导下，使用牵开器（Johnson & Johnson KK 或 Karl Storz）和血管剥脱导管将乳腺实质后部与胸肌筋膜剥离

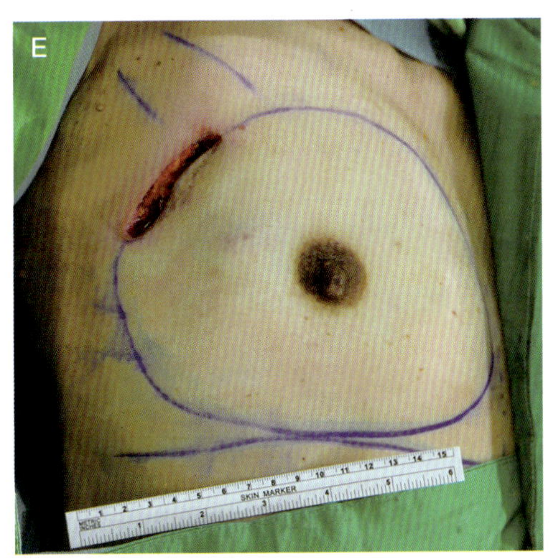

图 5.14 （E）右侧乳房切除术后的即刻视图

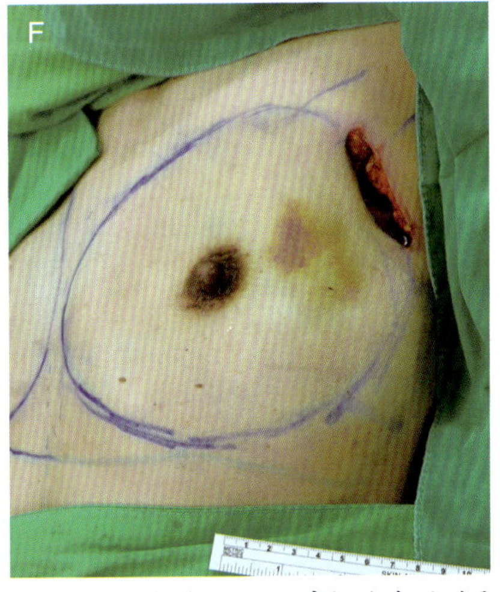

图 5.14 （F）左侧乳房切除术后的即刻视图

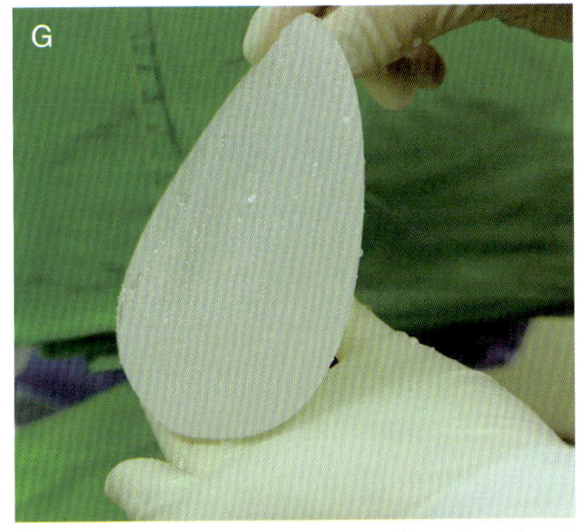

图 5.14 （G）用于双侧乳房重建的解剖型假体

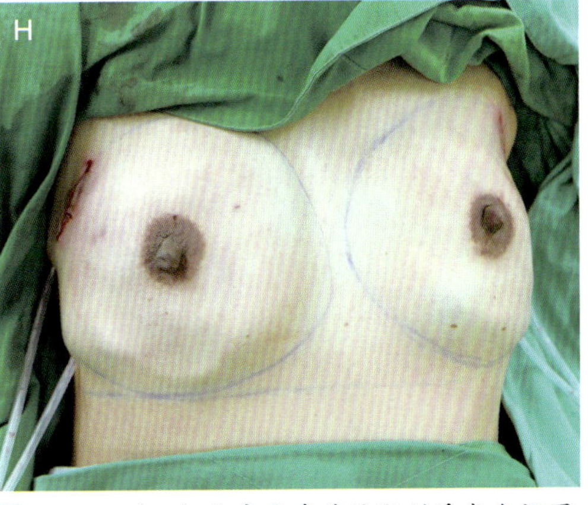

图 5.14 （H）乳房重建前的即刻手术台视图

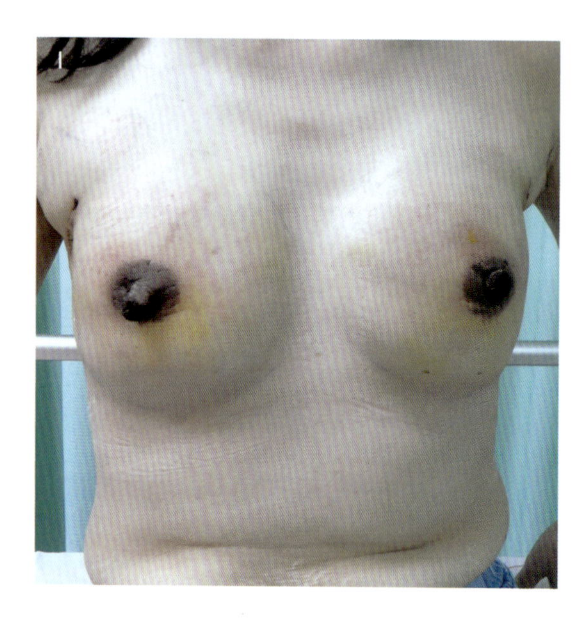

图 5.14 （I）术后 2 周正位图显示手术切口轻度瘀伤，且两个腋窝切口都隐藏在乳房腋尾部

病例 15　3D 腔镜下保留乳头乳晕的乳房全切术联合即刻乳房假体重建术：单切口与充气技术（图 5.15）

患者资料

患者女性，42 岁，左侧乳房有一个直径为 3 cm 的肿瘤。术前穿刺活检提示浸润性导管癌和导管原位癌，患者选择了乳房切除术，并希望行即刻乳房假体重建术。影像学检查未见癌转移。

手术与病理报告

患者行 3D 腔镜下保留乳头乳晕的乳房切除术联合前哨淋巴结活检术及即刻乳房假体重建术。前哨淋巴结和乳头下组织的术中快速冰冻切片检查均未发现任何癌转移。最终组织病理学检查结果提示三阴性浸润性导管癌伴导管原位癌（$T_2N_0M_0$），术后患者接受了辅助化疗。

术后结果

患者住院过程顺利，无即刻并发症发生。患者在门诊复查时对术后美容效果满意。

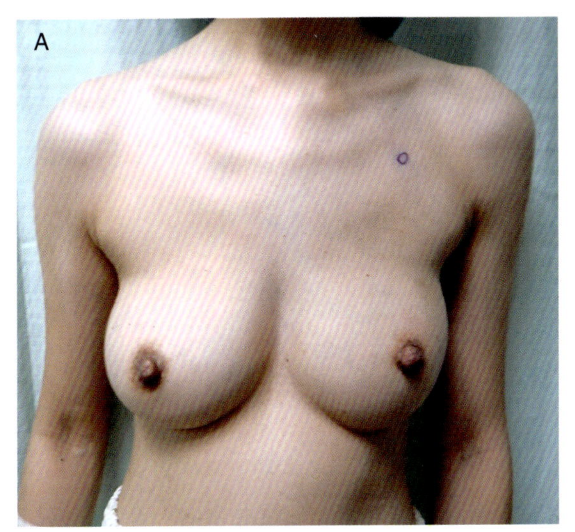

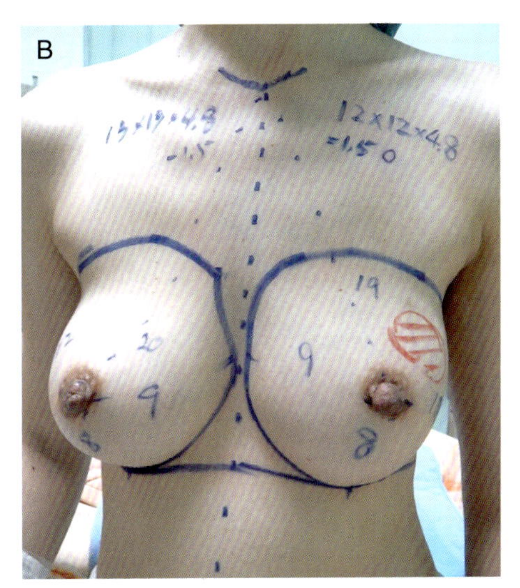

图 5.15 （A，B）术前正位图，显示术前标记和肿瘤位置

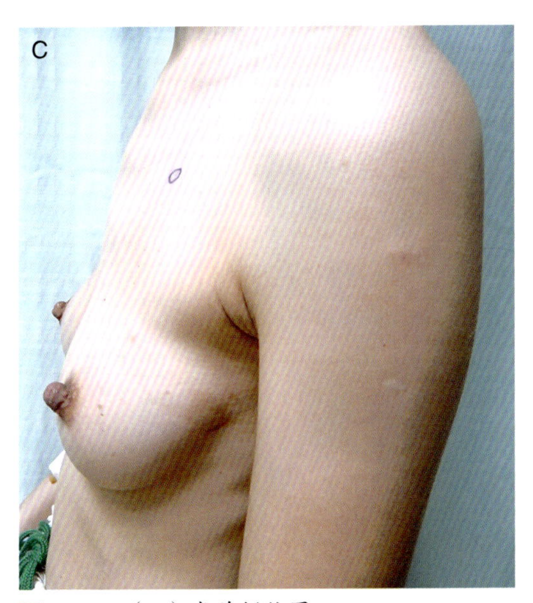

图 5.15 （C）术前侧位图

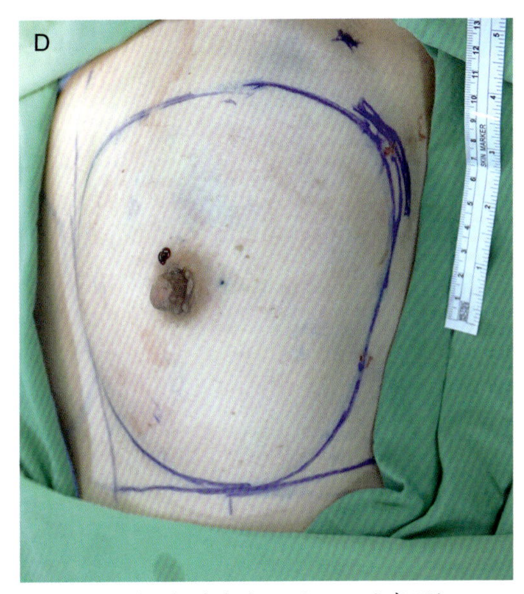

图 5.15 （D）手术台视图显示腋窝预切口

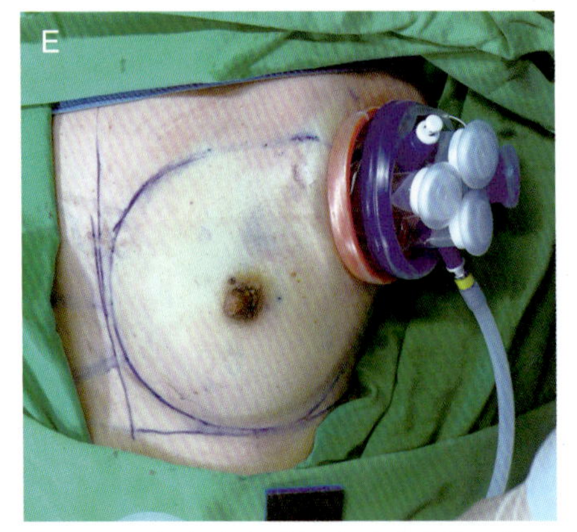

图 5.15 （E）在乳房切除前放置单孔装置（Glove Port; Nelis Corporation, Gyeonggi-do, Korea）

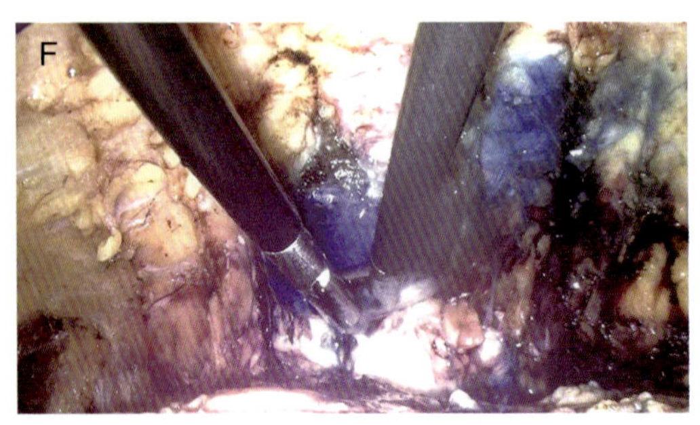

图 5.15 （F）在 3D 腔镜引导下进行皮瓣游离和乳头下组织活检

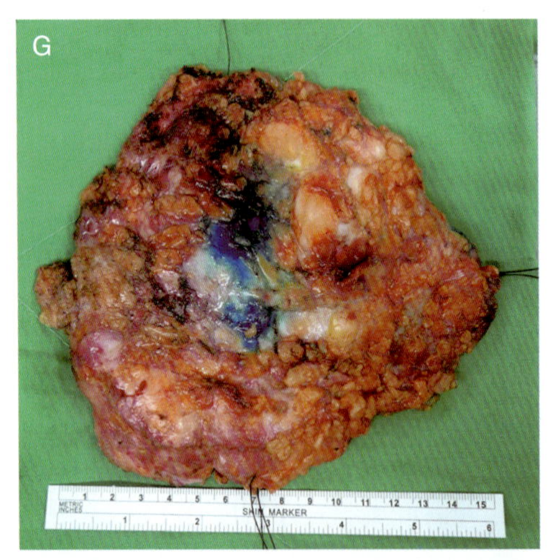

图 5.15 （G）用丝线定向放置乳房切除标本

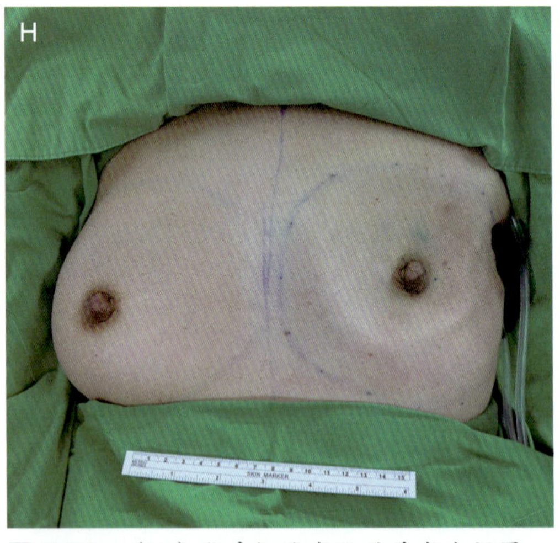

图 5.15 （H）乳房切除术后的手术台视图

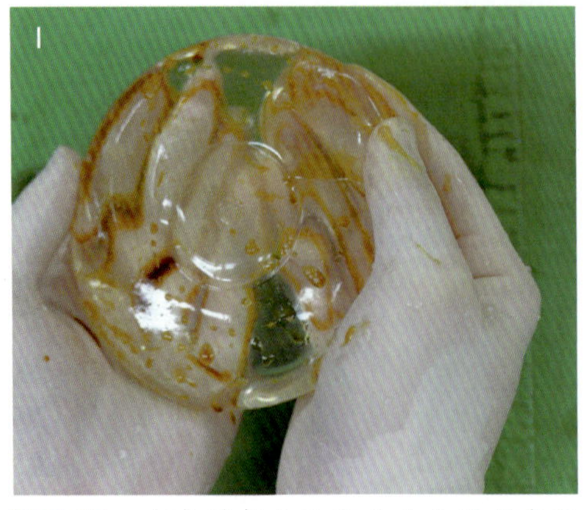

图 5.15 （I）选择体积和大小合适的光面假体进行即刻乳房重建

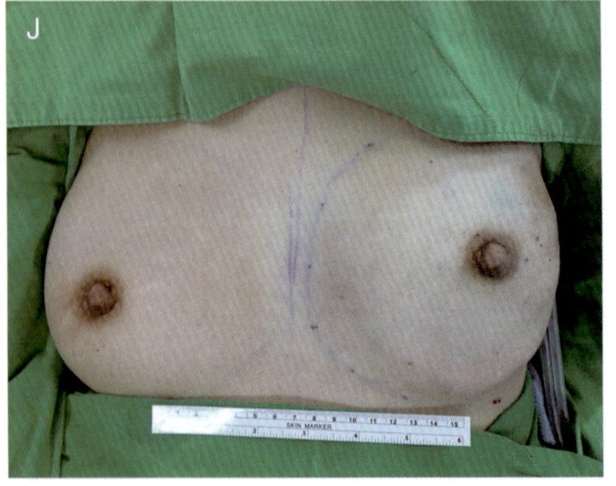

图 5.15 （J）乳房假体重建后的即刻手术台视图

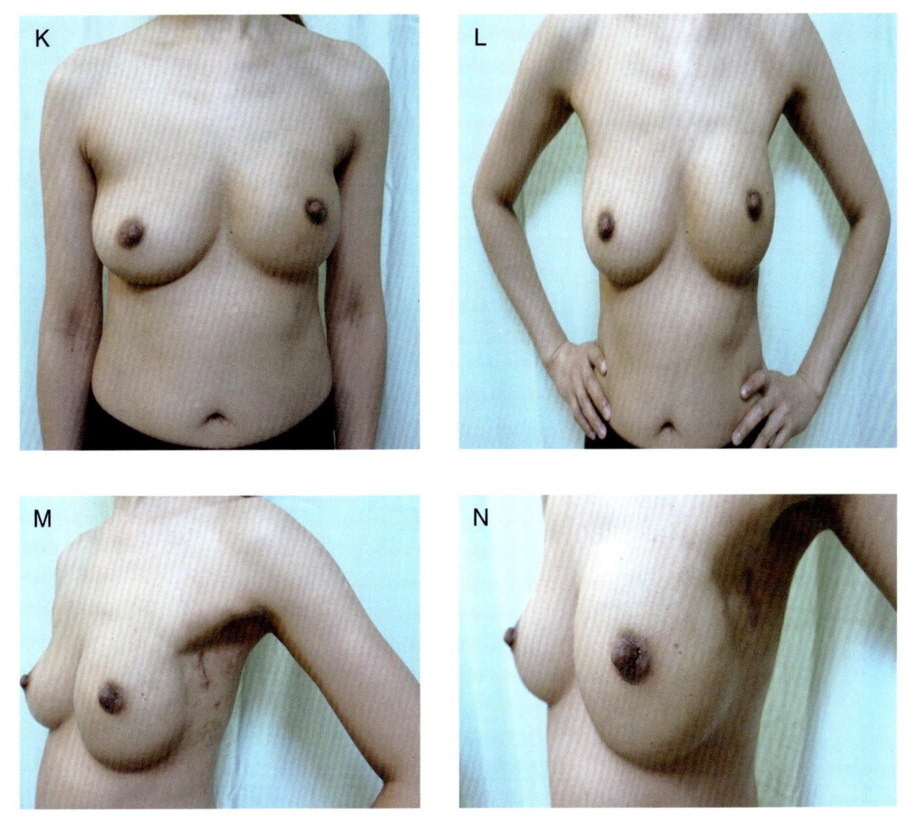

图 5.15 （K~N）术后 3 个月复查显示腋窝瘢痕隐蔽，患者对手术美容效果满意

病例 16 3D 腔镜下保留乳头乳晕的双侧乳房切除术联合即刻双侧乳房假体重建术：单切口与充气技术（图 5.16）

患者资料

患者女性，52 岁，诊断为双侧乳腺癌。早期发现患者右侧乳房有一个直径为 7 cm 的肿块，乳腺钼靶联合超声检查提示左侧乳房有一个直径为 2 cm 的可疑病灶。右侧乳房肿块穿刺活检结果提示导管原位癌，左侧乳房肿块穿刺活检提示浸润性导管癌，患者选择保留皮肤的双侧乳房切除术联合即刻双侧乳房假体重建术。影像学检查未见癌转移。

手术与病理报告

患者行 3D 腔镜下保留乳头乳晕的双侧乳房切除术联合前哨淋巴结活检术及

即刻双侧乳房假体重建术。前哨淋巴结及乳头下组织的快速冰冻切片检查均未见癌转移。最终组织病理学检查结果提示左侧乳腺浸润性导管癌伴导管原位癌（$T_{1b}N_0M_0$），右侧乳腺非浸润性导管原位癌（$TisN_0M_0$），随后建议患者进行 5 年的辅助内分泌治疗。

术后结果

患者住院过程顺利，无即刻并发症发生。术后在门诊复查时，患者对术后美容效果满意。

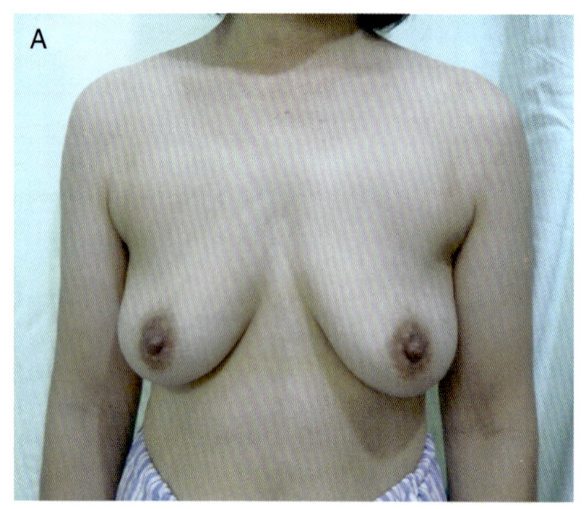

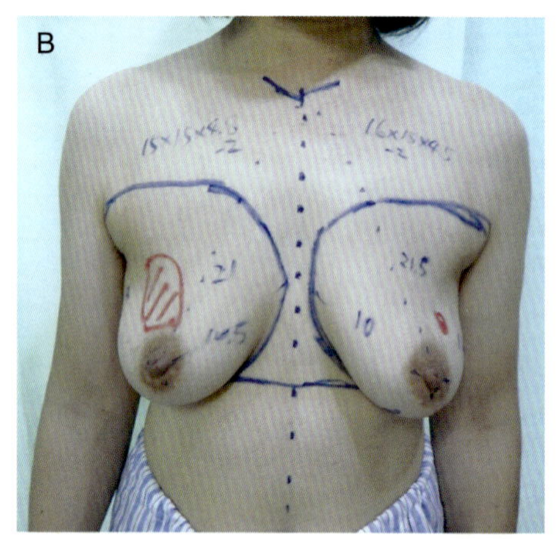

图 5.16　（A，B）术前正位图，显示术前标记和肿瘤位置

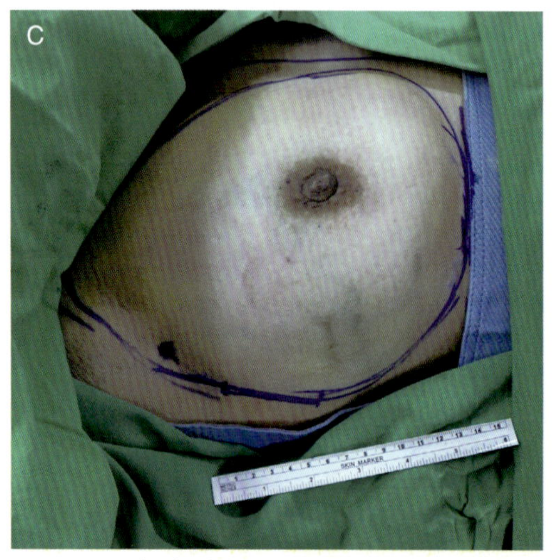

图 5.16　（C）手术台视图显示腋窝预切口

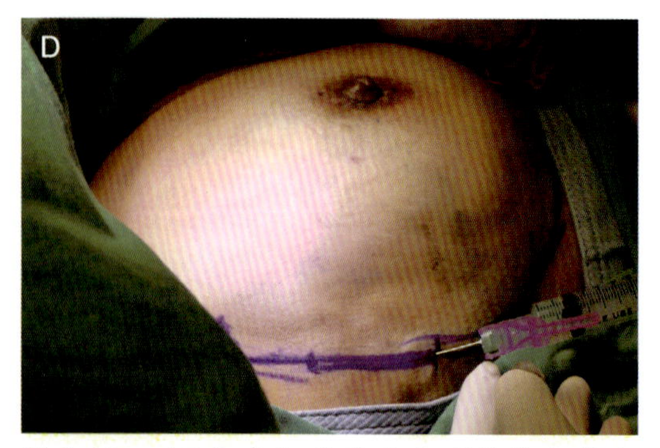

图 5.16　（D）在切开乳房皮下前进行局部浸润麻醉

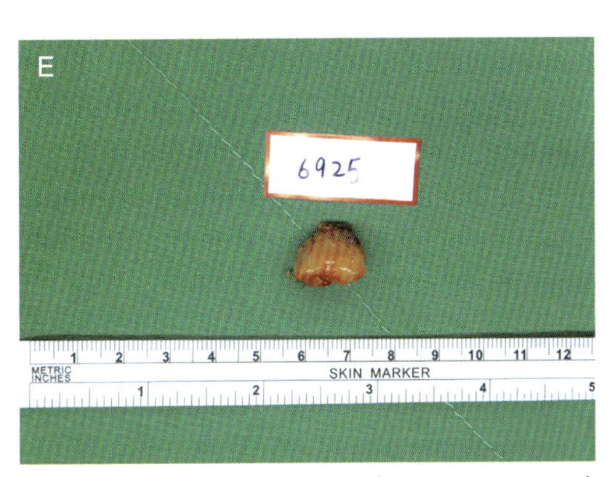

图 5.16 （E）将蓝、热前哨淋巴结切除，并送术中快速冰冻切片检查

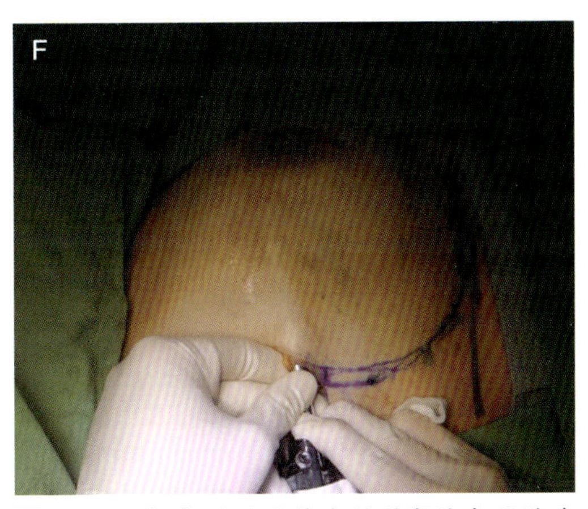

图 5.16 （F）用于后续皮瓣剥离的皮下隧道技术

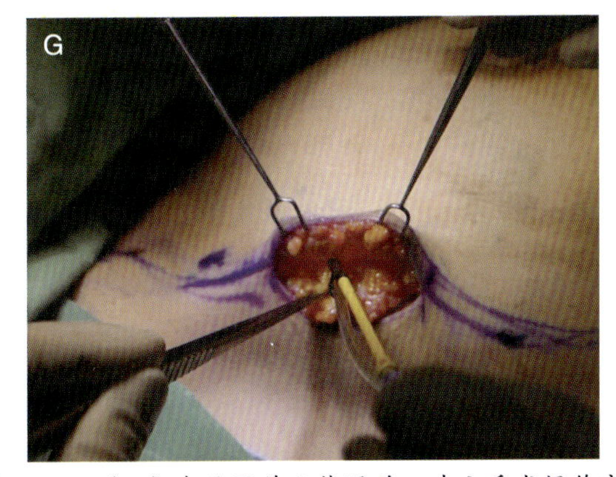

图 5.16 （G）在放置单孔装置前，建立手术操作空间

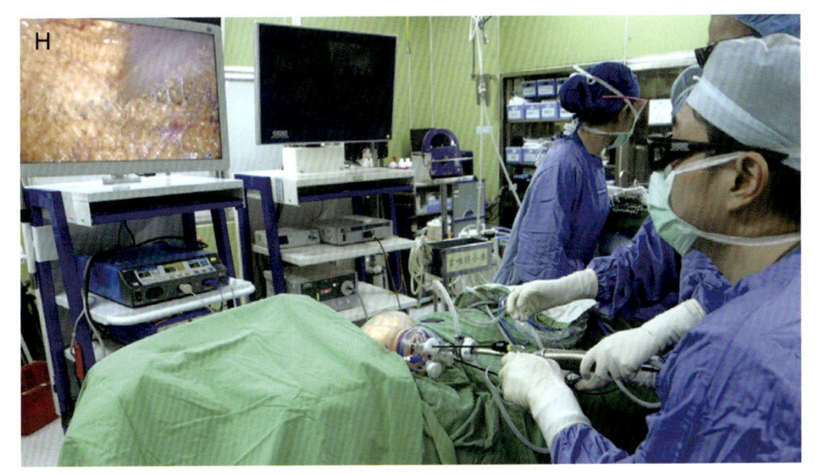

图 5.16 （H）单孔装置（Glove Port; Nelis Corporation，Gyeonggi-do，Korea）的放置以及医生、第一助手、患者与腔镜系统在术中的布局

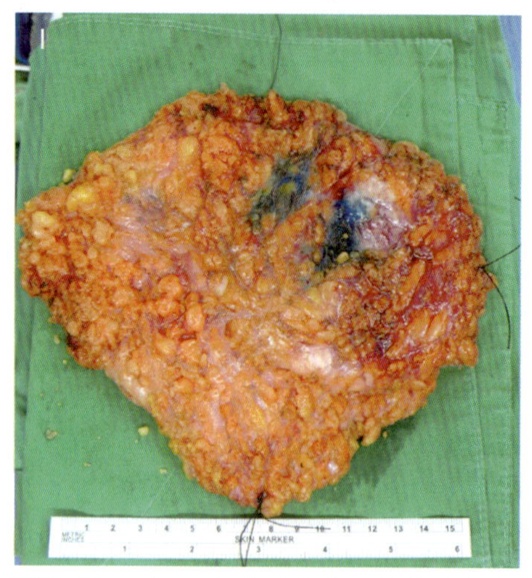

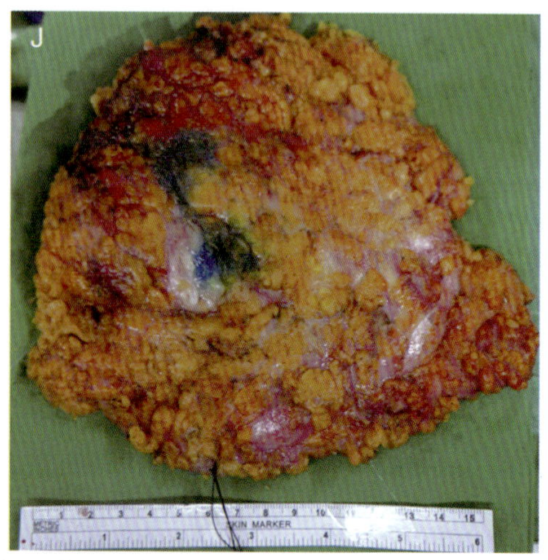

图 5.16　（I，J）完整取出双侧乳房切除标本，并用丝线定向标记

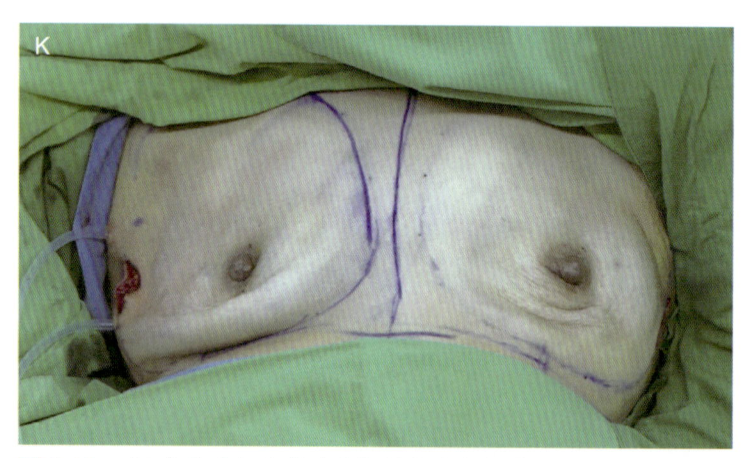

图 5.16　（K）乳房切除术后的即刻手术台视图

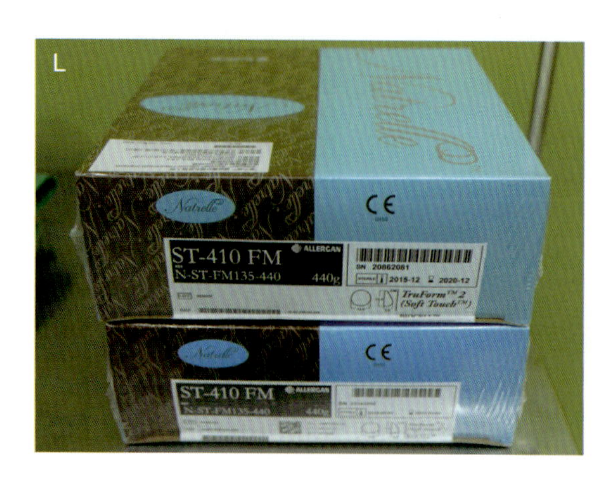

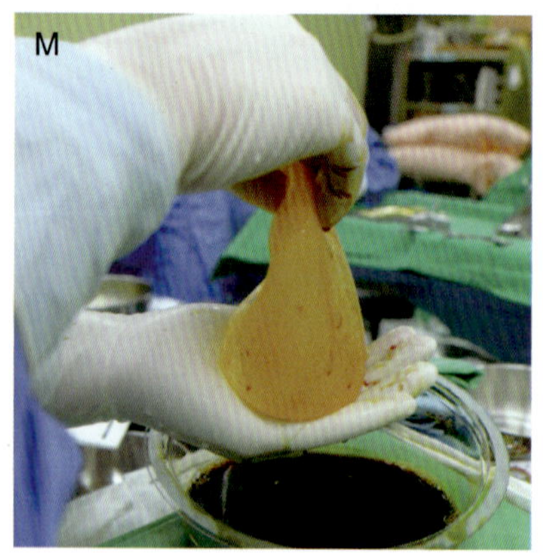

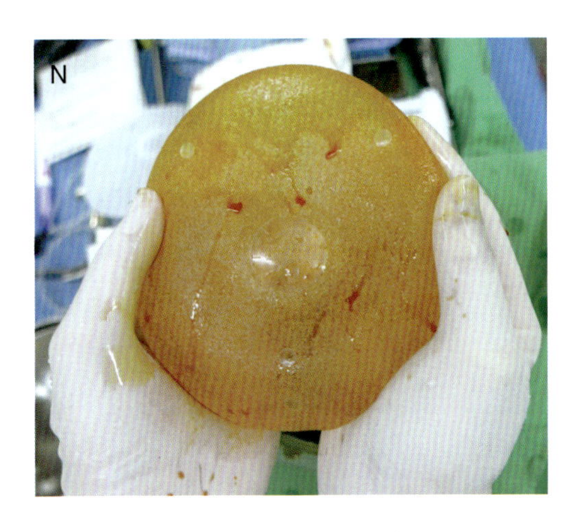

图 5.16 （L~N）选择体积和大小合适的解剖型假体进行即刻乳房重建

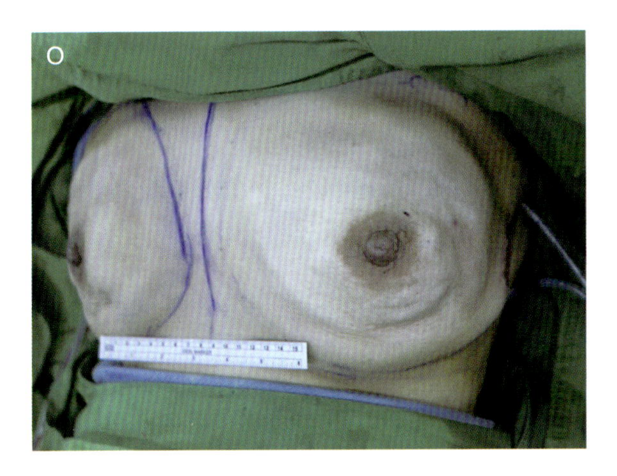

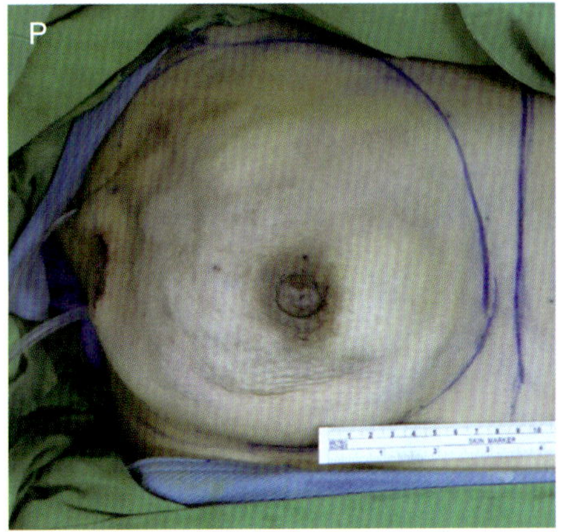

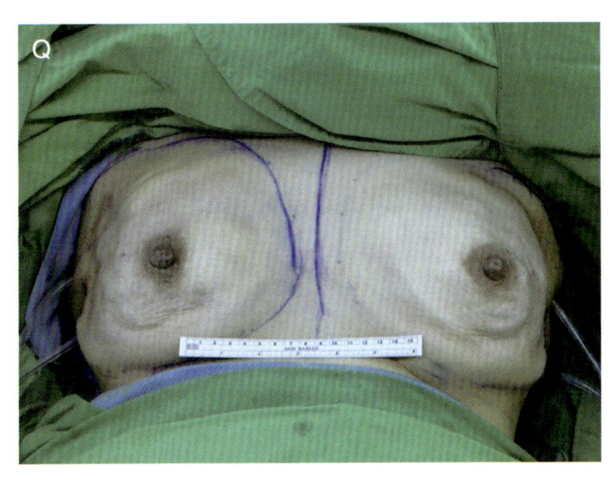

图 5.16 （O~Q）乳房假体重建后的即刻手术台视图

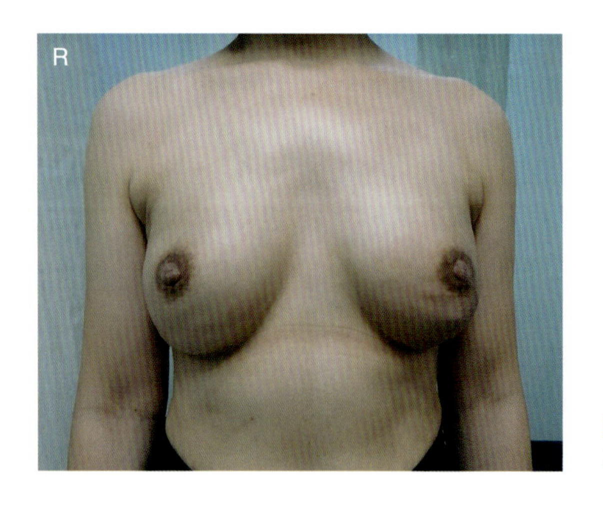

图 5.16 （R）患者术后 3 个月的正位图显示切口隐蔽良好，手术美容效果良好

讨　论

相关研究表明，传统腔镜下保留乳头乳晕的乳房切除术（endoscopic nipple-sparing mastectomy, E-NSM）中通常需做 2 个小切口，如病例 9 所示[1-2]。首先，在腋窝处做一个切口，用于腋窝分期手术，随后在腔镜引导下，使用牵开器将乳腺实质与胸肌筋膜剥离。完全剥离乳腺实质后部，然后在环乳晕处做一个小切口，用于切开乳腺实质和皮瓣的间隔，再经环乳晕切口或腋窝切口取出乳房切除标本。术后患者切口隐蔽，瘢痕愈合良好。然而，NAC 缺血或坏死是环乳晕切口常见的并发症之一，尤其是在进行乳房假体重建时，任何继发感染都可能导致假体取出。为了降低 NAC 缺血或坏死的风险，笔者在病例 8、病例 10 和病例 11 中应用了新术式，研究表明其具有良好的安全性和有效性[3]。笔者所在机构已证实经单腋窝切口的新术式可改善 NAC 缺血或坏死的情况。为避免手术切缘受癌累及或肿瘤切除不充分，对位于乳房外上象限且距皮肤较远的肿瘤，应首选经单腋窝切口行 E-NSM。然而体积较大且下垂的乳房不适合此术式，其更适合在乳房下皱襞中间做一单切口，将瘢痕更好地隐藏在乳房下皱襞中间。但对于中小型体积的乳房，下皱襞处的瘢痕比腋窝处的瘢痕更明显。因此，对于有乳房切除术指征、乳房（中小体积）轻度下垂的早期乳腺癌患者，笔者推荐采用经单腋窝切口行 E-NSM。3D 下 E-NSM 是安全可行的，其手术时间短，具有良好的手术美容效果，也是目前笔者所在单位的首选术式[4-5]。它还解决了传统 2D 下 E-NSM 的技术难点，并在手术成本方面优于机器人辅助下保留乳头乳晕的乳房切除术。

（李永平　译）

参考文献

[1] Fukuma E. Endoscopic breast surgery for breast cancer. Nihon Geka Gakkai zasshi, 2006, 107(2):64-68.

[2] Sakamoto N, Fukuma E, Higa K, et al. Early results of an endoscopic nipple-sparing mastectomy for breast cancer. Indian Journal of Surgical Oncology, 2010, 1(3):232-239. https://doi.org/10.1007/s13193-011-0057-7.

[3] Lai HW, Lin SL, Chen ST, et al. Single axillary-incision endoscopic-assisted hybrid technique for nipple-sparing mastectomy:technique, preliminary results, and patient-reported cosmetic outcome from preliminary 50 procedures. Annals of Surgical Oncology, 2018, 25(5):1340-1349. https://doi.org/10.1245/s10434-018-6383-z.

[4] Lai HW, Chen ST, Chen DR, et al. Current trends in and indications for endoscopy-assisted breast surgery for breast cancer: results from a six-year study conducted by the Taiwan endoscopic breast surgery cooperative group. PLoS One, 2016, 11(3):e0150310. https://doi.org/10.1371/journal.pone.0150310. https://www.ncbi.nlm.nih.gov/pubmed/ 26950469. eCollection 2016. PMID:26950469.

[5] Lai HW, et al. Single-port 3-dimensional videoscope-assisted endoscopic nipple-sparing mastectomy in the management of breast Cancer. Plastic and Reconstructive Surgery, 2019. https://doi.org/10.1097/GOX.0000000000002367. https://journals.lww.com/prsgo/toc/9000/00000.

CHAPTER

第6章 腔镜下乳房切除术联合即刻腹直肌肌皮瓣乳房重建术

技术描述

术前标记与定位

患者术前标记均采用站立位和仰卧位。全身麻醉诱导后，患者取仰卧位，并将患侧上肢外展 90°，以免影响手术操作。将腔镜视频监视器（Olympus Optical Co., Tokyo, Japan）置于患者头部两侧，以便医生和助手都能观察到监视器。所有手术均使用直径为 5 mm 的 30° 硬性腔镜。

腋窝分期手术

对于符合前哨淋巴结活检（SLNB）指征的患者，术前（手术当天或前 1 天）在肿瘤部位皮内注射少量（2~3 mCi）放射性同位素 ^{99m}Tc。

对患者进行全身麻醉诱导后，将 3 mL 1% 亚甲蓝溶液（Merck, Darmstadt, Germany）等量注射在肿瘤腋窝侧乳腺实质的 5 个部位，轻柔按摩肿瘤到腋窝的乳腺组织 5~10 min。在注射蓝色染料 20~30 min 后，使用手持式 γ 探针（Navigator; USSC, Norwalk, CT）识别“热点”并标记，在靠近最热“热点”位置的淋巴结处做一个约 3 cm 的腋窝斜切口，然后行 SLNB。按照指示进行快速冰冻切片检查，如果 SLNB 为阳性，则对腋窝淋巴结进行彻底清扫，直至Ⅱ区。

胸大肌筋膜上剥离乳腺实质

完成腋窝分期手术后，将乳腺实质剥离至胸大肌外侧缘，使得胸肌与乳腺实质的边界清晰可见。在腔镜引导下，使用牵开器（Johnson & Johnson KK 或 Karl Storz）和血管剥脱导管剥离乳腺实质后部与胸肌筋膜，并使用双极剪刀（PowerStar, Johnson & Johnson KK）或超声刀对穿支血管进行凝断，以确保充分止血，从而获得更清晰的手术视野。同时，在腔镜引导下使用牵开器牵拉周围组织，以形成足够的手术操作空间，并使用吸引器进行烟雾抽吸和疏散。

Minimally Invasive (Endoscopic & Robotic) Breast Surgery. https://doi.org/10.1016/B978-0-323-73405-9.00006-6

隧道的建立与皮瓣的游离

完成腋窝分期手术后，如前所述，根据肿瘤位置和医生习惯做一个半圆形环乳晕切口或单腋窝切口。在全乳皮下注射含 0.05% 利多卡因和 1：1 000 000 肾上腺素的生理盐水，以减少出血量。在腔镜引导下，使用无损伤可视 Trocar（Johnson & Johnson, Tokyo, Japan）并采用隧道法制作 3~5 mm 厚的皮瓣，然后使用腔镜剪、双极剪或超声刀剥离皮瓣与乳腺实质的间隔。

乳房切除术

充分游离皮瓣后，在保留乳头乳晕的乳房切除术中进行乳晕下组织快速冰冻切片检查。如果发现癌细胞已侵袭乳晕下组织，则切除整个 NAC，后转行保留皮肤的乳房切除术。待充分游离皮瓣后，将乳腺实质与胸大肌筋膜分离，再经腋窝切口或环乳晕切口切除全乳腺标本。

即刻带蒂横行腹直肌肌皮瓣乳房重建术

笔者设计的横行腹直肌（transversus rectus abdominis myocutaneous，TRAM）肌皮瓣可以延伸至患者脐部以上，包括更多的血管穿支，从而增强皮瓣的血供。从皮瓣上方切口沿皮下组织向下游离皮瓣，直至触及筋膜。将皮瓣上方与腹直肌筋膜分离后，为确保皮瓣下方切口可无张力闭合，患者需屈曲。从外侧向内侧继续游离皮瓣，显露外侧腹直肌血管穿支，直至前腹直肌鞘，识别并保留腹直肌鞘的内侧、外侧缘，皮瓣在腹直肌的肋缘处被切断，此为 TRAM 皮瓣的上部。在腹壁下血管起始处常规分离并结扎，然后在这个水平切断腹直肌，将腹直肌肌皮瓣从腹直肌后鞘上剥离至肋缘。将皮瓣完全提起并游离，除血管蒂与腹壁上血管连接在一起，部分去上皮以评估其血流量和活力，必要时切除多余的皮瓣组织。接着，从腹部至剑突创建一个 4~5 cm 宽的皮下隧道连接乳房切除部位，以便进行后续重建。根据需要保留的皮肤量，必要时进一步对皮瓣进行去上皮化。在 NSM 中可将整个皮瓣去上皮，最后放置 4 根引流管（供区 2 根，乳房切除区 2 根）。

病例 17　腔镜下保留乳头乳晕的乳房切除术联合即刻带蒂横行腹直肌肌皮瓣乳房重建术（图 6.17）

患者资料

患者女性，35 岁，左侧乳房有 2 个可触及的硬肿块。乳腺钼靶联合超声检查提示 2 个肿块均为可疑病灶，粗针穿刺组织活检提示激素敏感型浸润性导管癌，影像学检查未见癌转移。

由于该患者已确诊为多灶性肿瘤，不适合保留乳房，因此她选择了保留乳头乳晕的乳房切除术联合即刻乳房重建术。笔者团队建议使用自体游离皮瓣进行乳房重建术，但患者希望用带蒂皮瓣。

手术与病理报告

患者行腔镜下保留乳头乳晕的左侧乳房切除术联合前哨淋巴结活检术及即刻带蒂 TRAM 皮瓣乳房重建术。手术病理报告显示肿瘤分期为 $T_2N_0M_0$，ⅡA期，随后患者接受了辅助化疗和 5 年的内分泌治疗。

术后结果

患者术后 2 d 顺利出院，术后约 2 周出现环乳晕伤口裂开和继发感染。

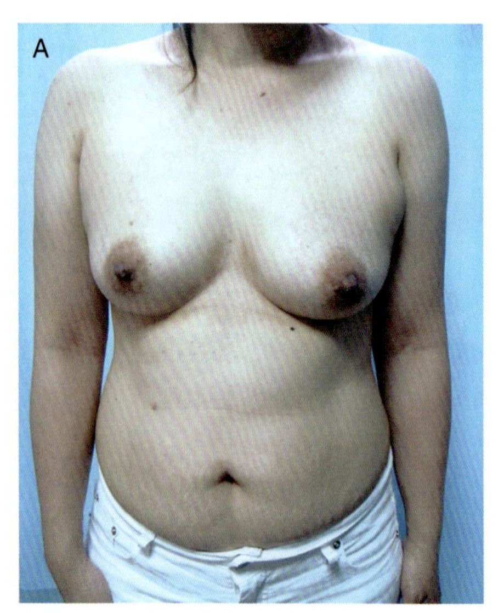

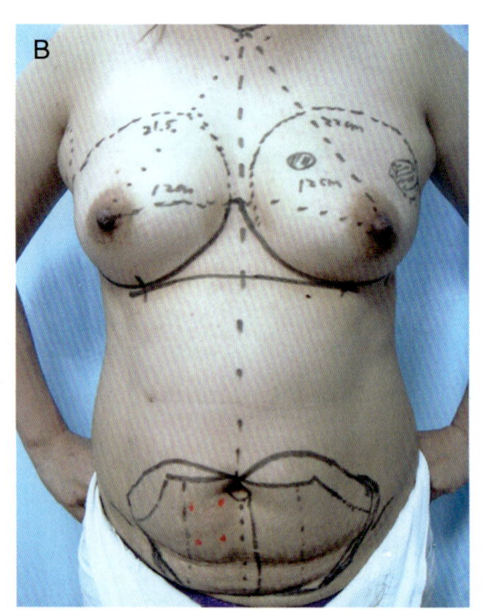

图 6.17 （A，B）术前正位图，显示术前标记和肿瘤位置

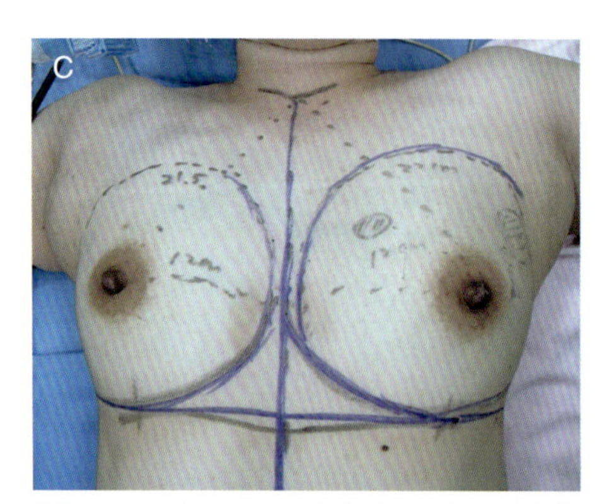

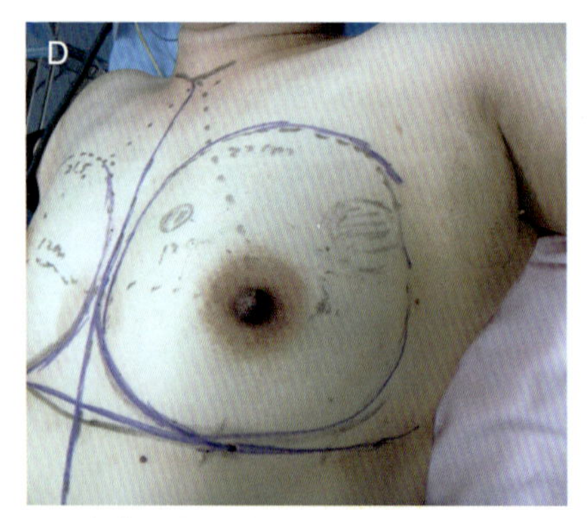

图 6.17 （C，D）手术台视图显示肿瘤位置和腋窝预切口标记

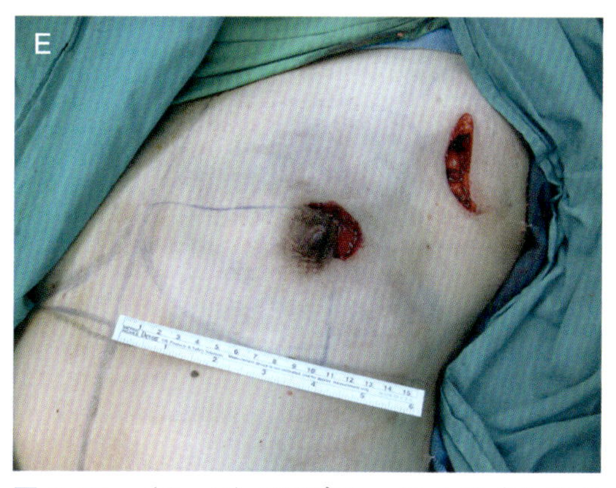

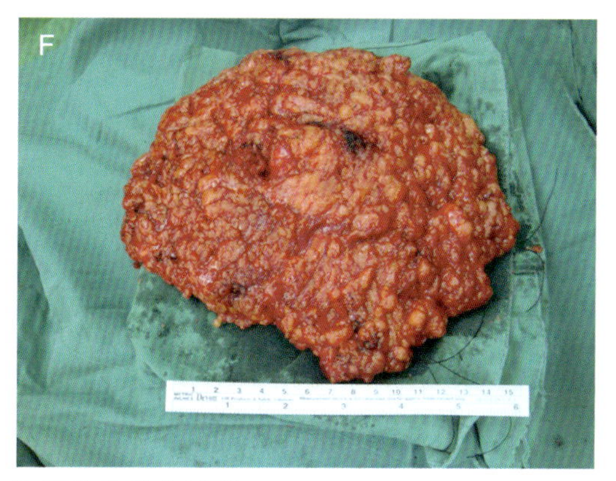

图 6.17 （E，F）经腋窝切口取出乳房切除标本的即刻手术台视图

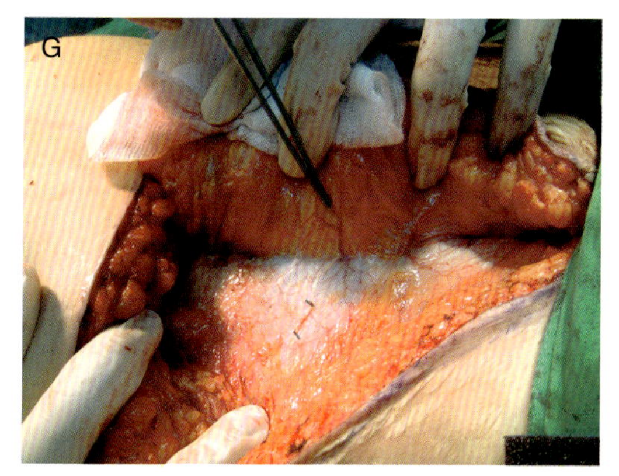

图 6.17 （G）起源于腹直肌的穿支血管

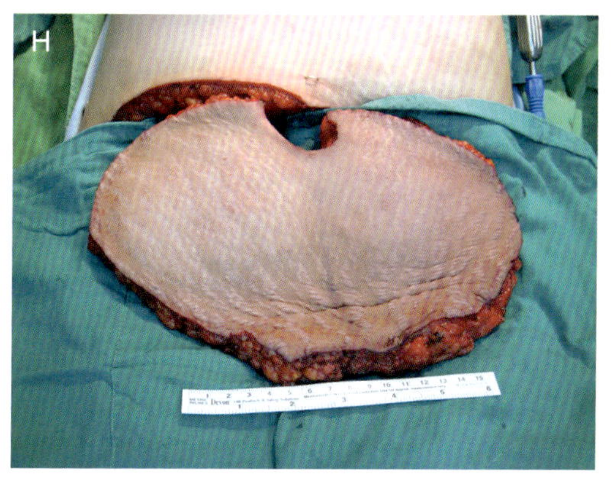

图 6.17 （H）TRAM 皮瓣被完全提起

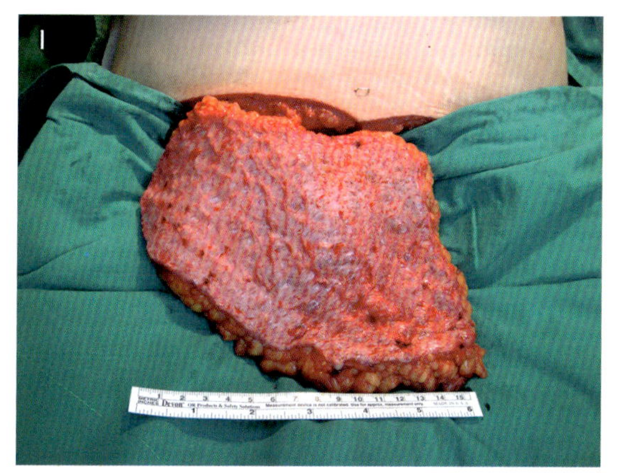

图 6.17 （I）乳房重建前切除完全去上皮化的第4区和部分第3区肌皮瓣

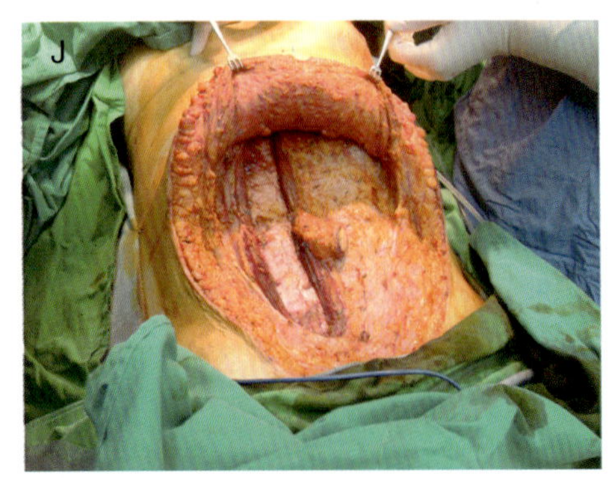

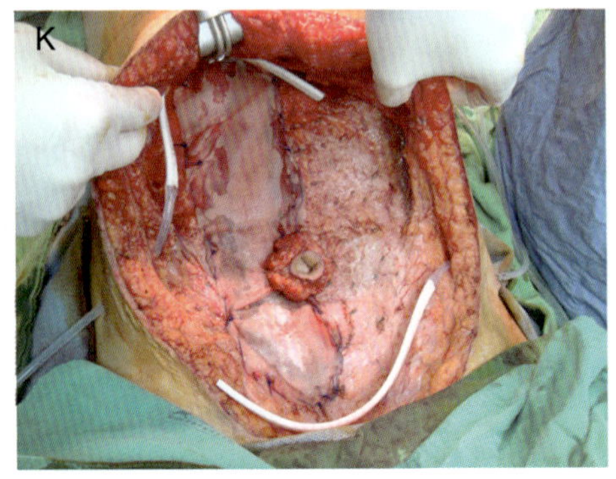

图6.17 （J，K）充分游离对侧带血管蒂TRAM皮瓣，并通过隧道进入左侧乳房切除腔内。术后采用补片修复缺损，并在供区放置两根引流管

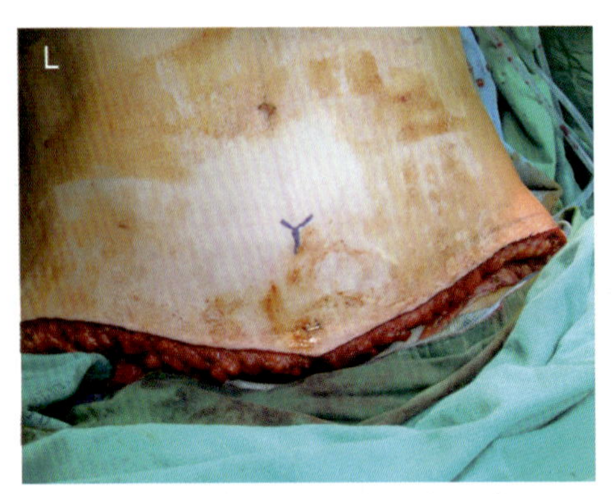

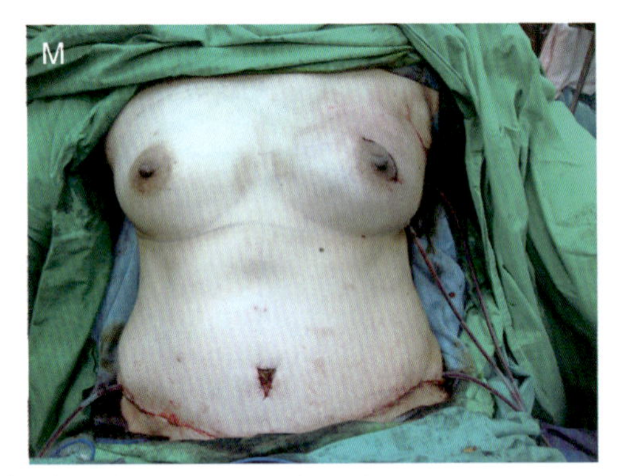

图6.17 新肚脐位置（L）和术后最终视图（M）

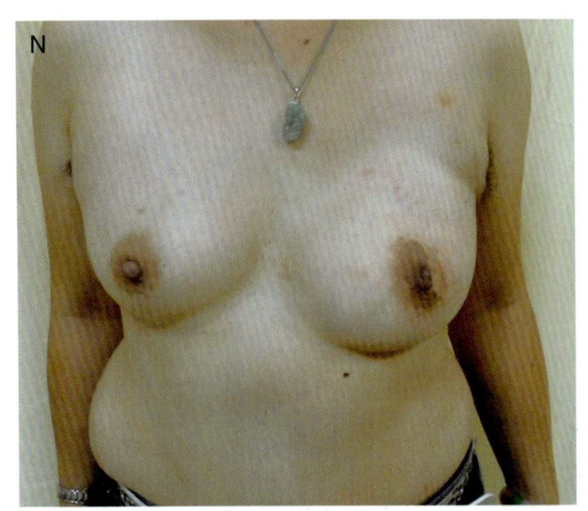

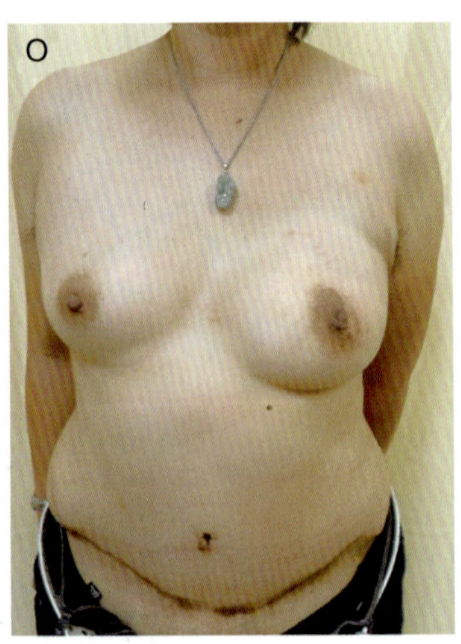

图6.17 （N，O）患者术后4年复查时，因部分NAC缺血或坏死，左侧乳头乳晕周围可见色素减退瘢痕

讨 论

腔镜下乳房全切术后的乳房重建通常采用组织扩张器或凝胶假体。腔镜下保留乳头乳晕或皮肤的乳房切除术联合即刻带蒂 TRAM 皮瓣乳房重建术在治疗早期乳腺癌方面是安全、可行的，手术美容效果良好。然而，带蒂 TRAM 皮瓣乳房重建术对医生的要求较高，可能增加患者下腹部瘢痕，延长手术时间[1]。在拟行 TRAM 皮瓣乳房重建术时，应告知患者供区可能发生的并发症和潜在的皮瓣坏死风险。笔者认为该手术对大体积乳房或乳房下垂的患者有益，然而当这些患者行胸肌下组织扩张器或乳房假体重建术时，其美容结果并不理想[2]。腹部皮肤松弛的肥胖患者也可从腹部成形术中获益。一些患者术后需进行放疗，放疗后可能存在包膜挛缩的风险，然而自体 TRAM 皮瓣对放疗后引起乳腺体积缺损的影响较小，具有良好的临床疗效[3]。

（李永平 译）

参考文献

[1] Andrades P, Fix RJ, Danilla S, et al. Ischemic complications in pedicle, free, and muscle sparing transverse rectus abdominis myocutaneous flaps for breast reconstruction. Annals of Plastic Surgery, 2008. https://doi.org/10.1097/SAP.0b013e31816fc372.

[2] Lai HW, Wu HS, Chuang KL, et al. Endoscopy-assisted total mastectomy followed by immediate pedicled transverse rectus abdominis musculocutaneous (TRAM) flap reconstruction: preliminary results of 48 patients. Surgical Innovation, 2015. https://doi.org/10.1177/1553350614546003.

[3] Carlson GW, Page AL, Peters K, et al. Effects of radiation therapy on pedicled transverse rectus abdominis myocutaneous flap breast reconstruction. Annals of Plastic Surgery, 2008. https://doi.org/10.1097/SAP.0b013e31815b6ced.

CHAPTER

第 7 章 腔镜下乳房切除术联合即刻背阔肌肌皮瓣乳房重建术

技术描述

术前标记与定位

患者术前标记均采用站立位和仰卧位。全身麻醉诱导后，患者取仰卧位，并将患侧上肢外展 90°，以免影响手术操作。将腔镜视频监视器（Olympus Optical Co., Tokyo, Japan）置于患者头部两侧，以便医生和助手都能观察到监视器。所有手术均使用直径为 5 mm 的 30° 硬性腔镜。

腋窝分期手术

对于符合前哨淋巴结活检（SLNB）指征的患者，术前（手术当天或前 1 天）在肿瘤部位皮内注射少量（2~3 mCi）放射性同位素 ^{99m}Tc。

对患者进行全身麻醉诱导后，将 3 mL 1% 亚甲蓝溶液（Merck, Darmstadt, Germany）等量注射在肿瘤腋窝侧乳腺实质的 5 个部位，轻柔按摩肿瘤到腋窝的乳腺组织 5~10 min。在注射蓝色染料 20~30 min 后，使用手持式 γ 探针（Navigator; USSC, Norwalk, CT）识别“热点”并标记，在靠近最热“热点”位置的淋巴结处做一个约 3 cm 的腋窝斜切口，然后行 SLNB。按照指示进行快速冰冻切片检查，如果 SLNB 为阳性，则对腋窝淋巴结进行彻底清扫，直至Ⅱ区。

胸大肌筋膜上剥离乳腺实质

完成腋窝分期手术后，将乳腺实质剥离至胸大肌外侧缘，使得胸肌与乳腺实质的边界清晰可见。在腔镜引导下，使用牵开器（Johnson & Johnson KK 或 Karl Storz）和血管剥脱导管剥离乳腺实质后部与胸肌筋膜，并使用双极剪刀（PowerStar, Johnson & Johnson KK）或超声刀对穿支血管进行凝断，以确保充分止血，从而获得更清晰的手术视野。同时，在腔镜引导下使用牵开器牵拉周围组织，以形成足够的手术操作空间，并使用吸引器进行烟雾抽吸和疏散。

Minimally Invasive (Endoscopic & Robotic) Breast Surgery. https://doi.org/10.1016/B978-0-323-73405-9.00007-8

隧道的建立与皮瓣的游离

完成腋窝分期手术后，如前所述，根据肿瘤位置和医生习惯做一个半圆形环乳晕切口或单腋窝切口。在全乳皮下注射含 0.05% 利多卡因和 1∶1 000 000 肾上腺素的生理盐水，以减少出血量。在腔镜引导下，使用无损伤可视 Trocar（Johnson & Johnson, Tokyo, Japan）并采用隧道法制作 3~5 mm 厚的皮瓣，然后使用腔镜剪、双极剪或超声刀剥离皮瓣与乳腺实质的间隔。

乳房切除术

充分游离皮瓣后，在保留乳头乳晕的乳房切除术中进行乳晕下组织快速冰冻切片检查。如果发现癌细胞已侵袭乳晕下组织，则切除整个 NAC，后转行保留皮肤的乳房切除术。待充分游离皮瓣后，将乳腺实质与胸大肌筋膜分离，再经腋窝切口或环乳晕切口切除全乳腺标本。

即刻带蒂背阔肌肌皮瓣乳房重建术

取出标本并充分止血后，用大量生理盐水冲洗皮瓣和胸大肌之间的创腔。随后找到胸背血管蒂，并用血管环标记，以防止其在背阔肌肌皮瓣游离过程中损伤。将患者体位转为侧卧位，在腔镜引导下，使用牵开器（Johnson & Johnson KK 或 Karl Storz）和超声刀沿背阔肌深面游离，并仔细解剖、凝断血管。待背阔肌深面边缘游离完成后，进一步游离背阔肌浅面，在肩胛肌深面后缘将背阔肌离断，并与肩胛骨分离。随后经腋窝切口游离胸背血管蒂，形成带蒂背阔肌肌皮瓣。将患者重新转回仰卧位，对乳房缺损部位进行重建。在便携式带光源牵开器的辅助下，将背阔肌肌皮瓣固定在乳房缺损的象限上，以确保其完全覆盖乳房缺损。术中需确保血管蒂的轴线正确，以免发生扭转而影响皮瓣的血供。最后在背部供区部位和乳房创腔放置引流管。

病例 18 腔镜下保留乳头乳晕的乳房切除术联合即刻背阔肌肌皮瓣乳房重建术（图 7.18）

患者资料

患者女性，48 岁，影像学检查发现左侧乳房的肿块呈可疑病灶，术前粗针穿刺组织活检提示激素敏感型浸润性导管癌，患者辅助检查提示无远处癌转移。由于就诊时发现患者肿瘤最大直径为 6 cm，建议患者进行新辅助化疗，完成全部化疗后，其病理疗效评估为部分缓解。患者选择行保留乳头乳晕的乳房切除术，并进行了背阔肌肌皮瓣乳房重建术。

手术与病理报告

患者行腔镜下保留乳头乳晕的乳房切除术联合前哨淋巴结活检术及即刻背阔肌肌皮瓣乳房重建术。前哨淋巴结活检结果为阴性，病理报告显示肿瘤分期为 $ypT_2N_0M_0$，术后患者接受了辅助内分泌治疗，至今未复发。

术后结果

患者术后 4 d 顺利出院，术后恢复情况良好。门诊复查报告显示患者对手术美容效果满意。

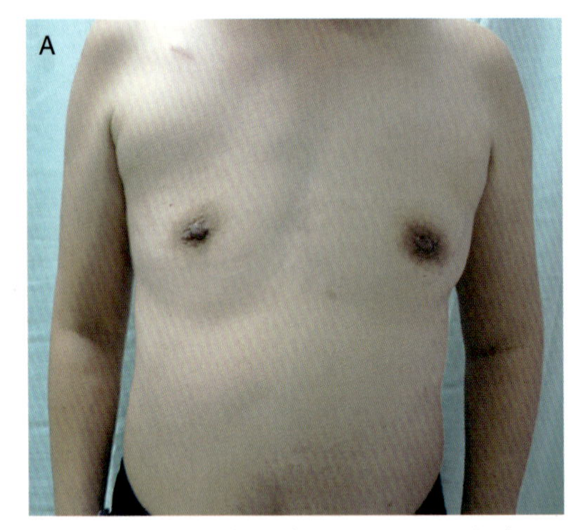

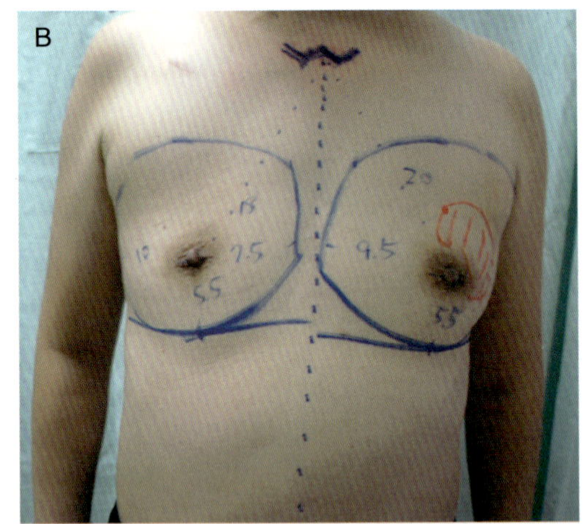

图 7.18　（A，B）术前正位图，显示术前标记和肿瘤位置

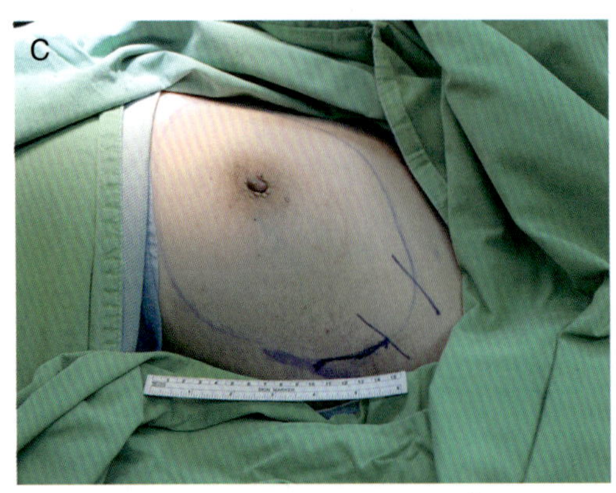

图 7.18　（C）手术台视图显示腋窝预切口的位置

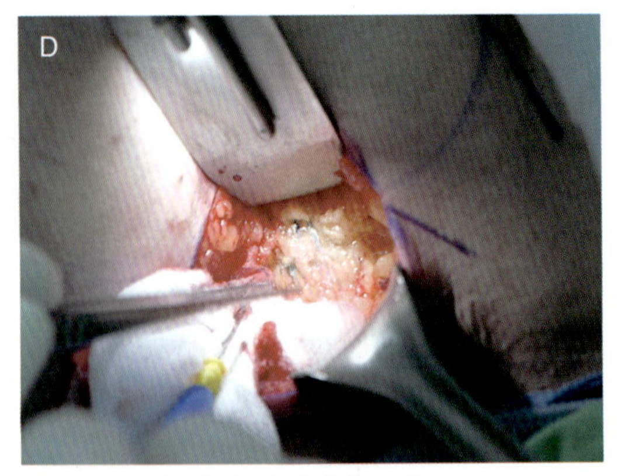

图 7.18　（D）发现前哨淋巴结

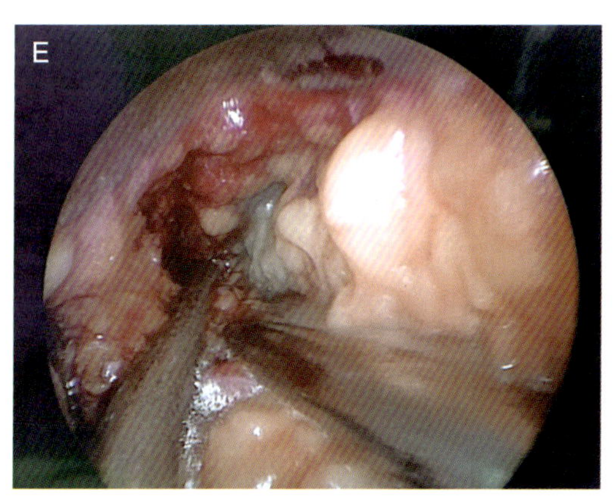

图 7.18 （E）腔镜下显示皮肤与乳腺实质的间隔

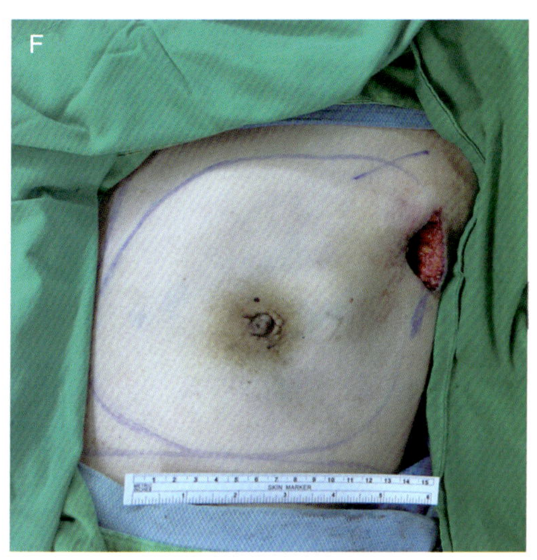

图 7.18 （F）即刻手术台视图显示经腋窝切口取出乳房切除标本

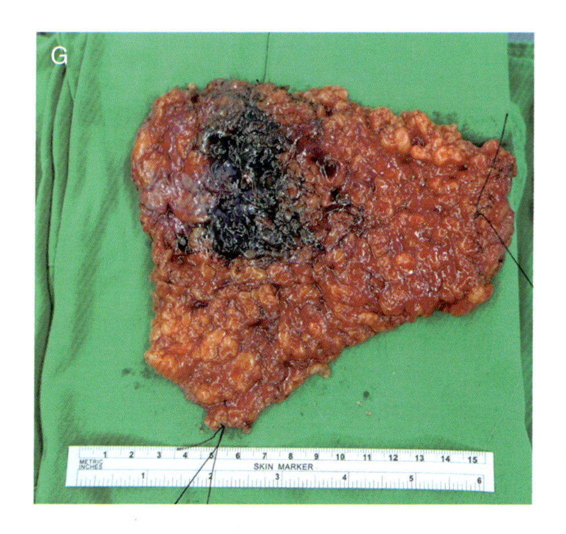

图 7.18 （G）完整取出乳房切除标本，并定向放置

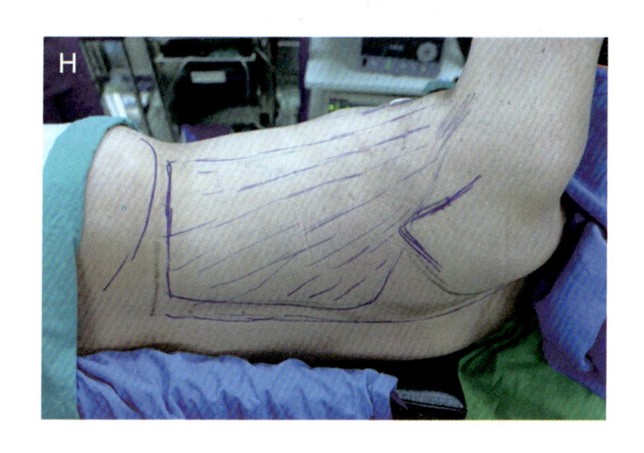

图 7.18 （H）背阔肌肌皮瓣的体表标记和游离范围

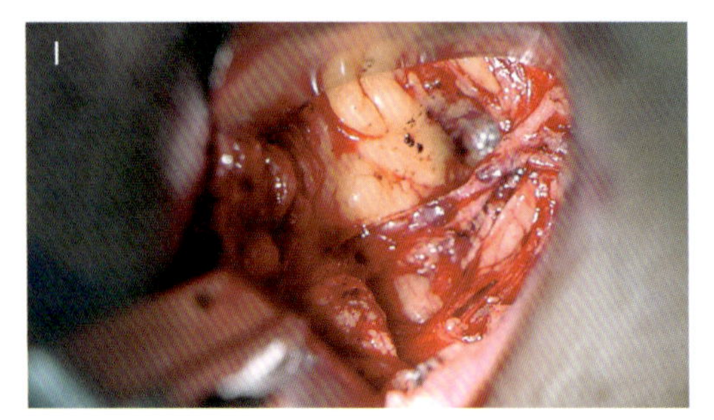

图 7.18 （I）清晰识别胸背神经血管束，并在获取皮瓣前用血管环将其悬吊

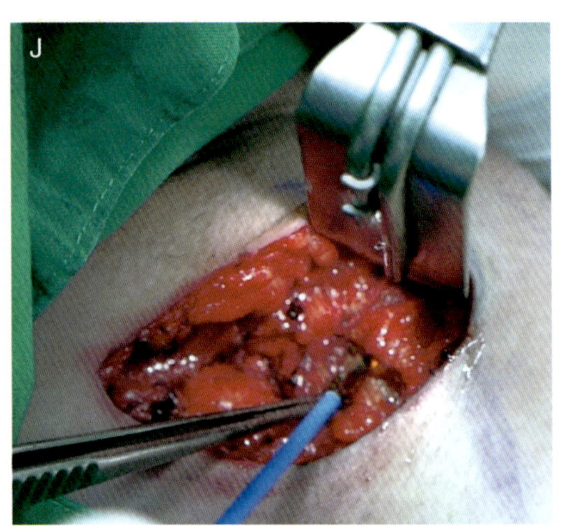

图 7.18 （J）经腋窝切口沿背阔肌边缘游离，并获取背阔肌肌皮瓣

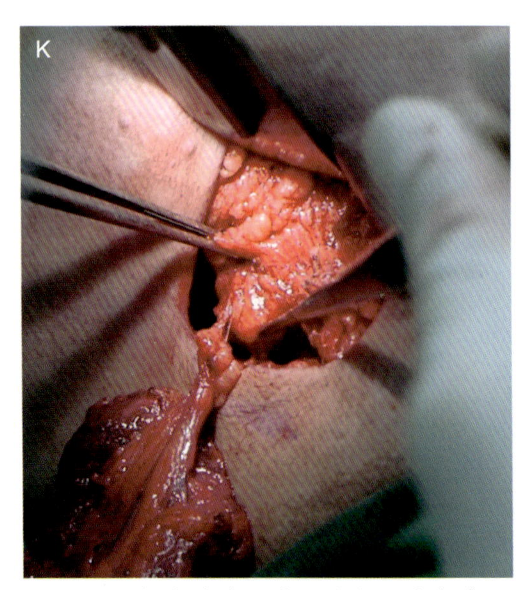

图 7.18 （K）术中注意不要损伤胸背神经血管束

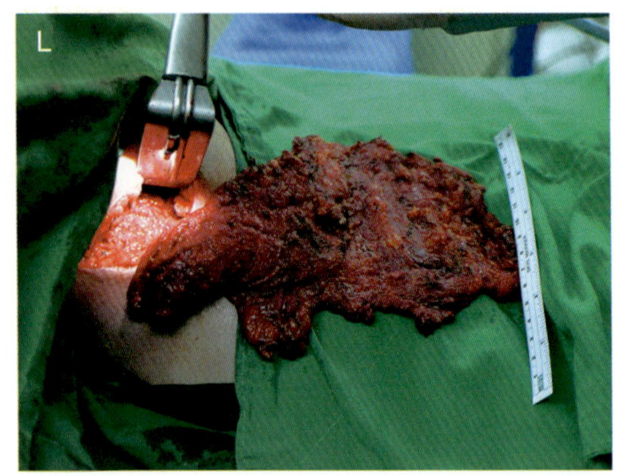

图 7.18 （L）将左侧带蒂背阔肌肌皮瓣完整游离并拖出

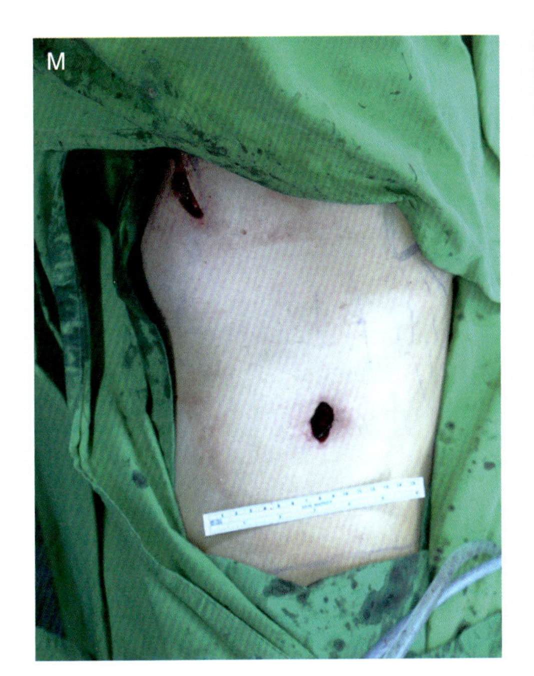

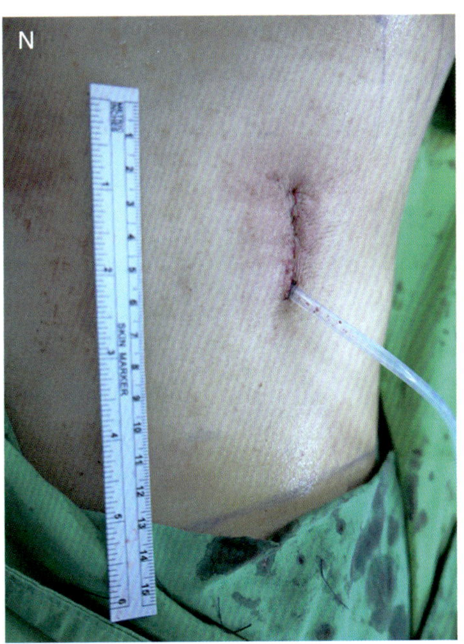

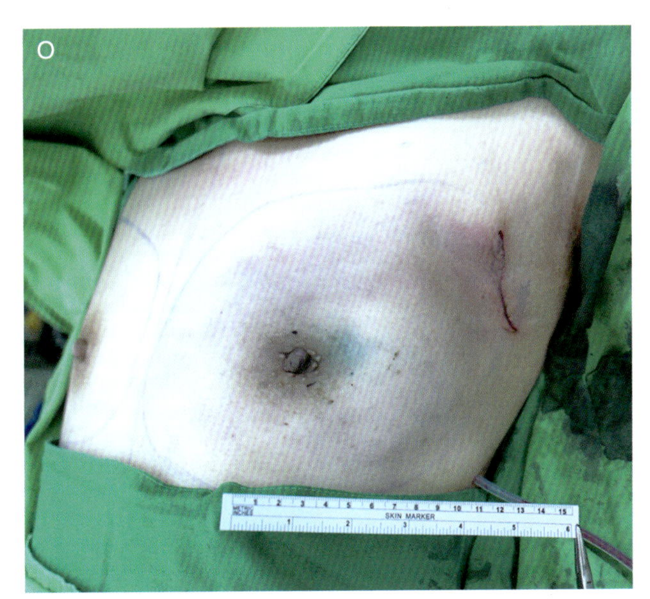

图 7.18 （M~O）术后即刻视图显示腋窝小切口

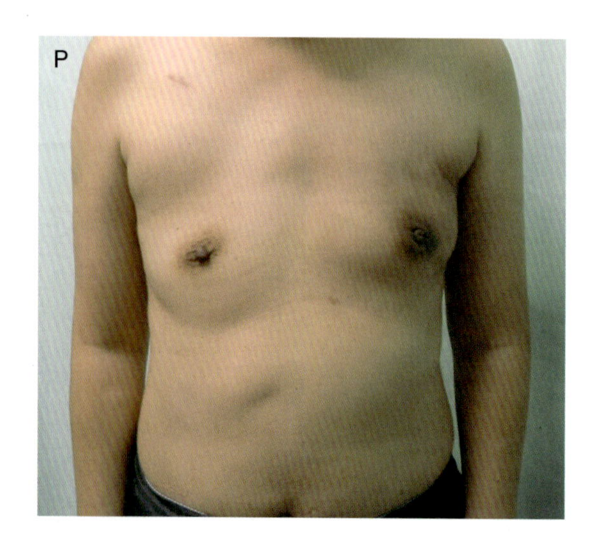

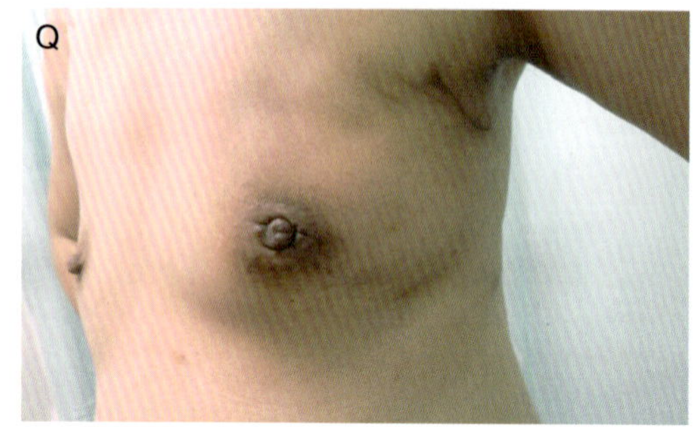

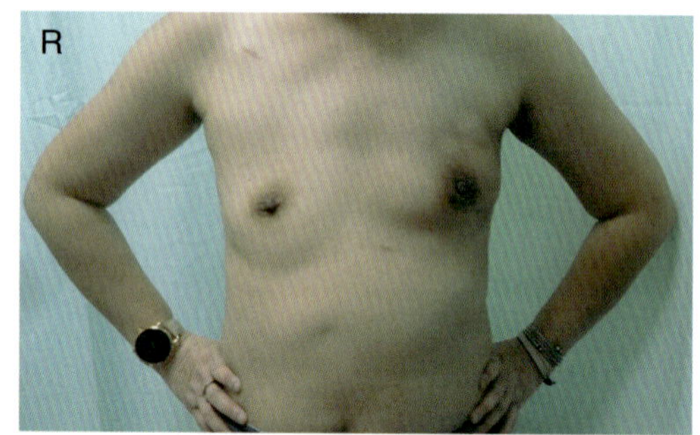

图 7.18 （P~R）术后 1 年复查显示手术切口愈合良好，瘢痕隐蔽

讨 论

背阔肌肌皮瓣又称为“主力皮瓣”，已广泛应用于乳房象限切除术和乳房切除术等各种导致乳腺缺损的相关乳腺癌手术中。相关研究表明，背阔肌肌皮瓣既可用于即刻乳房重建，也可用于延迟乳房重建，既可单独使用，也可与组织扩张器一起用于二期重建，临床疗效满意[1]。与传统的背阔肌肌皮瓣获取方式相比，在腔镜引导下，采用“无皮肤”或“无瘢痕”的方法获取背阔肌肌皮瓣是一种新技术[2]，腔镜下保留乳头乳晕或皮肤的乳房切除术联合即刻带蒂背阔肌肌皮瓣乳房重建术的腋窝切口小且隐蔽，具有良好的手术美容效果，且降低了与供区伤口相关的潜在并发症的发生。由于术中没有切取背阔肌表面的皮肤，所以应尽可能切取较多皮瓣，且无须担心伤口愈合问题。但这种手术潜在的缺陷在于学习曲线较长[3]。在患者选择

方面，笔者认为背阔肌肌皮瓣乳房重建术最适合中小体积乳房的早期女性乳腺癌患者，这类患者既符合手术指征，同时也愿意进行自体组织乳房重建。

（袁浩　译，李永平　审校）

参考文献

[1] Iglesias M, Gonzalez-Chapa DR. Endoscopic latissimus dorsi muscle flap for breast reconstruction after skin-sparing total mastectomy: report of 14 cases. Aesthetic Plastic Surgery, 2013. https://doi.org/10.1007/s00266-013-0131-3.

[2] Sood R, Easow JM, Konopka G, et al. Latissimus dorsi flap in breast reconstruction: recent innovations in the workhorse flap. Cancer Control, 2018. https://doi.org/ 10.1177/1073274817744638.

[3] Missana MC, Pomel C. Endoscopic latissimus dorsi flap harvesting. The American Journal of Surgery, 2007. https://doi.org/10.1016/j.amjsurg.2006.10.029.

PART

第2部分

机器人辅助乳腺手术

SECTION

第1篇

无重建的机器人辅助乳房手术

CHAPTER

第 8 章 机器人辅助下乳房切除术

技术描述

术前标记与定位

患者术前标记均采用站立位和仰卧位。全身麻醉诱导后，患者取仰卧位，并将患侧手臂外展 90°，以免影响手术操作。

腋窝分期手术

对于符合前哨淋巴结活检（SLNB）指征的患者，术前（手术当天或前 1 天）在肿瘤部位皮内注射少量（2~3 mCi）放射性同位素 ^{99m}Tc。

对患者进行全身麻醉诱导后，将 3 mL 1% 亚甲蓝溶液（Merck, Darmstadt, Germany）等量注射在肿瘤腋窝侧乳腺实质的 5 个部位，轻柔按摩肿瘤到腋窝的乳腺组织 5~10 min。在注射蓝色染料 20~30 min 后，使用手持式 γ 探针（Navigator; USSC, Norwalk, CT）识别"热点"并标记，在靠近最热"热点"位置的淋巴结处做一个 3~5 cm 的腋窝斜切口，然后行 SLNB。按照指示进行快速冰冻切片检查，如果 SLNB 为阳性，则对腋窝淋巴结进行彻底清扫，直至Ⅱ区。

机器人手术系统的连接与乳房切除

为放置单孔装置（Glove Port; Nelis Corporation, Gyeonggi-do, Korea），腔镜下使用电刀切取 3~4 cm 厚的皮瓣，然后采用腔镜下乳房切除术中使用的隧道技术对皮瓣进行游离，并在皮瓣和乳腺实质间形成间隔。待充分游离皮瓣后，经腋窝切口置入单孔装置，并充入 CO_2，使气压保持在 8 mmHg，充分建立手术操作空间。为防止手术床与机器人手术系统在对接时发生碰撞，患侧肩需抬高至 30°，并将床旁系统（da Vinci; Intuitive Surgical, Sunnyvale, CA, USA）放置在健侧。在机械臂与单孔装置连接前，将 2 个机械臂延伸至患者上方且尽量靠近单孔装置处，然后将手术转至达芬奇 Si 或 Xi 手术系统（Intuitive Surgical, Sunnyvale, CA,USA）上进行，由主刀

Minimally Invasive (Endoscopic & Robotic) Breast Surgery. https://doi.org/10.1016/B978-0-323-73405-9.00008-X

医生操作控制台。笔者在单孔装置上方置入一个直径为 12 mm 的 30° 镜头（Intuitive Surgical, Denzlingen, Germany），为避免术中与其他器械发生碰撞，使用 8 mm 的单极电剪刀（Intuitive Surgical, Sunnyvale, CA, USA）和 8 mm 的大抓钳（Intuitive Surgical, Sunnyvale, CA, USA）对组织进行游离和牵拉，以充分暴露手术操作空间。此外，术中单极电剪刀和大抓钳的位置可以根据具体情况进行调整。使用单极电剪刀切开通过隧道技术形成的皮瓣与乳腺实质间隔，从皮瓣上表面开始游离，待充分游离后，如果拟行 NSM，则取乳晕后方组织行快速冰冻切片检查。如果发现癌细胞侵袭，则切除整个 NAC，后转行保留皮肤的乳房切除术。在完成皮瓣上表面的游离后，对乳腺实质周围部分进行游离，清晰识别并凝断腺体后方的穿支血管，再将乳腺实质后部与胸大肌筋膜剥离，后经腋窝切口取出全乳腺标本。

病例 19　机器人辅助下保留乳头乳晕的乳房切除术：单切口（图 8.19）

患者资料

患者女性，40 岁，诊断为右侧乳腺浸润性导管癌，ⅡA期，激素受体呈阳性。术前粗针穿刺组织活检报告提示乳腺浸润性导管癌伴导管原位癌，辅助检查提示无远处癌转移。患者选择了无重建的乳房切除术，同时行对侧预防性乳房切除术。

手术与病理报告

患者行机器人辅助下保留乳头乳晕的乳房切除术（robotic nipple-sparing mastectomy, R-NSM）联合右侧腋窝前哨淋巴结活检术。前哨淋巴结组织的快速冰冻切片检查和右侧乳头下组织的病理活检结果均为阴性，未发现癌转移。最终组织病理学检查结果提示肿瘤分期为ⅡA期，$T_2N_0M_0$，随后患者接受了辅助化疗和 5 年的内分泌治疗。

术后结果

患者术后 2 d 出院，无即刻并发症发生，对术后美容效果满意。

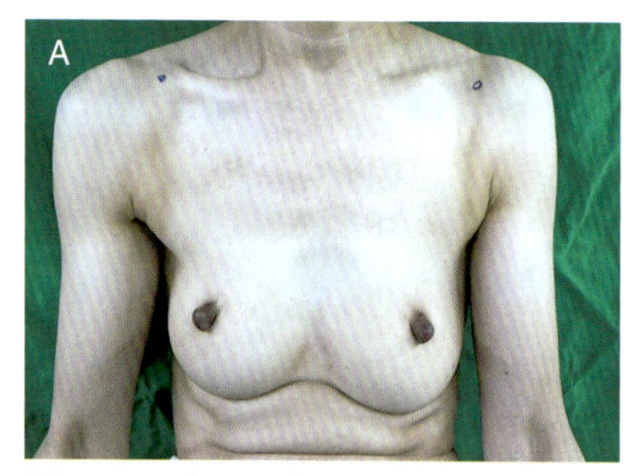
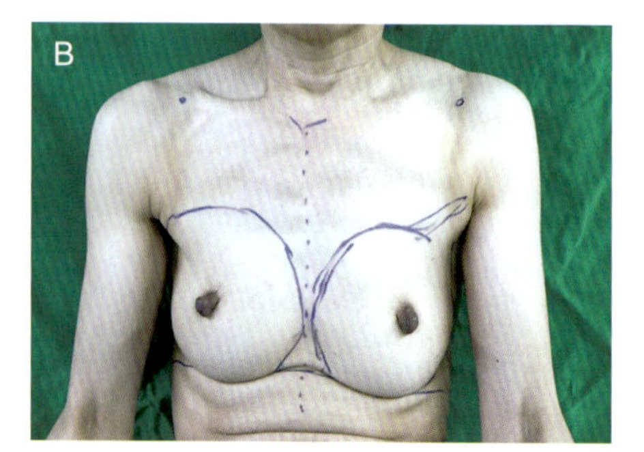

图 8.19 （A，B）术前正位图，显示术前标记

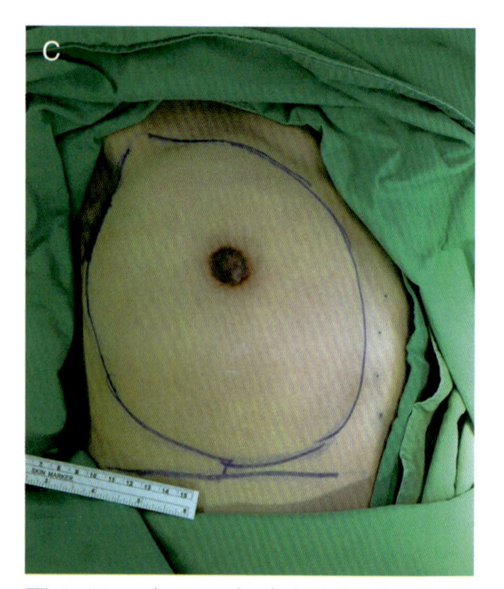
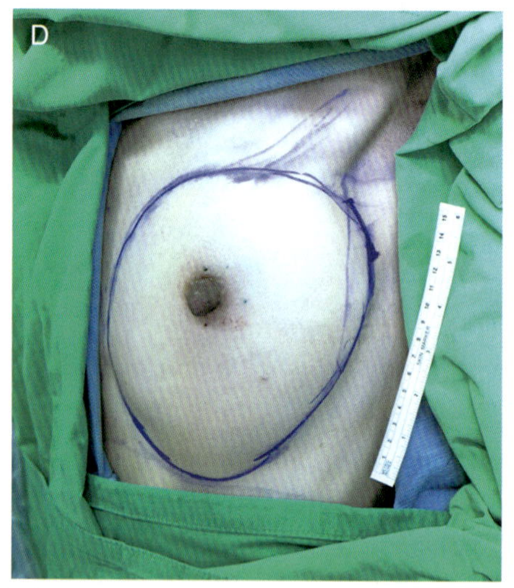

图 8.19 （C，D）手术台视图显示拟游离皮瓣的范围和腋窝切口的位置

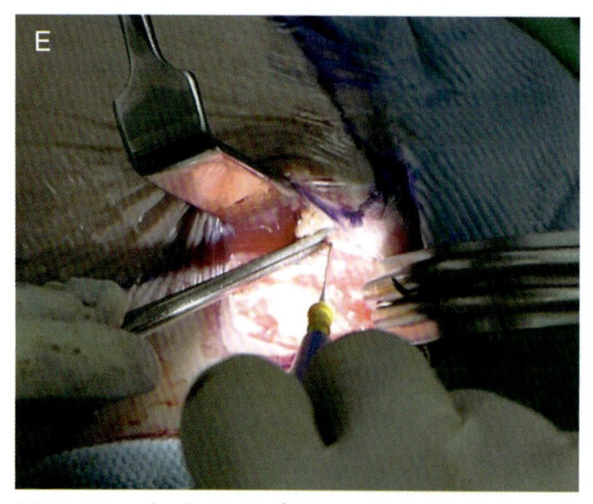

图 8.19 （E）经腋窝切口进行前哨淋巴结活检

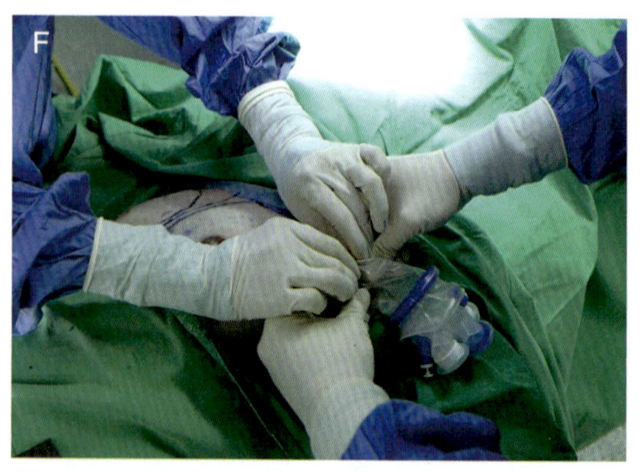

图 8.19 （F）经单腋窝切口行机器人辅助下乳房切除术的单孔装置（Glove Port; Nelis Corporation, Gyeonggi-do, Korea）

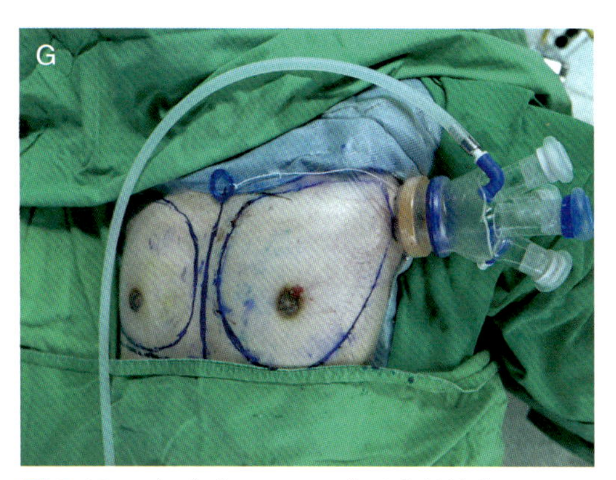

图 8.19 （G）充入 CO_2，使压力保持在 8 mmHg 的单孔充气系统装置

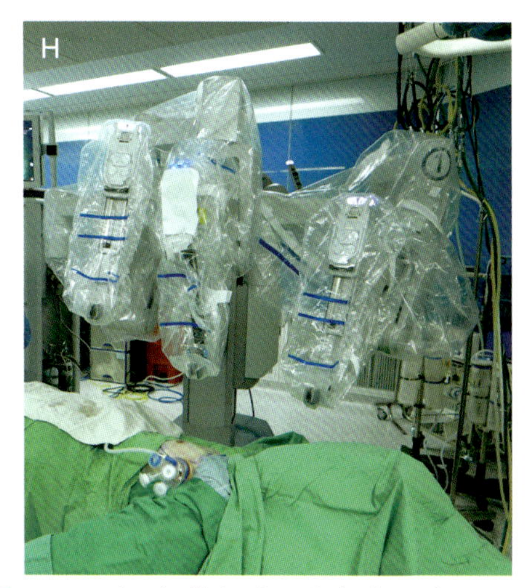

图 8.19 （H）将机器人手术系统（da Vinci; Intuitive Surgical,Sunnyvale, CA, USA）定位至健侧，2 个机械臂移至患者上方靠近单孔装置处，再将机械臂置入单孔装置并与机器人手臂进行连接

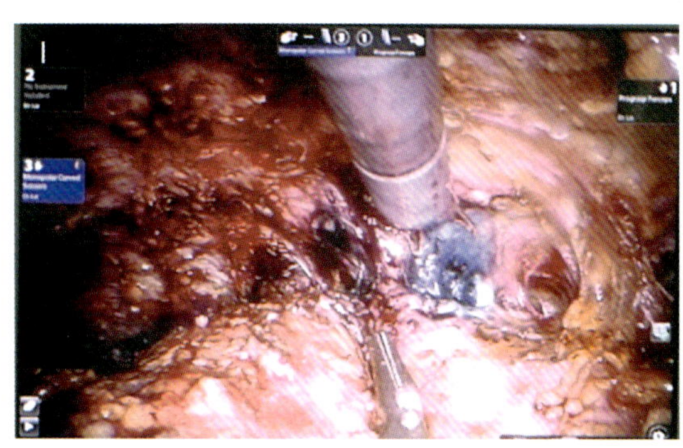

图 8.19 （I）机器人手术系统的主刀医生控制台显示皮瓣游离的 3D 图像

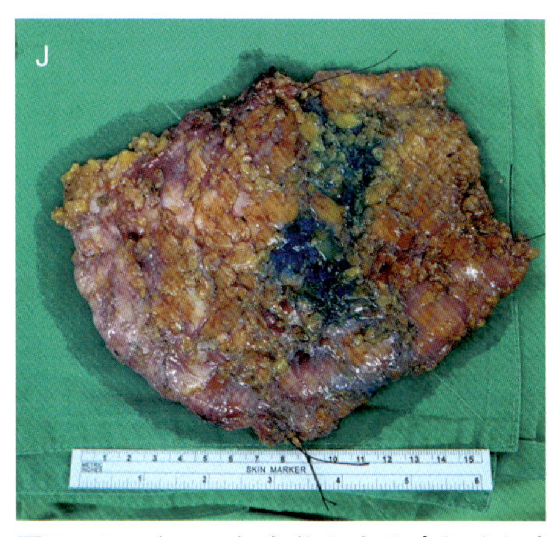

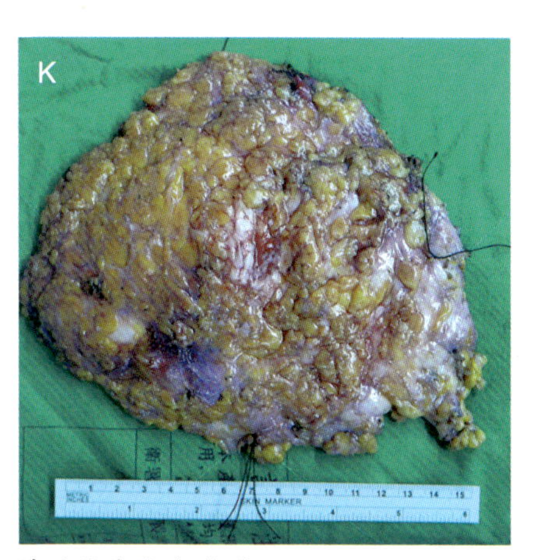

图 8.19 （J，K）完整取出乳房切除标本，并用丝线定向放置

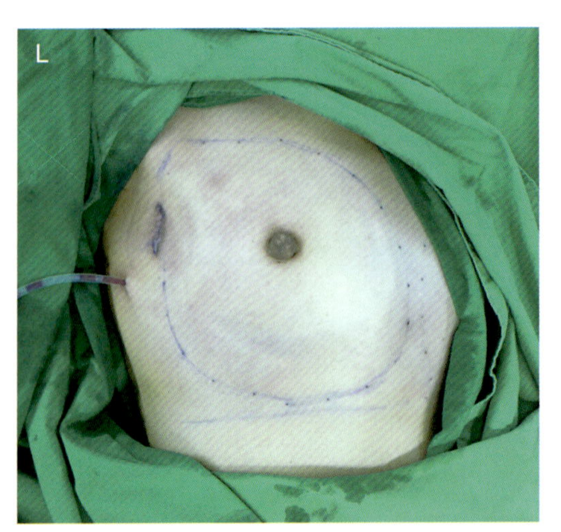

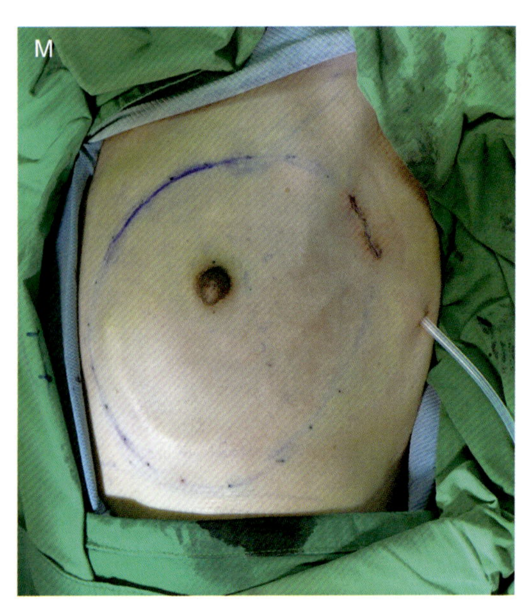

图 8.19　（L，M）术后即刻手术台视图显示腋窝切口的位置

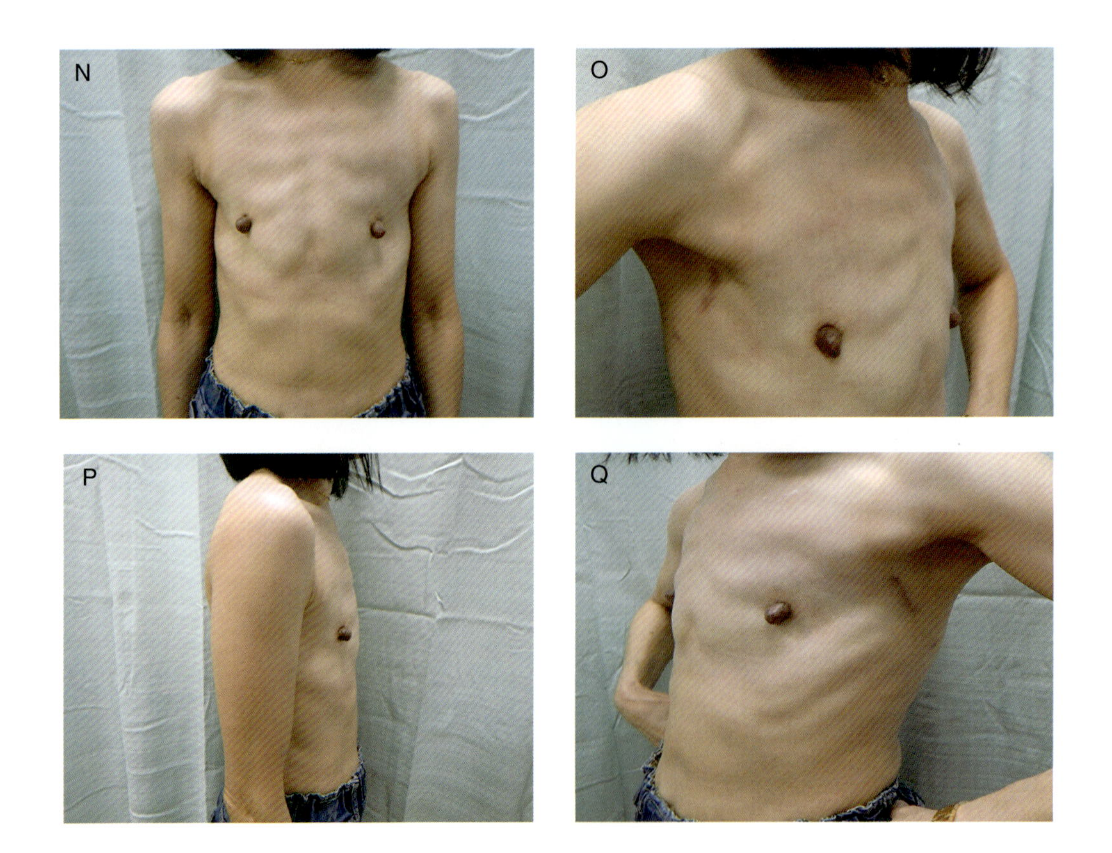

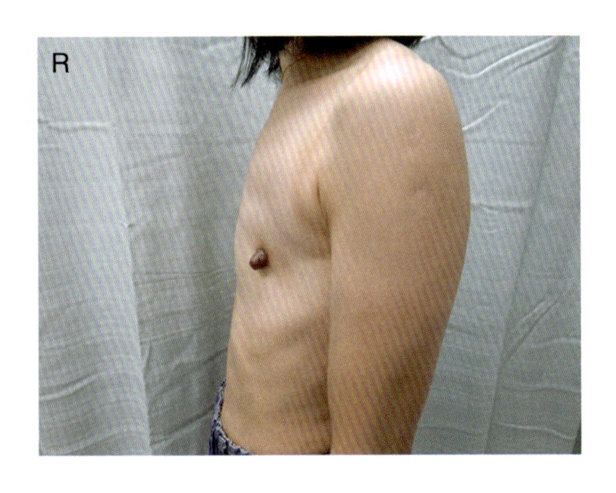

图 8.19 （N~R）患者术后9个月复查，手术切口愈合良好，瘢痕隐蔽，美容效果极佳

讨 论

机器人外科手术结合 3D 成像系统、灵活的机械臂以及相关手术器械，在外科领域得到了越来越广泛的应用。2017 年，Toesca 等人首次报道了用于治疗乳腺癌的 R-NSM[1]。此外，2018 年的一项研究也报道了机器人手术系统在预防性乳房切除术中的应用[2]。自引入达芬奇手术系统以来，经腋窝小切口进行 R-NSM 联合（不联合）即刻乳房重建术可克服 E-NSM 的技术难点，且手术美容效果较好[3]。R-NSM 的适应证包括：早期乳腺癌；肿瘤直径小于 5 cm；无多发性淋巴结转移；乳头、皮肤或胸壁无肿瘤侵袭。禁忌证包括：肿瘤累及乳头乳晕；炎性乳腺癌；胸壁或皮肤受侵的乳腺癌；局部晚期乳腺癌；腋窝淋巴结广泛转移的乳腺癌；合并严重疾病（如心脏病、肾功能衰竭、肝功能不全）或无法耐受手术的患者。乳房过大（乳房罩杯大于 E 或乳房切除后腺体重量大于 600 g）和乳房下垂的女性患者不适合在 R-NSM 后即刻植入硅胶假体进行乳房重建，因技术难度较大，且术后美容效果不理想。同时，是否选择 R-NSM 术式的关键在于手术费用，与其他手术方式相比，机器人辅助手术所需费用较高。

（袁浩 译，李永平 审校）

参考文献

[1] Toesca A, Peradze N, Manconi A, et al. Robotic nipple-sparing mastectomy for the treatment of breast cancer: feasibility and safety study. Breast, 2017. https://doi.org/10.1016/j.breast.2016.10.009.

[2] Sarfati B, Struk S, Leymarie N, et al. Robotic prophylactic nipple-sparing mastectomy with immediate prosthetic breast reconstruction: a prospective study. Annals of Surgical Oncology, 2018. https://doi.org/10.1245/s10434-018-6555-x.

[3] Lai HW. Robotic nipple-sparing mastectomy and immediate breast reconstruction with Gel implant. Annals of Surgical Oncology, 2019. https://doi.org/10.1245/s10434-018-6711-3.

SECTION

第2篇

机器人辅助乳房手术联合乳房重建术

CHAPTER

第 9 章 机器人辅助下保乳手术联合即刻带蒂背阔肌肌皮瓣乳房重建术

技术描述

术前标记与定位

患者术前标记采用站立位和仰卧位。全身麻醉诱导后，患者取仰卧位，并将患侧上肢外展 90°，以免影响手术操作。

腋窝分期手术

对于符合前哨淋巴结活检（SLNB）指征的患者，术前（手术当天或前 1 天）在肿瘤部位皮内注射少量（2~3 mCi）放射性同位素 ^{99m}Tc。

对患者进行全身麻醉诱导后，将 3 mL 1% 亚甲蓝溶液（Merck, Darmstadt, Germany）等量注射在肿瘤腋窝侧乳腺实质的 5 个部位，轻柔按摩肿瘤到腋窝的乳腺组织 5~10 min。在注射蓝色染料 20~30 min 后，使用手持式 γ 探针（Navigator; USSC, Norwalk, CT）识别“热点”并标记，在靠近最热“热点”位置的淋巴结处做一个 3~5 cm 的腋窝斜切口，然后行 SLNB。按照指示进行快速冰冻切片检查，如果 SLNB 为阳性，则对腋窝淋巴结进行彻底清扫，直至Ⅱ区。

机器人手术系统的连接、皮瓣的游离与广泛局部切除术

为放置单孔装置（Glove Port; Nelis Corporation, Gyeonggi-do, Korea），腔镜下使用电刀切取 3~4 cm 厚的皮瓣，然后采用腔镜下乳房切除术中使用的隧道技术对皮瓣进行游离，并在皮瓣和乳腺实质间形成间隔。待充分游离皮瓣后，经腋窝切口置入单孔装置，并充入 CO_2，使气压保持在 8 mmHg，充分建立手术操作空间。为防止手术床与机器人手术系统在对接时发生碰撞，患侧肩需抬高至 30°，并将床旁系统（da Vinci; Intuitive Surgical, Sunnyvale, CA, USA）放置在健侧。在机械臂与单孔装置连接前，将 2 个机械臂延伸至患者上方且尽量靠近单孔装置处，然后将手术转至达芬奇 Si 或 Xi 手术系统（Intuitive Surgical, Sunnyvale,CA, USA）上进行，由主刀

Minimally Invasive (Endoscopic & Robotic) Breast Surgery. https://doi.org/10.1016/B978-0-323-73405-9.00009-1

医生操作控制台。笔者在单孔装置上方置入一个直径为 12 mm 的 30° 镜头（Intuitive Surgical, Denzlingen, Germany），为避免术中与其他器械发生碰撞，使用 8 mm 的单极电剪刀（Intuitive Surgical, Sunnyvale, CA, USA）和 8 mm 的大抓钳（Intuitive Surgical, Sunny vale, CA, USA）对组织进行游离和牵拉，以充分暴露手术操作空间。此外，术中单极电剪刀和大抓钳的位置可以根据具体情况进行调整。使用单极电剪刀切开通过隧道技术形成的皮瓣与乳腺实质间隔，从皮瓣上表面开始游离，待充分游离后，对乳腺实质周围部分进行游离，然后剥离乳腺实质后部与胸大肌筋膜，并清楚地识别和固定穿支血管，待获取足够的皮瓣后完成广泛切除。为保证足够的手术切缘，笔者建议使用术中超声技术并注射蓝色染料以标记切缘，然后取出标本并充分止血。

即刻带蒂背阔肌肌皮瓣乳房重建术

取出手术标本后充分止血，并对创腔进行充分冲洗。为避免在获取皮瓣过程中损伤血管，术中应仔细识别胸背血管蒂，并用血管环标记。将患者体位转为侧卧位，置入 2 个 12 mm Trocar（Kii Balloon blunt tip system, Applied Medical, Rancho Santa Margarita, CA, USA）作为操作孔，将单孔装置与机械臂连接，并充入 CO_2，使压力保持在 10~12 mmHg。沿着背阔肌深面开始仔细游离，并用单极剪刀凝断血管。完成背阔肌深面到边界的游离后，进一步游离背阔肌浅面，在背阔肌下后部和肩胛骨边缘处将背阔肌切断，后将带蒂背阔肌肌皮瓣经腋窝切口取出，移除机械臂。然后将患者转回仰卧位，对乳房切除缺损部位进行重建。在便携式带光源牵开器的辅助下将背阔肌肌皮瓣固定在乳腺实质上，以确保其完全覆盖术后乳腺缺损部位，同时术中需确保血管蒂的轴线正确，以免发生扭转。最后将引流管放置在供区和广泛切除创腔中。

病例 20　机器人辅助下保乳手术联合即刻带蒂背阔肌肌皮瓣乳房重建术：腋窝单切口（图 9.20）

患者资料

患者女性，28 岁，左侧乳房发现一个可触及肿块。超声检查发现一个直径约 6 cm 的可疑肿块，术前粗针穿刺组织活检提示三阴性乳腺癌，乳腺 MRI 检查未发现其他可疑病变，影像学检查未见癌转移。鉴于三阴性乳腺癌及原发肿瘤的大小，患者接受了新辅助化疗，之后的乳腺 MRI 检查显示病理部分缓解。术前患者希望行保乳手术，医生建议行左侧乳房外上象限切除术联合即刻带蒂背阔肌肌皮瓣乳房重建术。

手术与病理报告

患者行机器人辅助下保乳手术联合前哨淋巴结活检术及即刻带蒂背阔肌肌皮瓣乳房重建术。前哨淋巴结组织的快速冰冻切片检查结果呈阴性。最终常规病理报告显示浸润性导管癌伴髓样癌特征，肿瘤分期为 $ypT_2N_0M_0$（ⅡA 期），切缘阴性，随后患者接受了辅助放疗。

术后结果

患者术后恢复良好，但供区出现皮下积液，在门诊反复抽吸后缓解。患者对术后瘢痕美容效果满意。

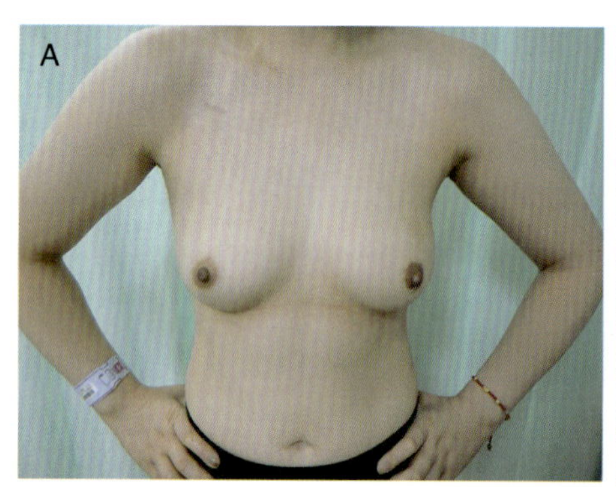

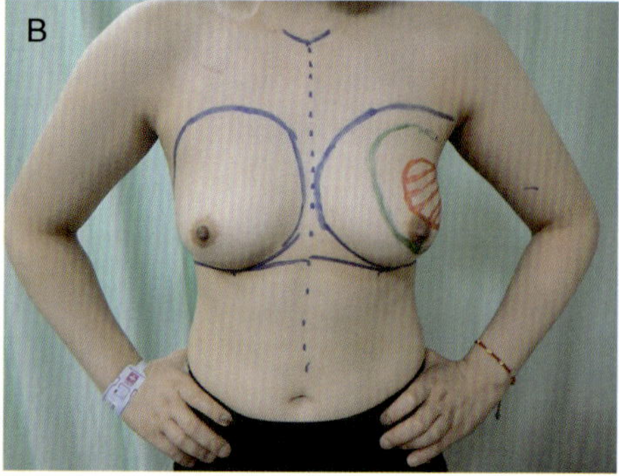

图 9.20 （A，B）术前正位图，显示术前标记和肿瘤位置

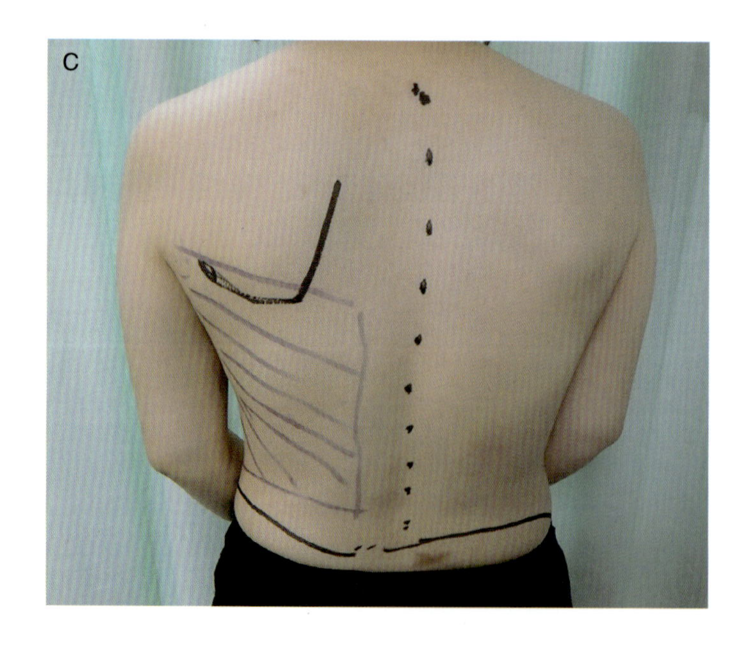

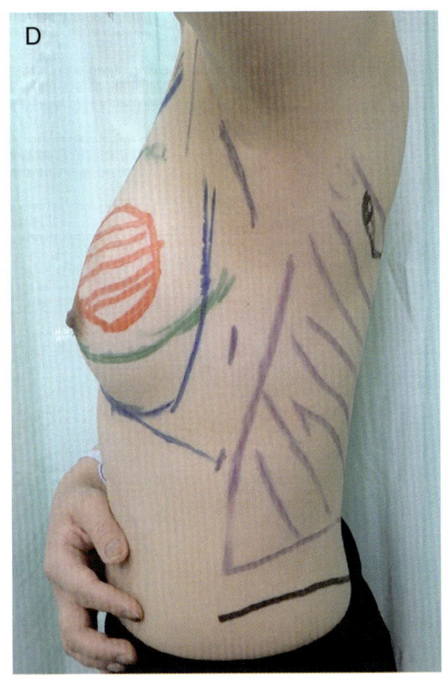

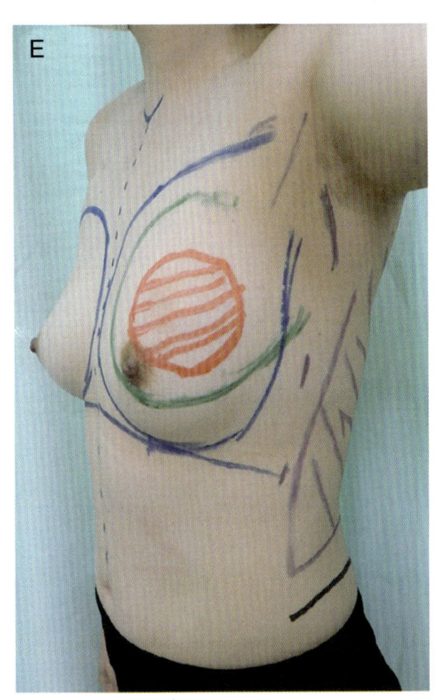

图 9.20 （C~E）术前标记显示拟行游离的背阔肌肌皮瓣和切口位置

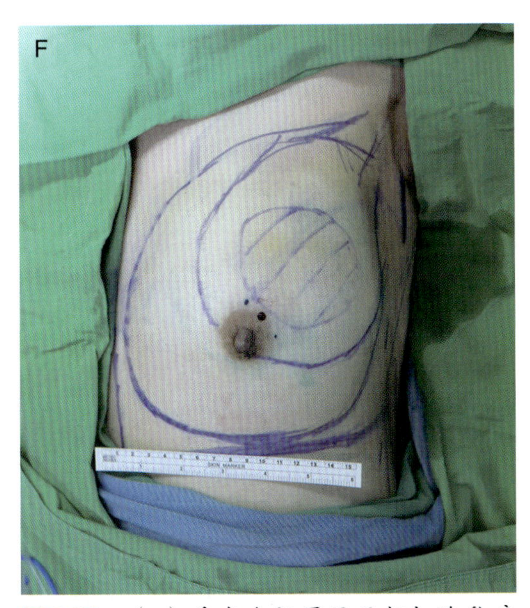

图 9.20 （F）手术台视图显示拟切除乳房象限的范围

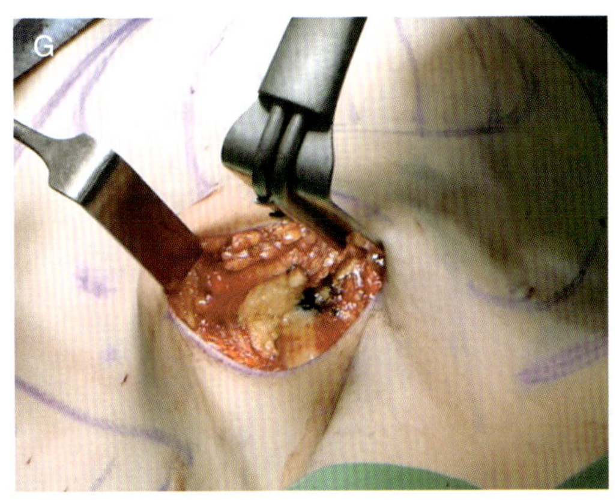

图 9.20 （G）经腋窝切口进行前哨淋巴结活检

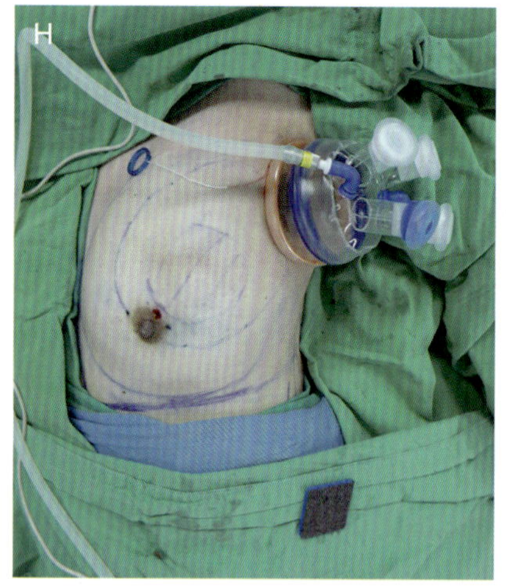

图 9.20 （H）建立手术操作空间后，放置单孔装置（Glove Port, Nelis, Gyeonggi-do, Korea），并充入 CO_2，使压力保持在 8 mmHg

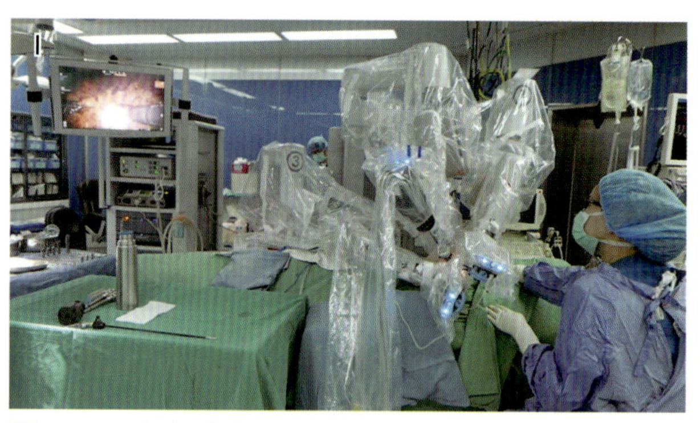

图 9.20 （I）手术室视图显示术中布局。该手术使用达芬奇 Si 手术系统（Intuitive Surgical, Sunnyvale, CA）完成，并由主刀医生在控制台上进行操作

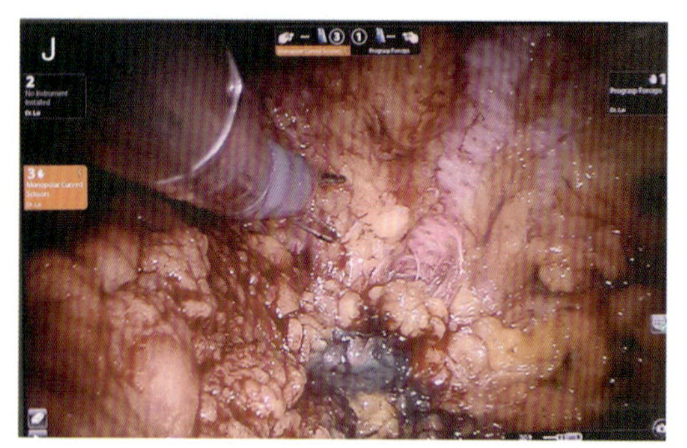

图 9.20 （J）使用单极剪刀游离皮肤和乳腺实质间的筋膜，完成皮瓣浅面的游离

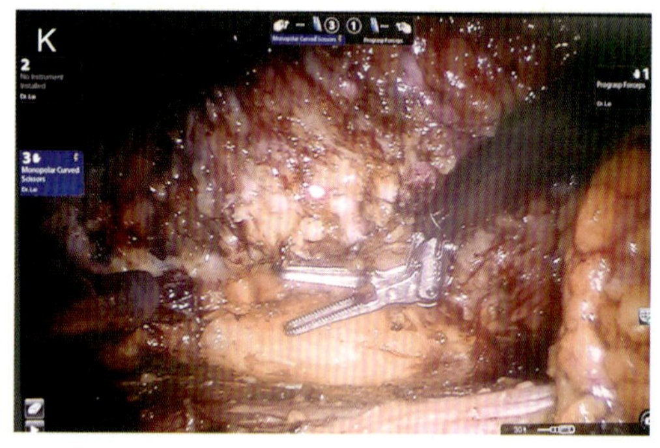

图 9.20 （K）完成病灶周围乳腺实质的游离和切除后，再切除左侧乳房外上象限

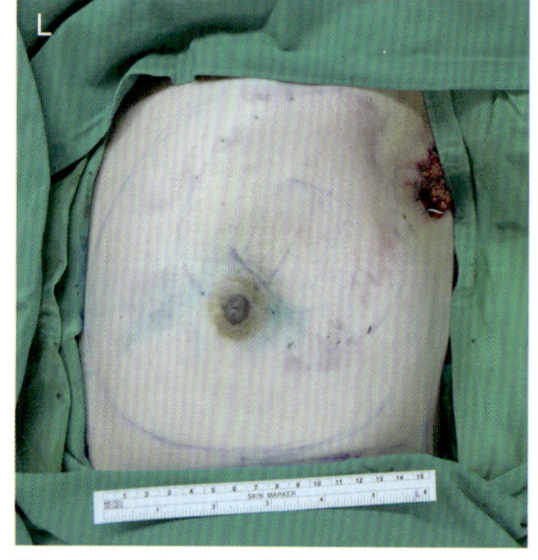

图 9.20 （L）乳房象限切除术后的即刻手术台视图

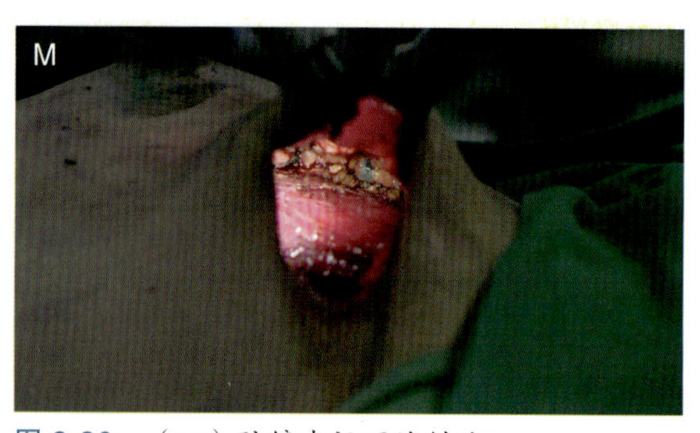

图 9.20 （M）腔镜直视下的创腔

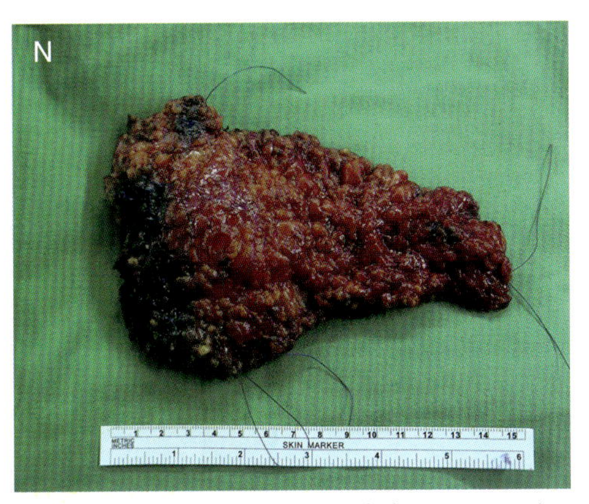

图 9.20 （N）完整取出乳房象限切除标本，并定向放置

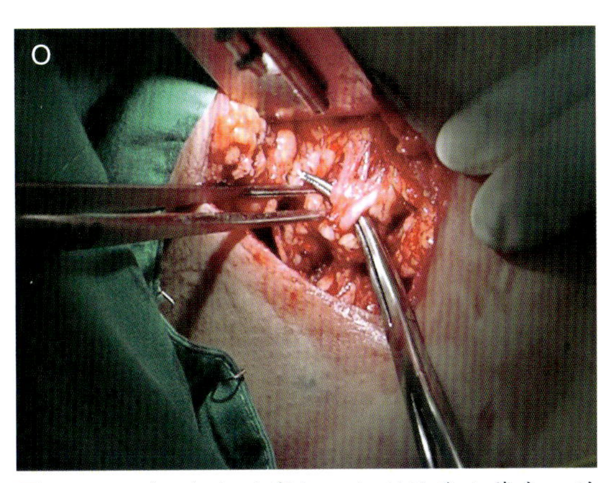

图 9.20 （O）经腋窝切口识别胸背血管束，并用血管环标记

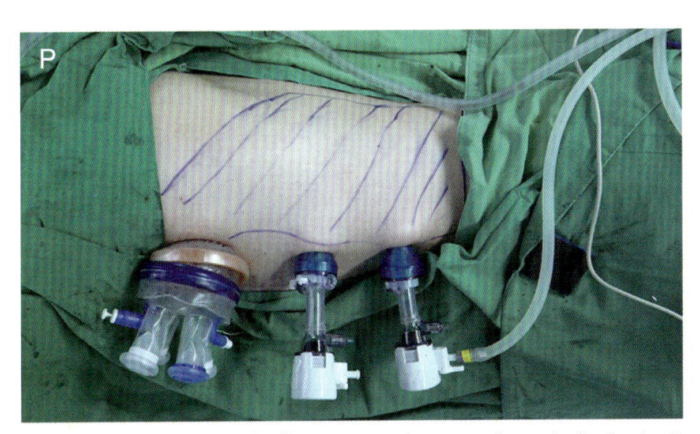

图 9.20 （P）将患者转至侧卧位，并沿腋中线放置另外两个操作孔

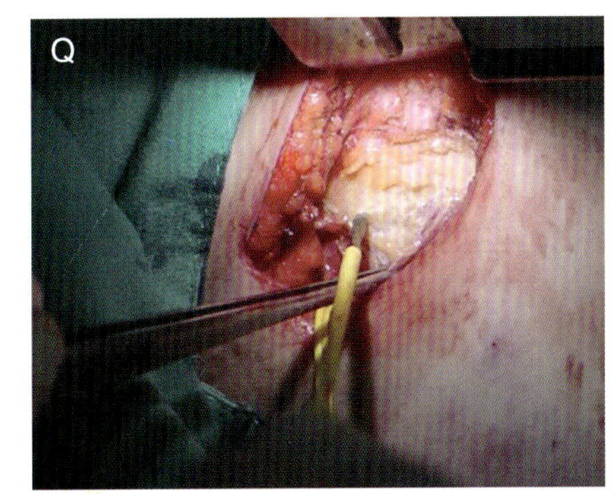

图 9.20 （Q）从背阔肌的下表面开始游离皮瓣

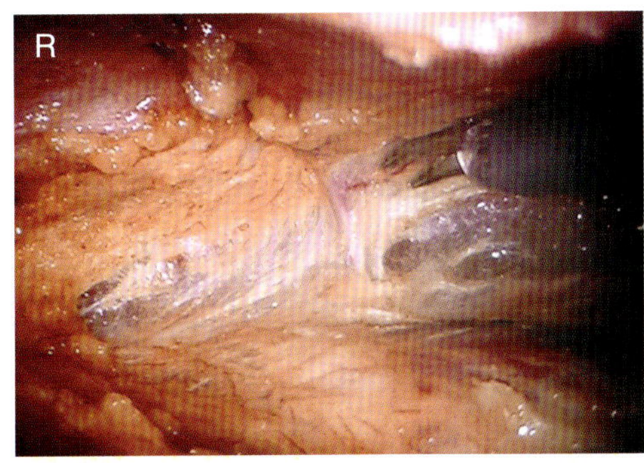

图 9.20 （R）将背阔肌深面游离至边界，再游离背阔肌浅面

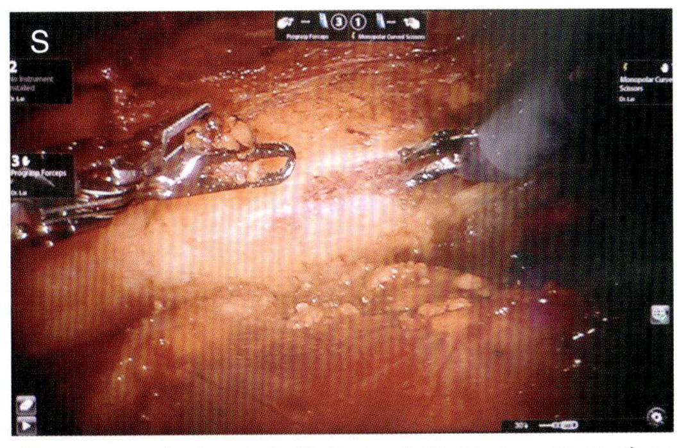

图 9.20 （S）游离背阔肌浅深面后，使用单极剪刀将背阔肌从下后缘分离

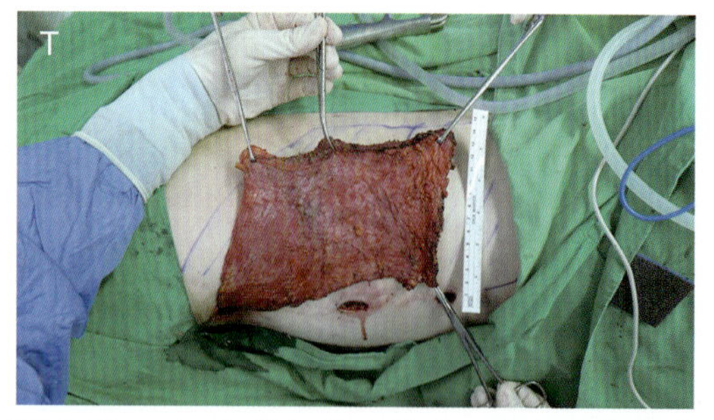

图 9.20 （T）将机器人辅助下获取的带蒂背阔肌肌皮瓣准备转至乳房切除术后的皮下创腔

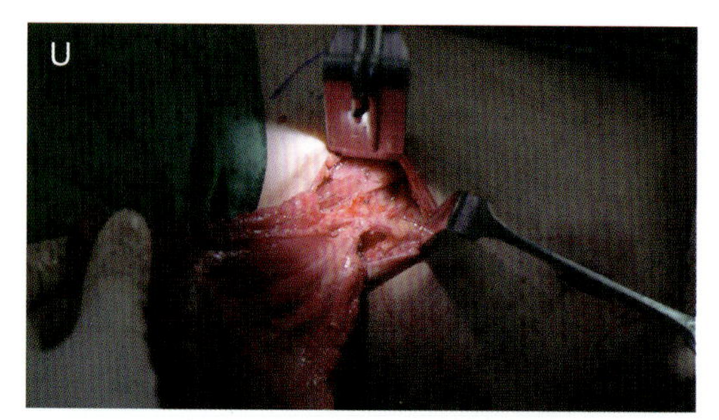

图 9.20 （U）如图所示，血管蒂保护良好

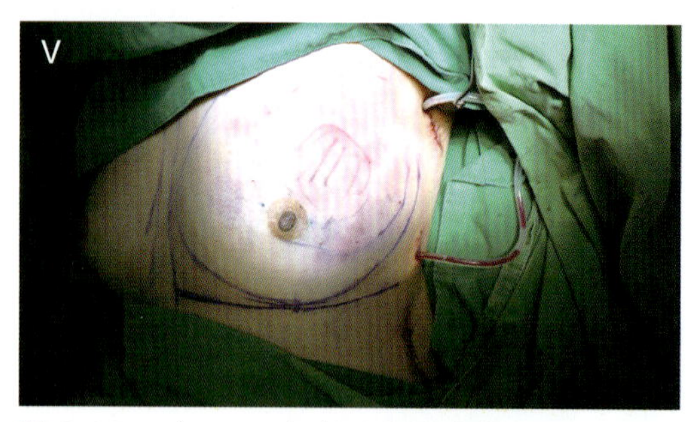

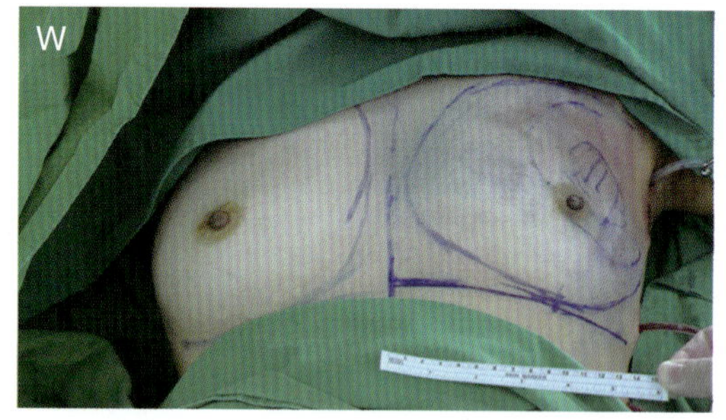

图 9.20 （V，W）术后即刻手术台视图显示切口小且隐蔽

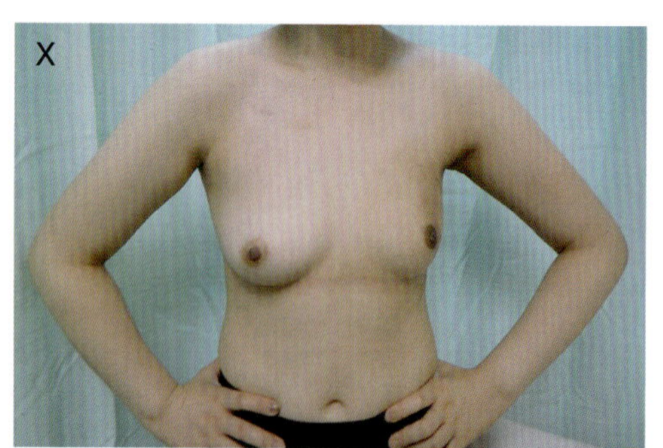

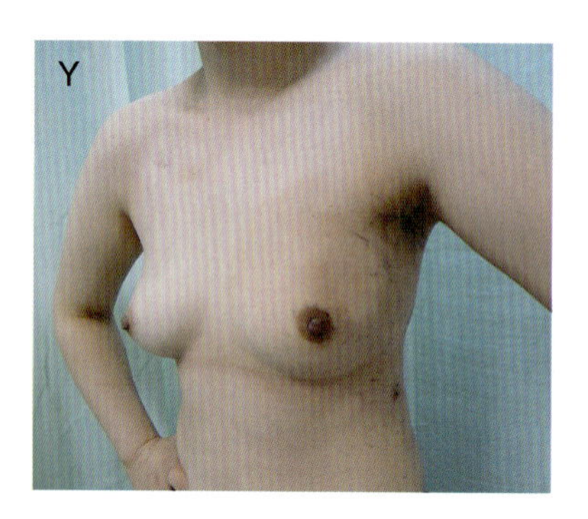

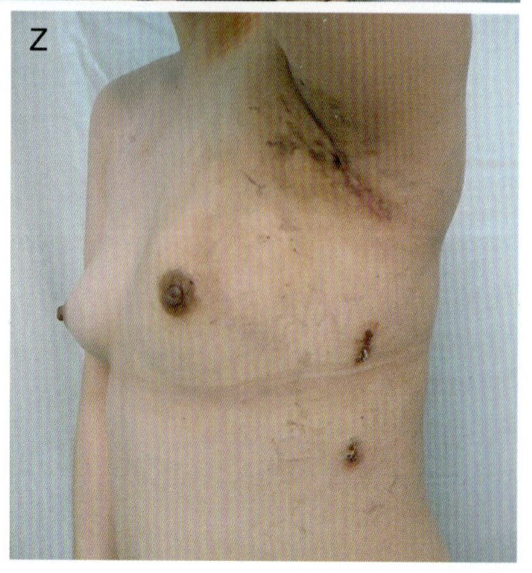

图 9.20 （X~Z）术后 1 个月手术瘢痕愈合良好，患者对手术美容效果和乳房对称性满意

讨 论

带蒂背阔肌肌皮瓣已广泛应用于乳房重建手术中[1]。在背阔肌肌皮瓣乳房重建术中肌皮瓣不需要表面皮肤时，腔镜或机器人辅助下获取背阔肌肌皮瓣可以避免产生长 15~25 cm 的瘢痕。2012 年的一项研究首次报道了机器人辅助下获取皮瓣的技术[2]，其克服了传统腔镜下获取皮瓣的局限性，并逐渐取代传统腔镜技术。根据笔者经验[3]，机器人辅助下获取皮瓣的优势在于其具有 3D 视觉和灵活的机械臂。该技术适用于乳房体积中等且希望保留乳房的早期乳腺癌患者。背阔肌肌皮瓣是用于乳房容积替代的最理想皮瓣之一，通常适用于乳房切除后腺体体积大于 150 g 的患者，其手术美容效果较好，同时可避免供区瘢痕的产生。采用传统腔镜技术在获取背阔肌肌皮瓣时，易发生皮下积液和切口相关并发症，而机器人辅助下获取背阔肌肌皮瓣可大大减少这些并发症的发生。

（钟明　译，李永平　审校）

参考文献

[1] Sood R, Easow JM, Konopka G, et al. Latissimus dorsi flap in breast reconstruction: recent innovations in the workhorse flap. Cancer Control, 2018. https://doi.org/10.1177/1073274817744638.

[2] Selber JC, Baumann DP, Holsinger FC. Robotic latissimus dorsi muscle harvest: a case series. Plastic and Reconstructive Surgery, 2012. https://doi.org/10.1097/PRS.0b013e31824ecc0b.

[3] Lai HW, Chen ST, Lin SL, et al. Technique for single axillary incision robotic assisted quadrantectomy and immediate partial breast reconstruction with robotic latissimus dorsi flap harvest for breast cancer. Medicine (United States), 2018. https://doi.org/10.1097/MD.0000000000011373.

CHAPTER

第10章 机器人辅助下乳房切除术联合即刻乳房假体重建术

技术描述

术前标记与定位

患者术前标记均采用站立位和仰卧位。全身麻醉诱导后，患者取仰卧位，并将患侧手臂外展 90°，以免影响手术操作。

腋窝分期手术

对于符合前哨淋巴结活检（SLNB）指征的患者，术前（手术当天或前 1 天）在肿瘤部位皮内注射少量（2~3 mCi）放射性同位素 ^{99m}Tc。

对患者进行全身麻醉诱导后，将 3 mL 1% 亚甲蓝溶液（Merck, Darmstadt, Germany）等量注射在肿瘤腋窝侧乳腺实质的 5 个部位，轻柔按摩肿瘤到腋窝的乳腺组织 5~10 min。注射蓝色染料 20~30 min 后，使用手持式 γ 探针（Navigator; USSC, Norwalk, CT）识别"热点"并标记，在靠近最热"热点"位置的淋巴结处做一个 3~5 cm 的腋窝斜切口，然后行 SLNB。按照指示进行快速冰冻切片检查。如果 SLNB 呈阳性，则对腋窝淋巴结进行彻底清扫，直至Ⅱ区。

机器人手术系统的连接与皮瓣的游离

为放置单孔装置（Glove Port; Nelis Corporation, Gyeonggi-do, Korea），腔镜下使用电刀切取 3~4 cm 厚的皮瓣，然后用腔镜下乳房切除术中使用的隧道技术对皮瓣进行游离，并在皮瓣和乳腺实质间形成间隔。待充分游离皮瓣后，经腋窝切口置入单孔装置，并充入 CO_2，使气压保持在 8 mmHg，充分建立手术操作空间。为防止手术床与机器人手术系统在对接时发生碰撞，患侧肩需抬高至 30°，并将床旁系统（da Vinci; Intuitive Surgical, Sunnyvale, CA, USA）放置在健侧。在机械臂与单孔装置连接前，将 2 个机械臂延伸至患者上方且尽量靠近单孔装置处，然后将手术转至达芬奇 Si 或 Xi 手术系统（Intuitive Surgical, Sunnyvale, CA, USA）上进行，由主刀

Minimally Invasive (Endoscopic & Robotic) Breast Surgery. https://doi.org/10.1016/B978-0-323-73405-9.00010-8

医生操作控制台。笔者在单孔装置上方置入一个直径为 12 mm 的 30° 镜头（Intuitive Surgical, Denzlingen, Germany），为避免术中与其他器械发生碰撞，使用 8 mm 的单极电剪刀（Intuitive Surgical, Sunnyvale, CA, USA）和 8 mm 的大抓钳（Intuitive Surgical, Sunnyvale, CA, USA）对组织进行游离和牵拉，以充分暴露手术操作空间。此外，术中单极电剪刀和大抓钳的位置可以根据具体情况进行调整。使用单极电剪刀切开通过隧道技术形成的皮瓣与乳腺实质间隔，从皮瓣上表面开始游离，并在 NSM 中进行乳晕下组织的快速冰冻切片检查。如果发现癌细胞侵袭乳晕下组织，则切除整个 NAC，后转行保留皮肤的乳房切除术。在完成皮瓣上表面的游离后，对乳腺实质周围部分进行游离，剥离乳腺实质后部与胸大肌筋膜，清晰识别和保护穿支血管。待充分游离后，经腋窝切口取出全乳腺标本。

即刻乳房假体重建术

取出标本后充分止血，并对乳房创腔进行冲洗。随后抬起胸大肌外侧缘，游离胸肌下囊袋。腔镜下采用便携式带光源牵开器建立手术操作空间，然后重新置入单孔装置，并充入 CO_2，使用达芬奇机器人手术系统向胸骨侧游离胸肌下囊袋，同时注意不要损伤穿支血管。在乳房下方，从乳房下皱襞外侧游离至皮下平面，松解下方肌肉，从而使假体植入后的乳房外观更加自然。在乳房外侧缘，尽可能游离前锯肌的浅筋膜，使其足以容纳假体的外侧缘。使用达芬奇机器人手术系统对胸肌下囊袋进行初步游离后，移除机器人机械臂和单孔装置，将手术操作台移至医生座位处，在带光源牵开器的辅助下观察并充分游离胸肌下囊袋。待胸肌下囊袋创建完成后放置假体（Mentor Worldwide LLC, Santa Barbara, CA），在胸肌下和皮下平面放置引流管，同时注意在缝合、游离肌肉边缘时要小心。

病例 21 单孔机器人辅助下保留乳头乳晕的乳房切除术联合即刻乳房假体重建术（图 10.21）

患者资料

患者女性，53 岁，左侧乳房发现一个硬块。术前粗针穿刺组织活检提示浸润性导管癌，ER 阳性、PR 阴性、CerbB2 阳性，影像学检查未见癌转移。患者选择了乳房切除术联合即刻乳房重建术，最终行机器人辅助下保留乳头乳晕的乳房切除术联合即刻乳房假体重建术。

手术与病理报告

患者行机器人辅助下保留乳头乳晕的乳房切除术联合前哨淋巴结活检术及乳房假体重建术。术中前哨淋巴结和乳头下组织的快速冰冻切片检查结果均为阴性。最终常规组织病理学报告结果显示肿瘤分期为ⅡA期（$T_2N_0M_0$），术后患者接受了辅助化疗和 5 年的内分泌治疗。

术后结果

患者术后恢复良好，对手术美容效果满意。

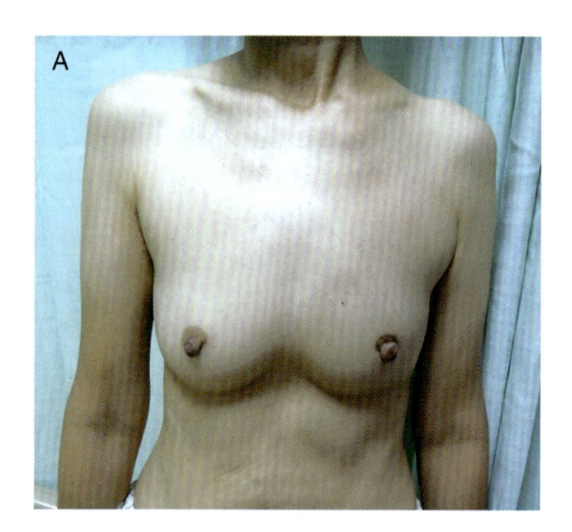

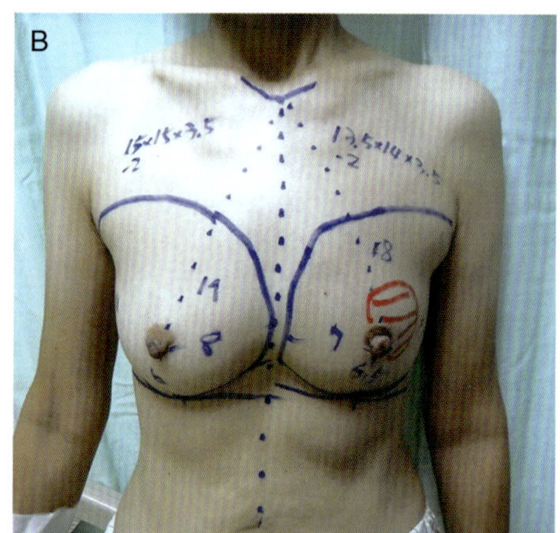

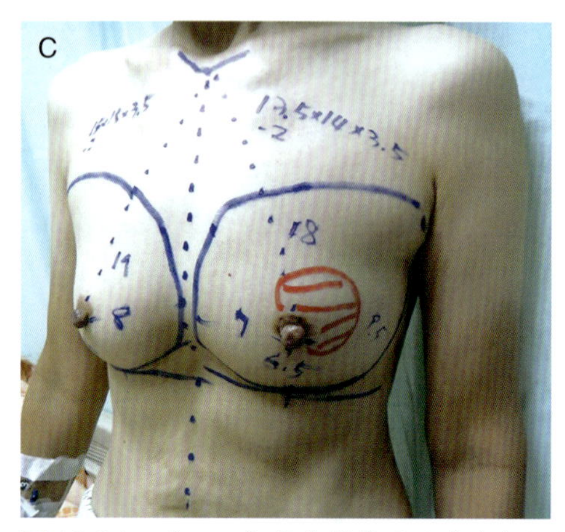

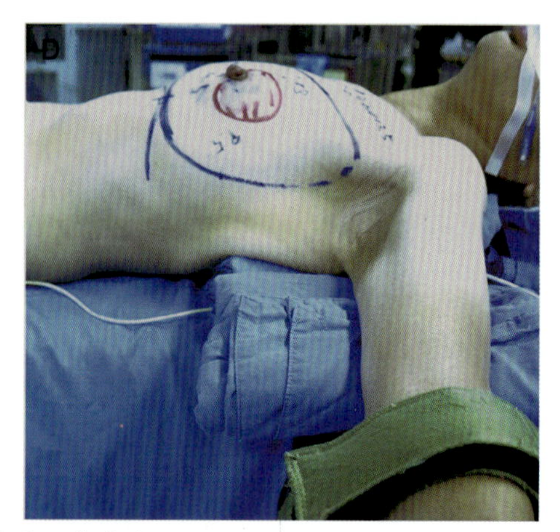

图 10.21 （A~D）术前图像显示肿瘤标记位置及患者体位

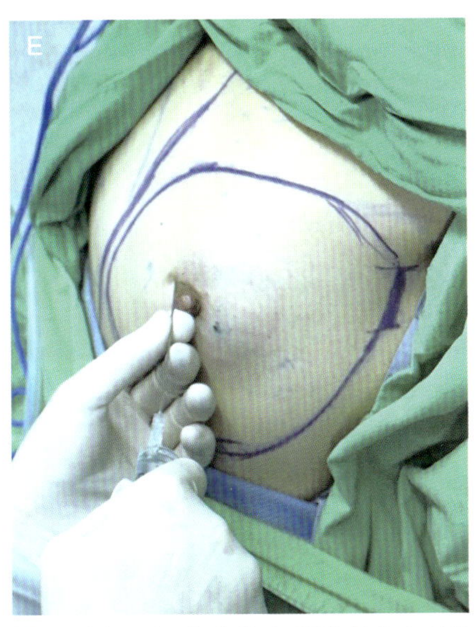

图 10.21 （E）全乳皮下注射含 0.05% 利多卡因和 1∶1 000 000 肾上腺素的生理盐水，以减少出血量

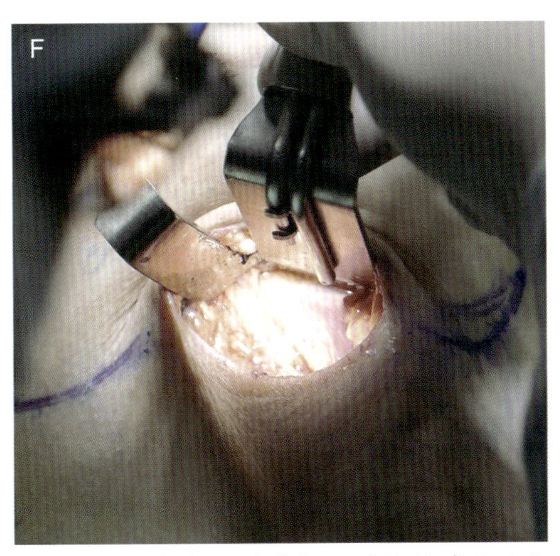

图 10.21 （F）经腋窝切口进行前哨淋巴结活检

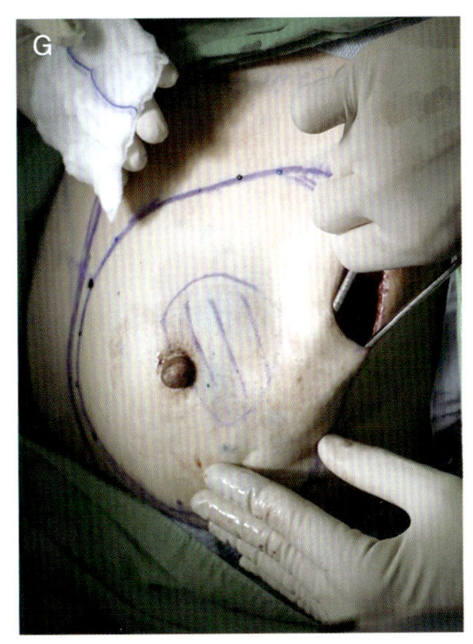

图 10.21 （G）使用组织剪进行钝性分离，以辅助平面游离（隧道技术）

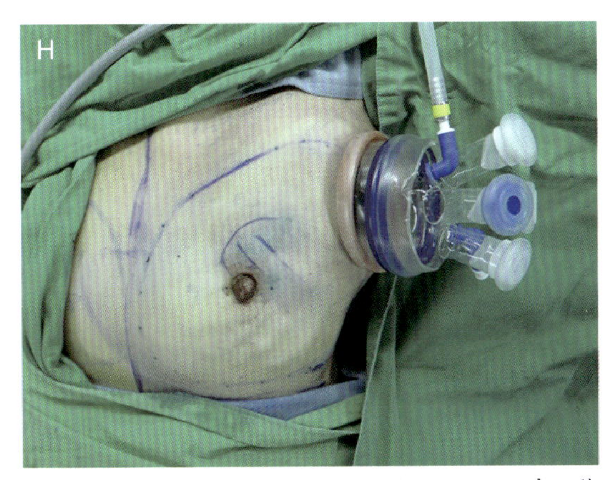

图 10.21 （H）创建手术操作空间后置入单孔装置（Glove Port, Nelis, Gyeonggi-do, Korea），并充入 CO_2，使压力保持在 8 mmHg

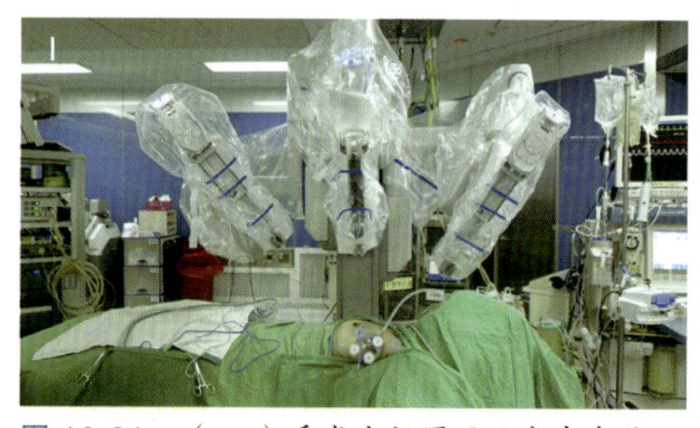

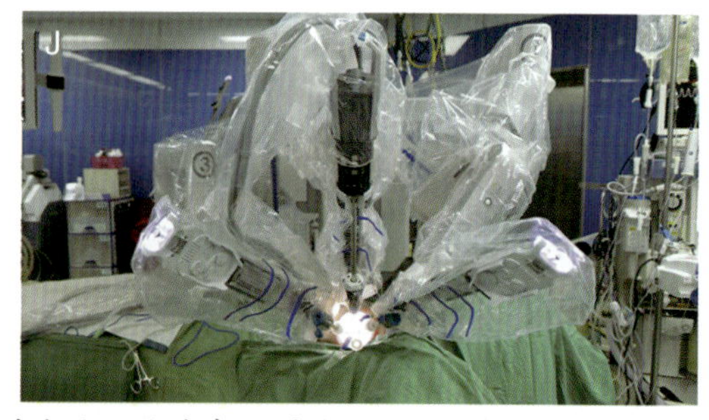

图 10.21 （I, J）手术室视图显示术中布局。该手术使用达芬奇 Si 手术系统（Intuitive Surgical, Sunnyvale, CA）完成，并由主刀医生在控制台上进行操作

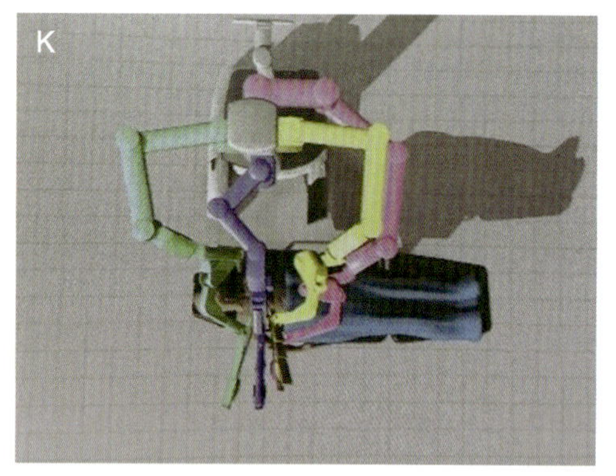

图 10.21 （K）为避免机械臂在游离过程中发生碰撞，机械臂的肘部应尽可能张开，保持足够的间距

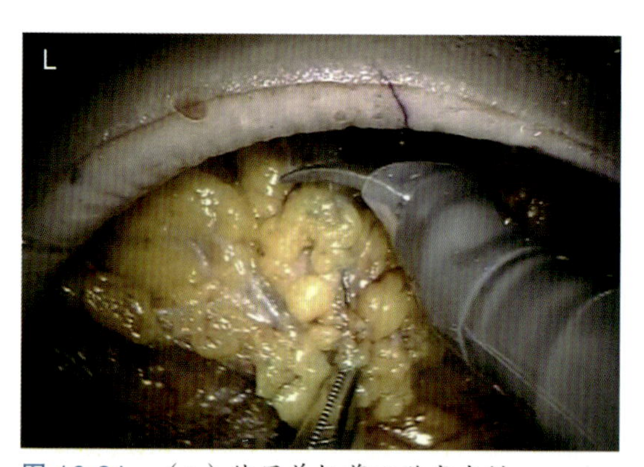

图 10.21 （L）使用单极剪刀游离皮瓣

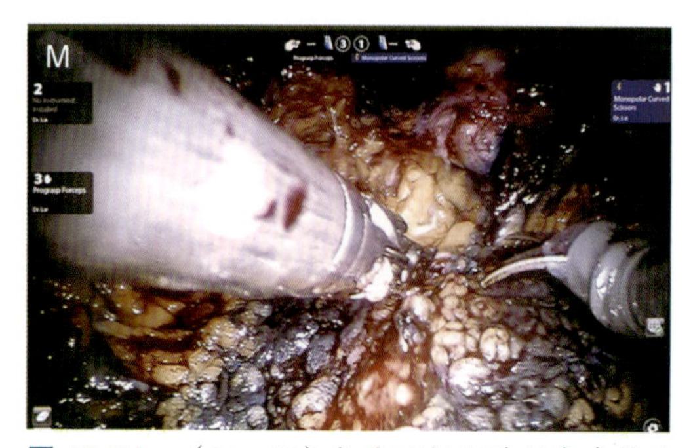

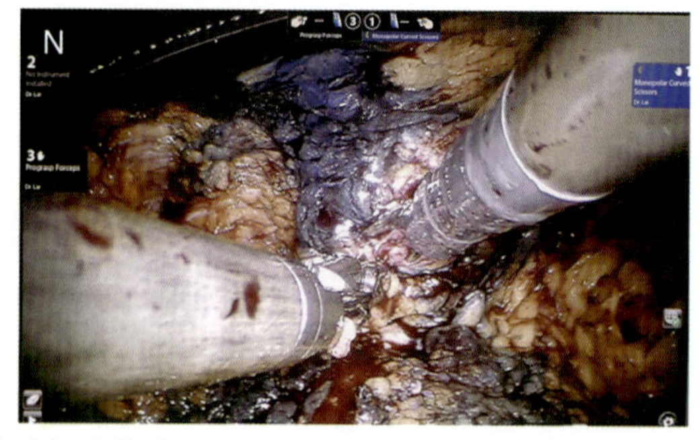

图 10.21 （M，N）乳头下组织进行术中快速冰冻切片检查

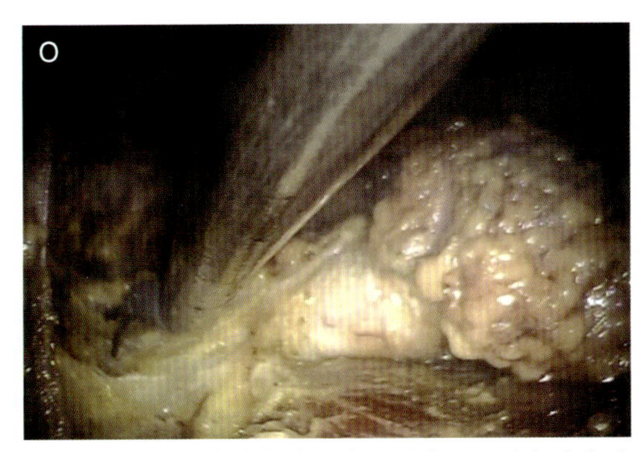

图 10.21 （O）完成皮瓣浅面游离后，对乳腺实质周边和后部进行游离

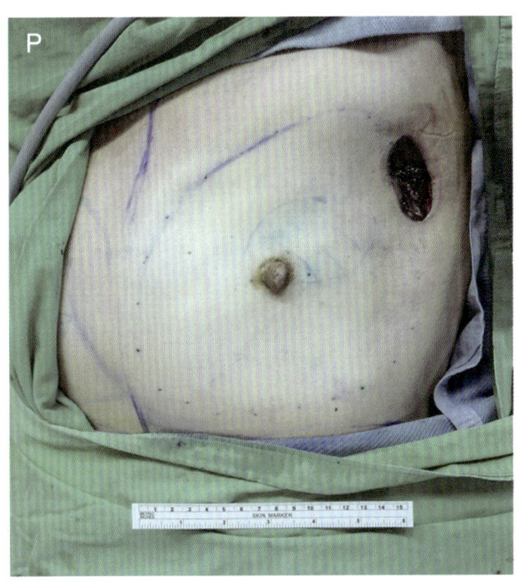

图 10.21 （P）沿预切缘完成保留乳头乳晕的乳房切除术

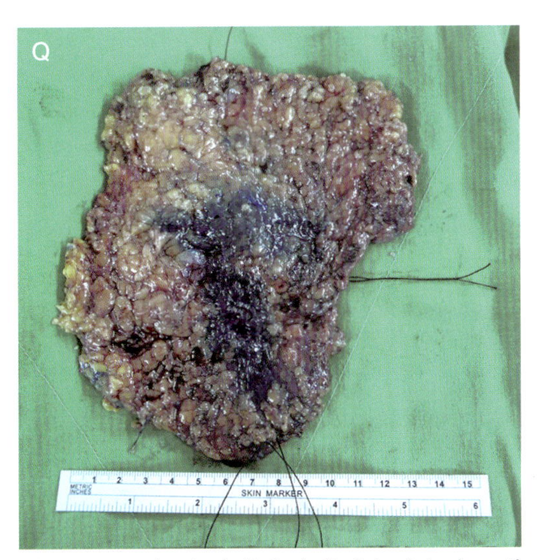

图 10.21 （Q）完整取出乳房切除标本，并定向放置

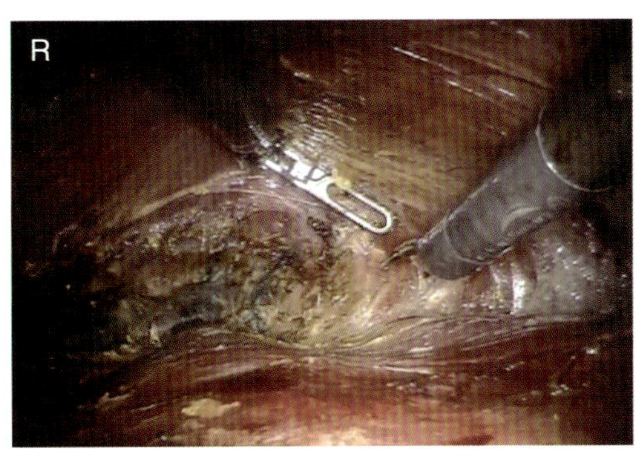

图 10.21 （R）使用大抓钳和单极剪刀进行胸肌下囊袋的游离

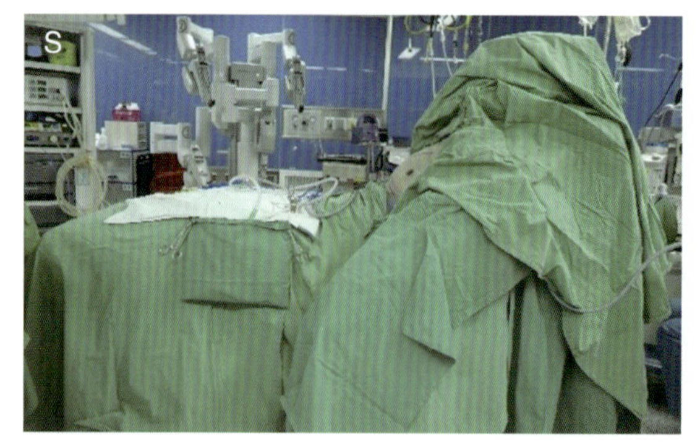

图 10.21 （S）患者取半卧位以便假体植入

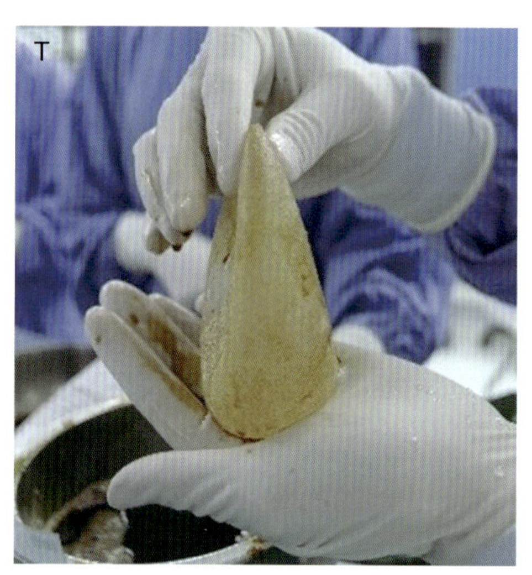

图 10.21 （T）用于即刻乳房重建的解剖型凝胶假体

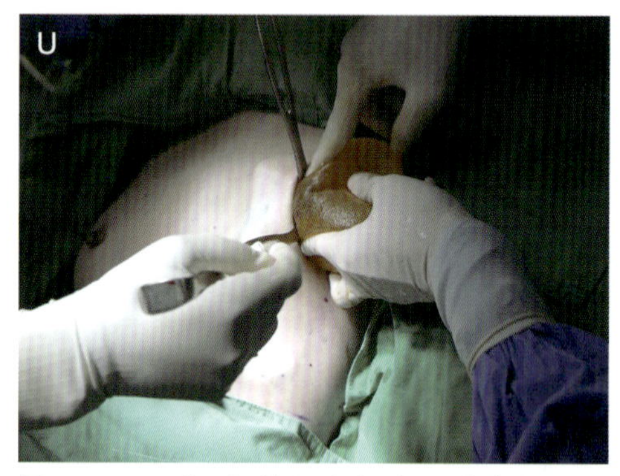

图 10.21 （U）将凝胶假体经腋窝切口置入胸肌下囊袋中

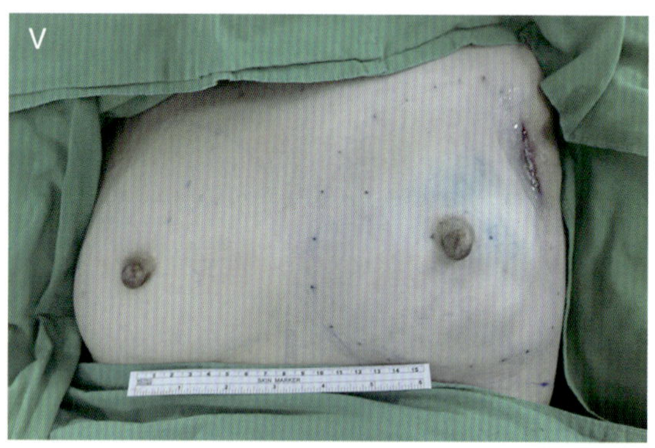

图 10.21 （V）假体植入后的即刻手术台视图

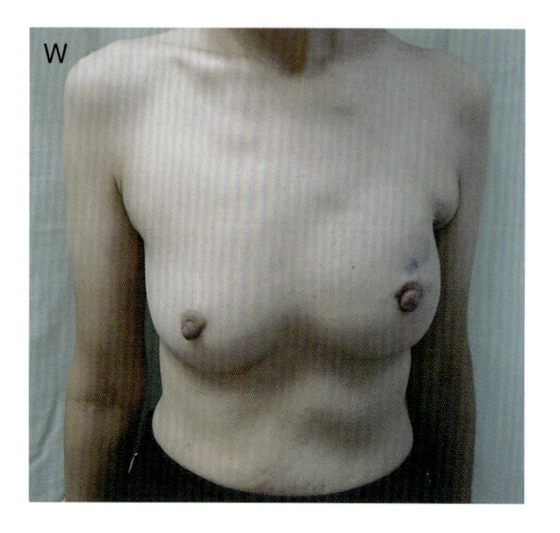

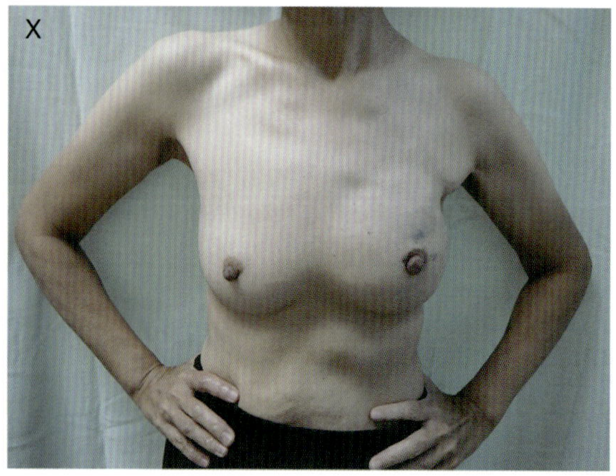

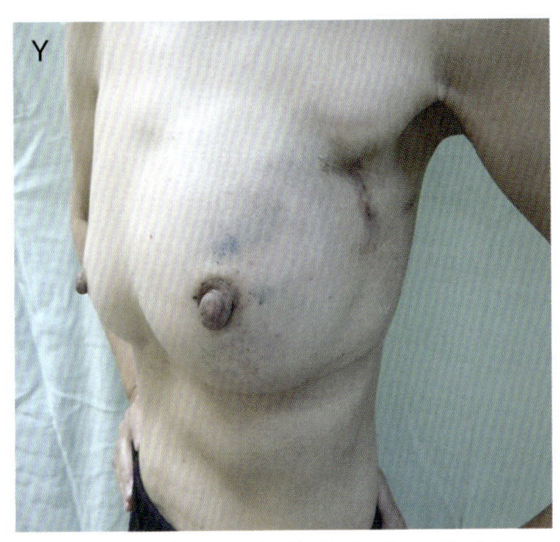

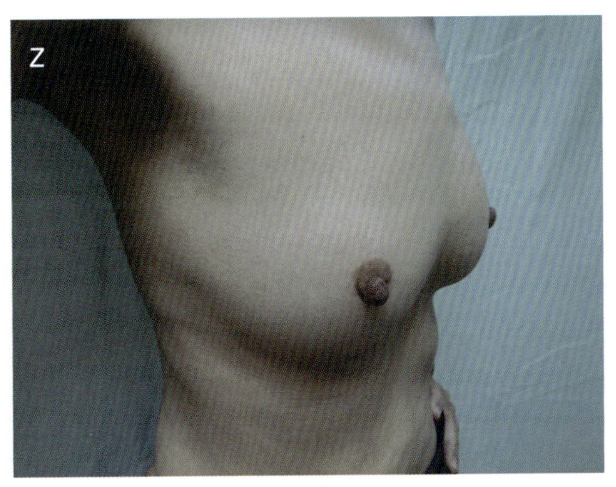

图 10.21 （W~Z）患者术后 2 周的切口愈合良好，且双侧乳房对称性良好

病例 22 机器人辅助下保留乳头乳晕的乳房切除术联合即刻乳房假体重建术：单切口（既往使用硅胶假体进行隆乳手术；图 10.22）

患者资料

患者女性，35 岁，诊断为右侧乳腺癌，术前粗针穿刺组织活检提示浸润性导管癌，并伴有黏液癌特征。ER 阳性、PR 阳性、CerbB2 阳性，影像学检查未见癌转移。患者在本次就诊前（5 年前）行双侧隆乳手术，这次患者决定行机器人辅助下保留乳头乳晕的乳房切除术联合即刻乳房假体重建术。

手术与病理报告

患者行机器人辅助下保留乳头乳晕的右侧乳房切除术联合前哨淋巴结活检术及即刻乳房假体重建术。前哨淋巴结和乳头下组织的术中冰冻切片检查结果呈阴性，最终常规组织病理学报告显示肿瘤分期为 $T_2N_0M_0$（ⅡA 期），术后患者接受了辅助化疗和 5 年的内分泌治疗。

术后结果

患者术后 3 d 出院，恢复良好。术后患者定期复查，对手术美容效果满意。

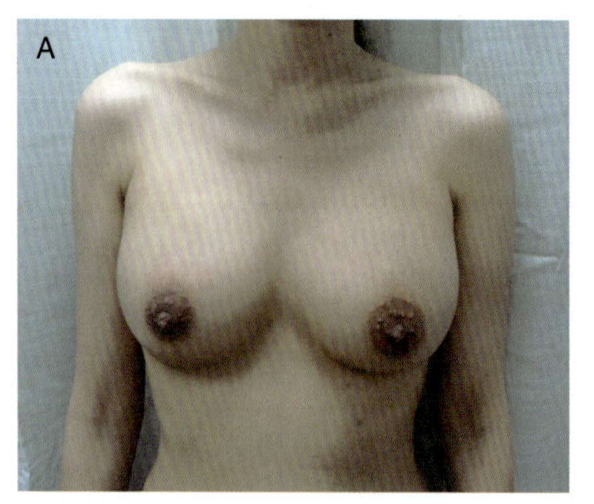

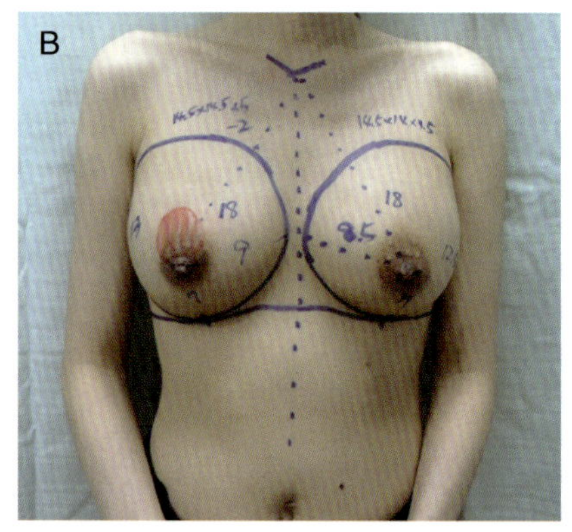

图 10.22 （A，B）术前正位图，显示肿瘤标记位置

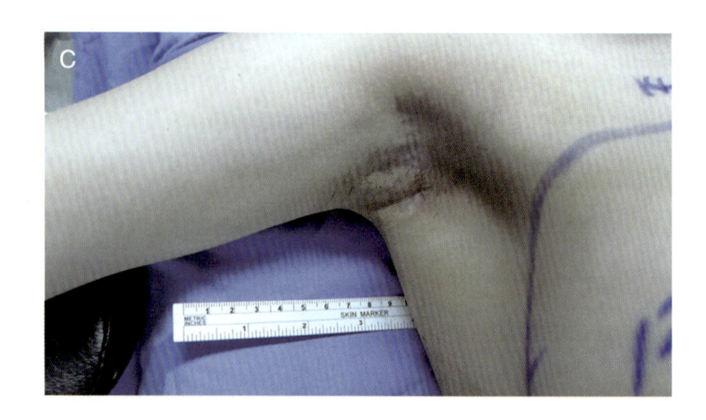

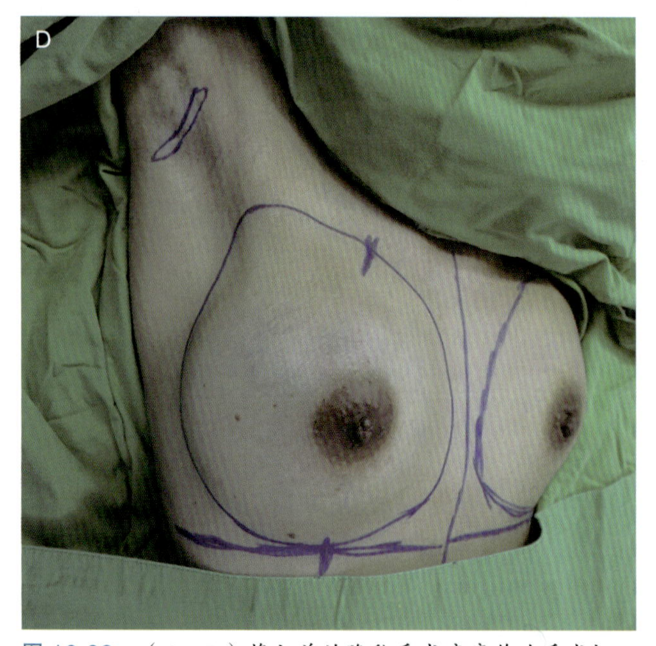

图 10.22 （C，D）将之前的隆乳手术瘢痕作为手术切口

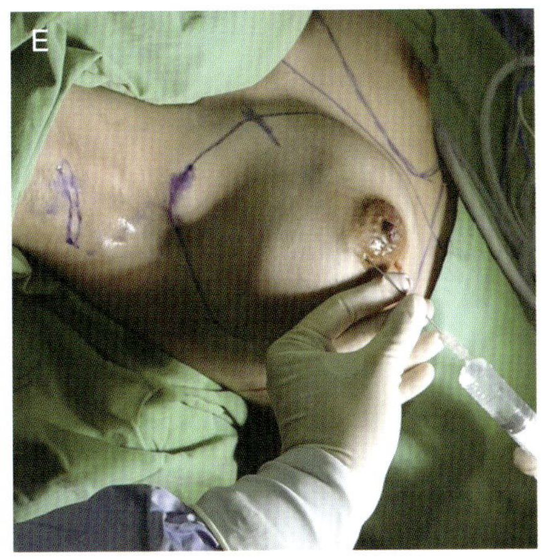

图 10.22 （E）全乳皮下注射含 0.05% 利多卡因和 1∶1 000 000 肾上腺素的生理盐水，以减少出血量

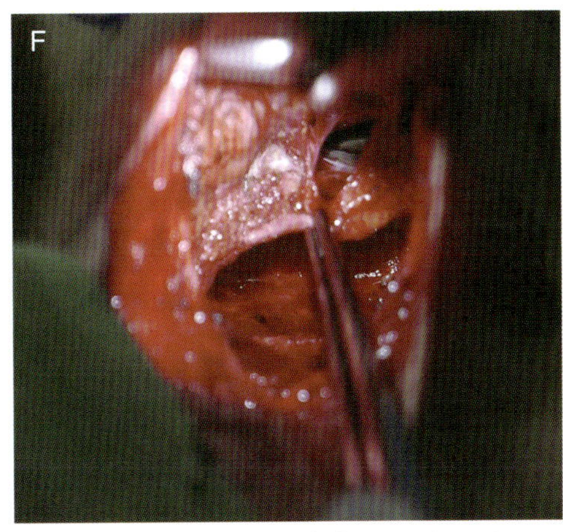

图 10.22 （F）完成前哨淋巴结活检后，向假体方向进行游离

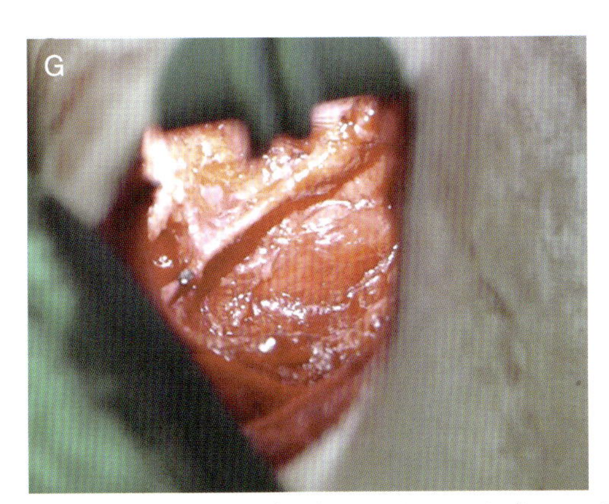

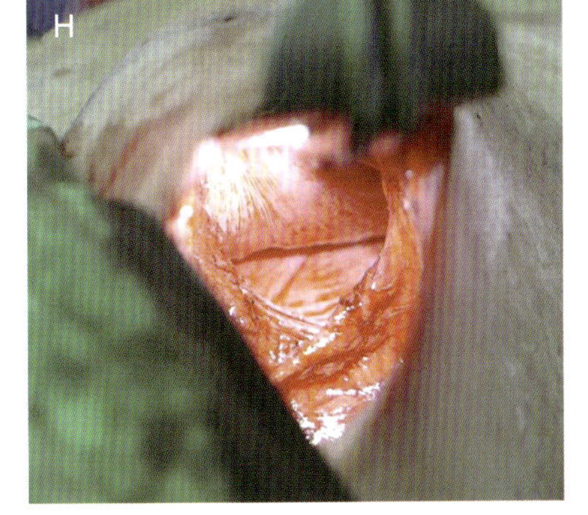

图 10.22 （G，H）移除假体后可见胸肌下囊袋

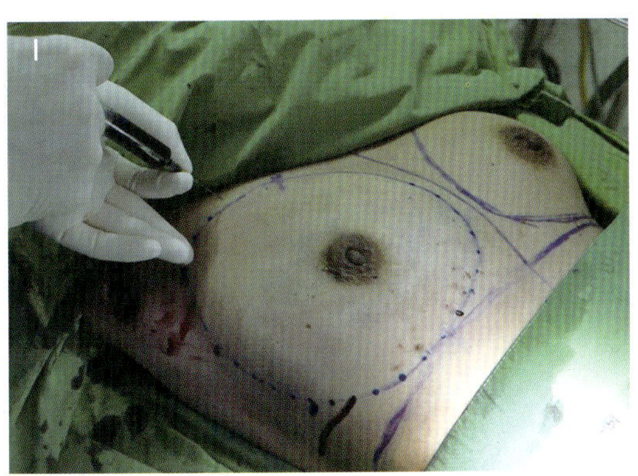

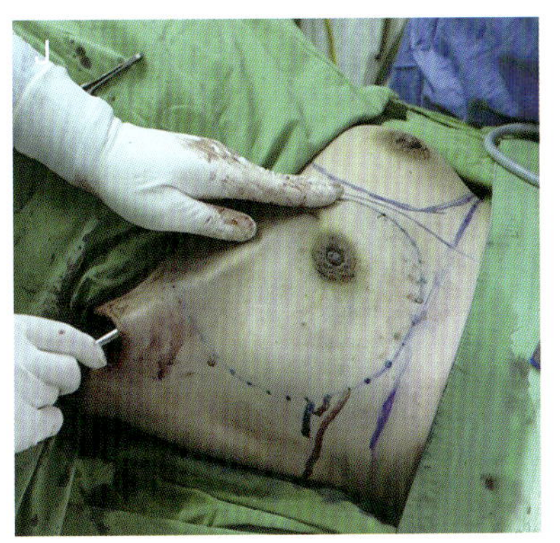

图 10.22 （I，J）使用蓝色染料标记游离边缘，再用组织剪进行钝性分离，以辅助平面游离（隧道技术）

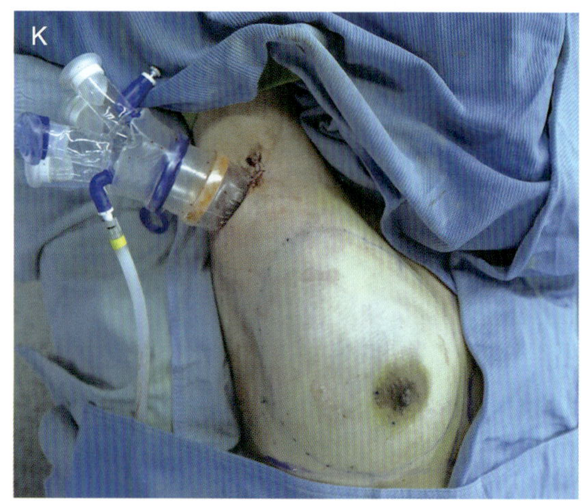

图 10.22 （K）创建手术操作空间后置入单孔装置（Glove Port, Nelis, Gyeonggi-do, Korea），并充入 CO_2，使压力保持在 8 mmHg

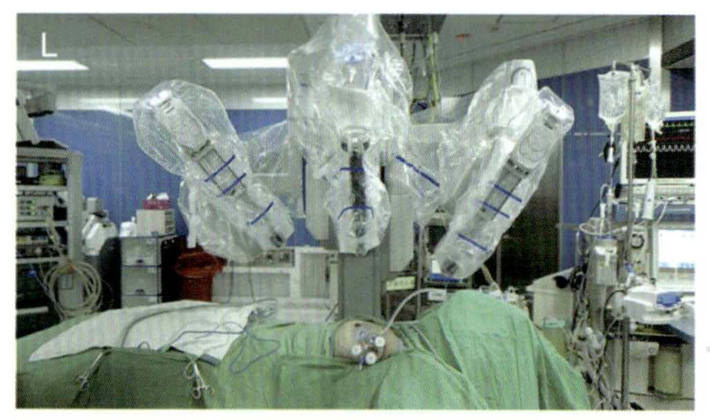

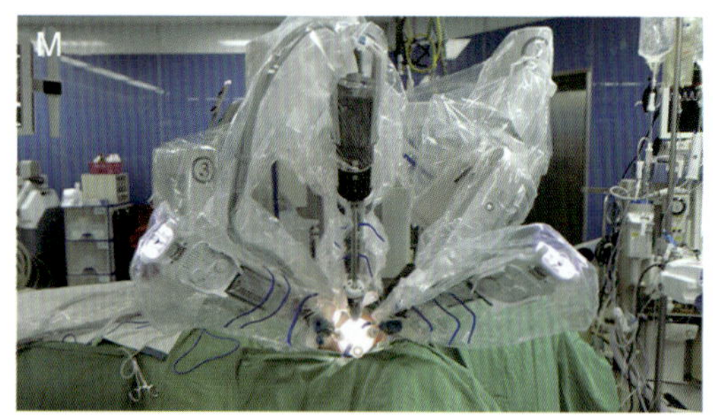

图 10.22 （L，M）手术室视图显示术中布局。该手术使用达芬奇 Si 手术系统（Intuitive Surgical, Sunnyvale, CA）完成，并由主刀医生在控制台上进行操作

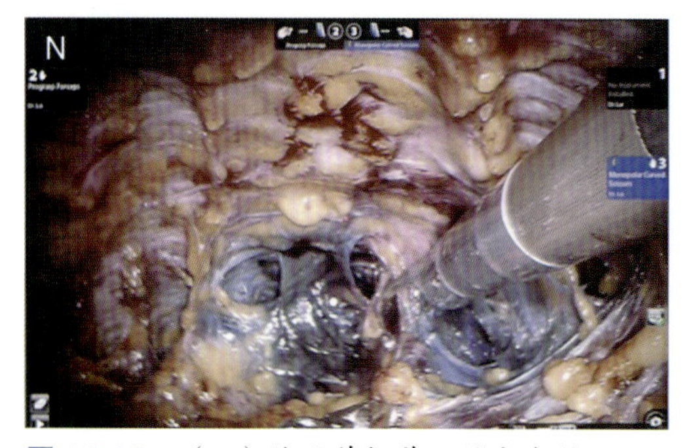

图 10.22 （N）使用单极剪刀游离皮瓣

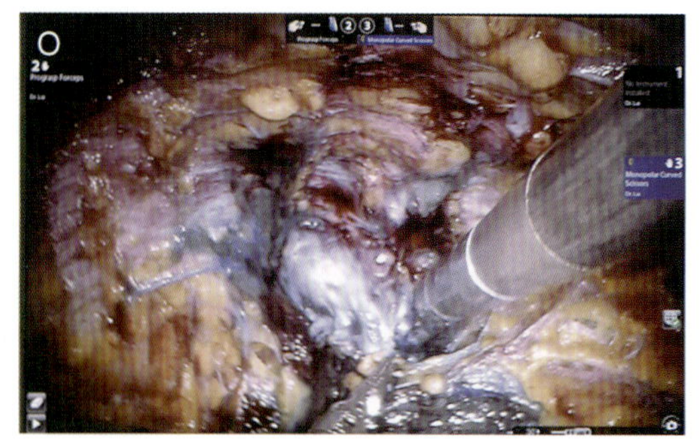

图 10.22 （O）乳头下组织送术中快速冰冻切片检查

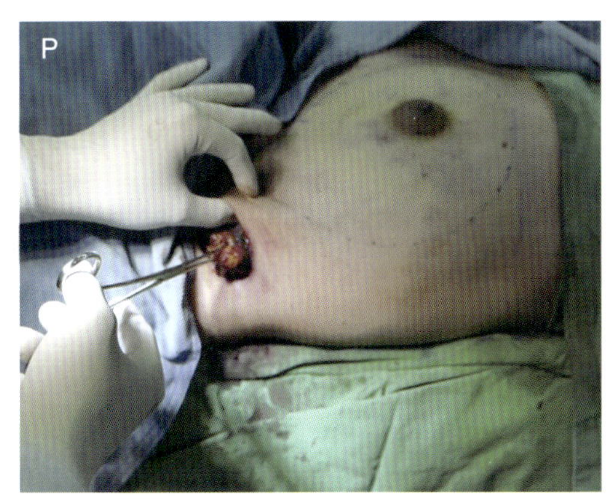

图 10.22 （P）经腋窝切口取出标本

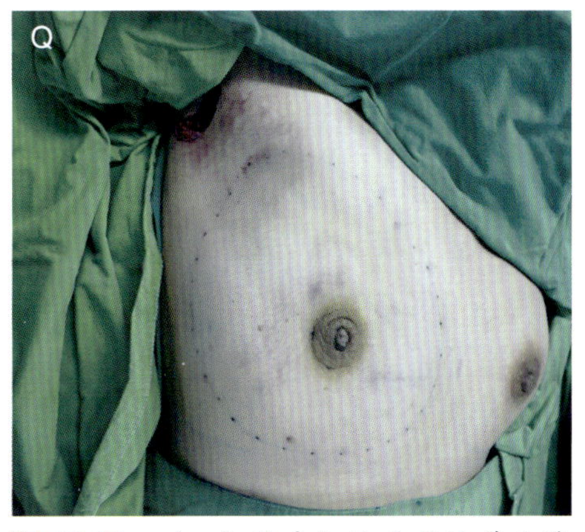

图 10.22 （Q）乳房切除后移除单孔装置的即刻手术台视图

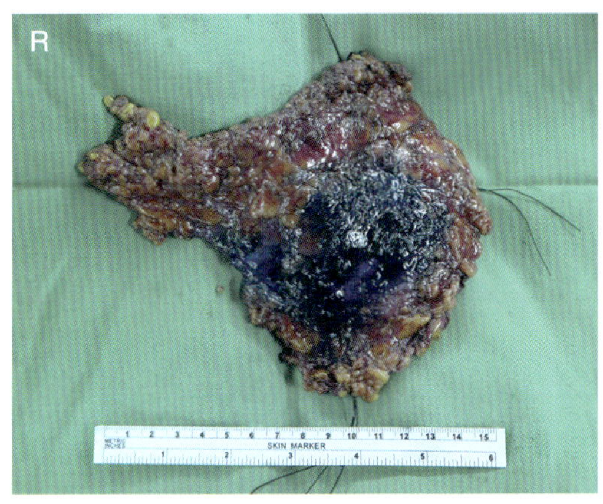

图 10.22 （R）完整取出乳房切除标本，并定向放置

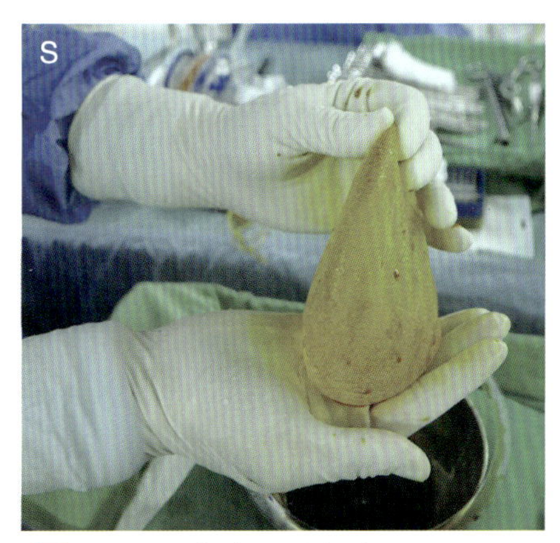

图 10.22 （S）凝胶假体

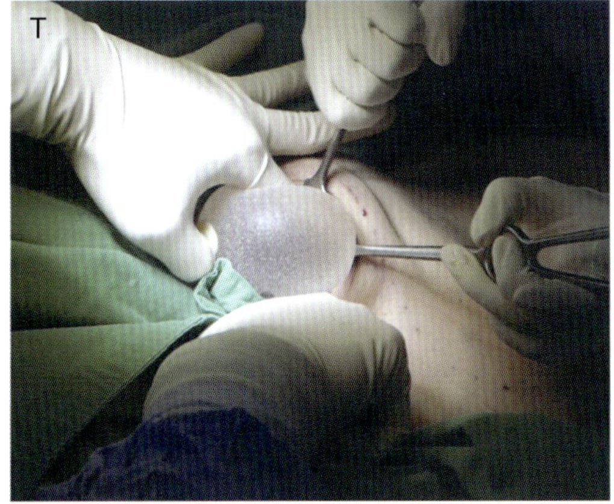

图 10.22 （T）将凝胶假体经腋窝切口置入胸肌下囊袋中

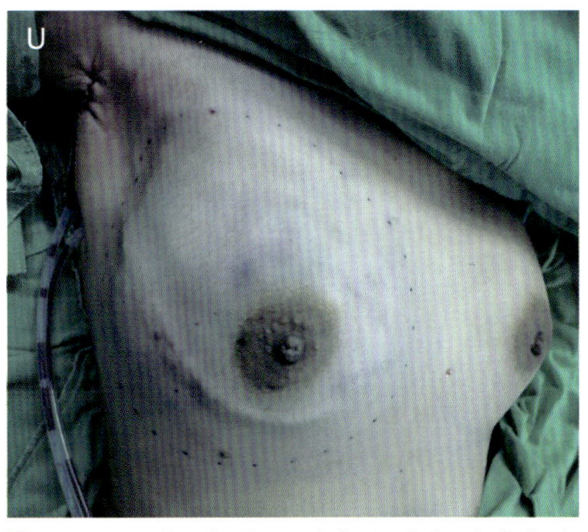

图 10.22 （U）伤口闭合后的即刻手术台视图

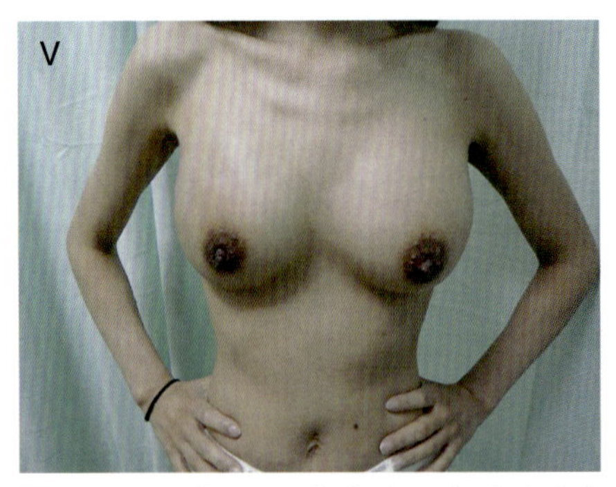

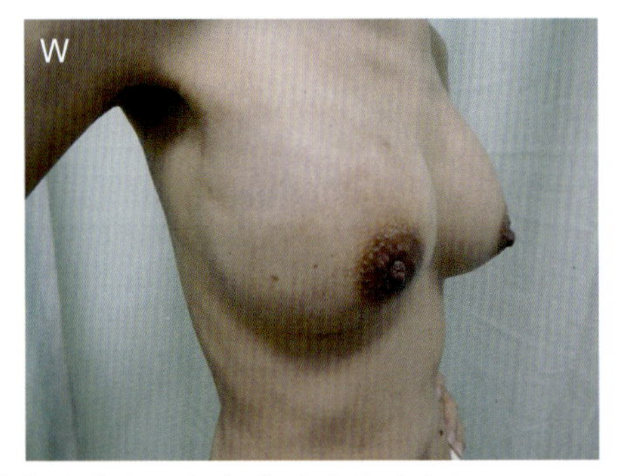

图 10.22 （V，W）术后 6 个月的手术美容效果和双侧乳房对称性均良好

病例 23 单孔机器人辅助下保留乳头乳晕的双侧乳房切除术联合即刻乳房假体重建术（图 10.23）

患者资料

患者女性，37 岁，最初因“右侧乳腺钼靶检查异常、立体定向引导真空辅助乳腺穿刺活检提示导管原位癌”就诊，遗传咨询和基因检测未发现任何提示遗传性乳腺癌的突变或携带者状态。患者希望行对侧乳房切除术以降低罹患乳腺癌的风险，并决定行机器人辅助下保留乳头乳晕的乳房切除术联合即刻乳房假体重建术。

手术与病理报告

患者行机器人辅助下保留乳头乳晕的双侧乳房切除术联合右侧前哨淋巴结活检术及即刻乳房假体重建术。右侧前哨淋巴结和双侧乳头下组织的术中快速冰冻切片检查结果呈阴性。最终常规组织病理学报告显示肿瘤分期为 $TisN_0M_0$（0 期），此后患者未接受任何辅助治疗。

术后结果

患者术后 5 d 出院，恢复良好。术后患者定期复查，对手术美容效果满意。

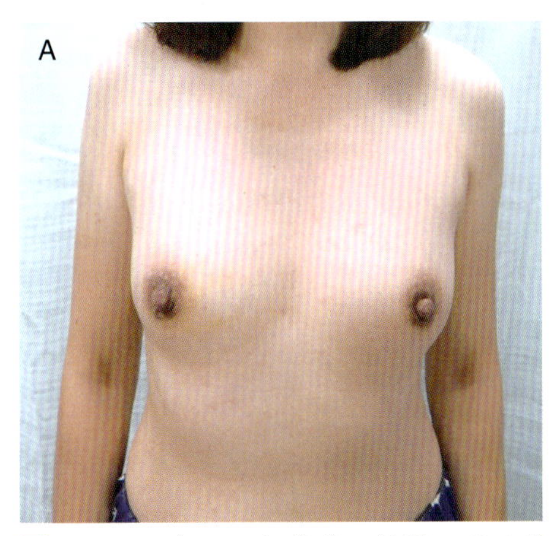

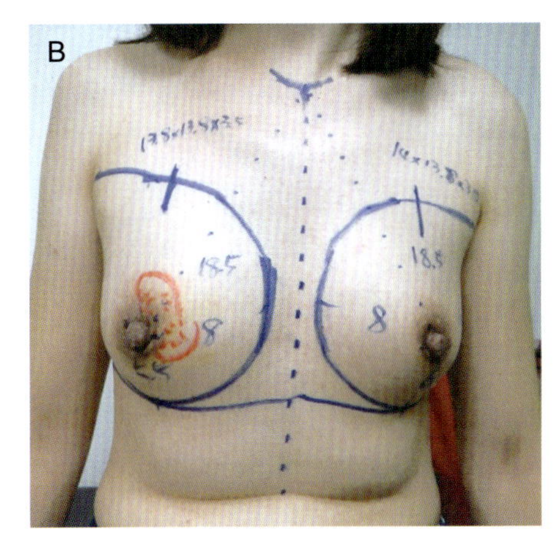

图 10.23 （A，B）术前正位图，显示肿瘤标记位置

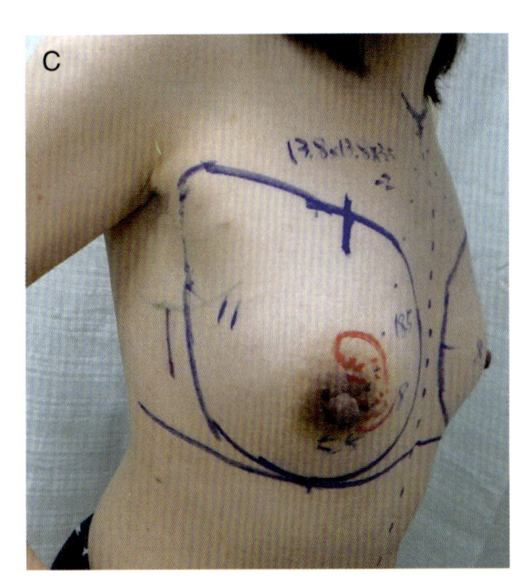

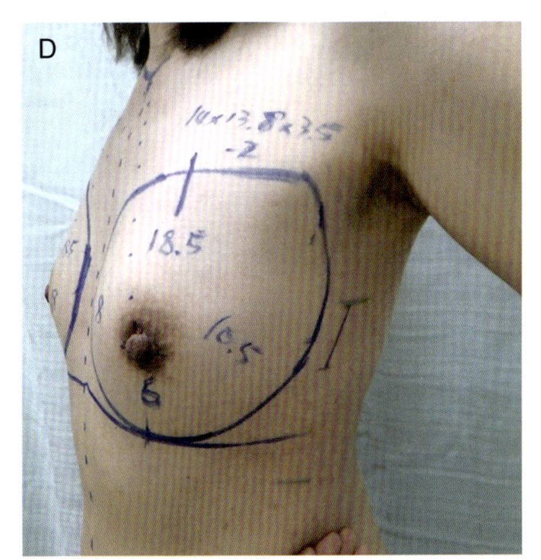

图 10.23 （C，D）术前图像显示沿腋前线的预切口

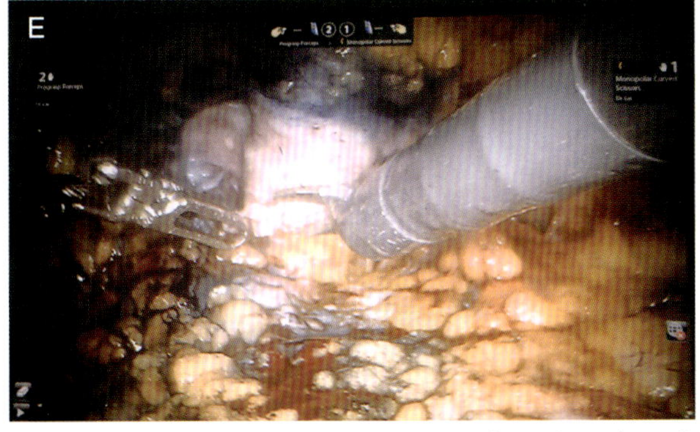

图 10.23 （E）乳头下组织进行术中快速冰冻切片检查

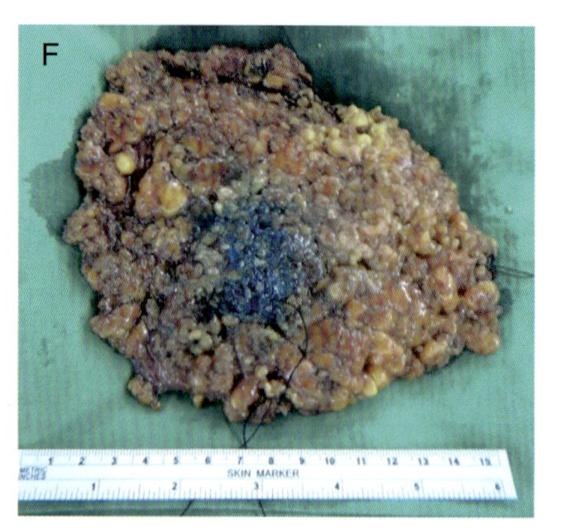

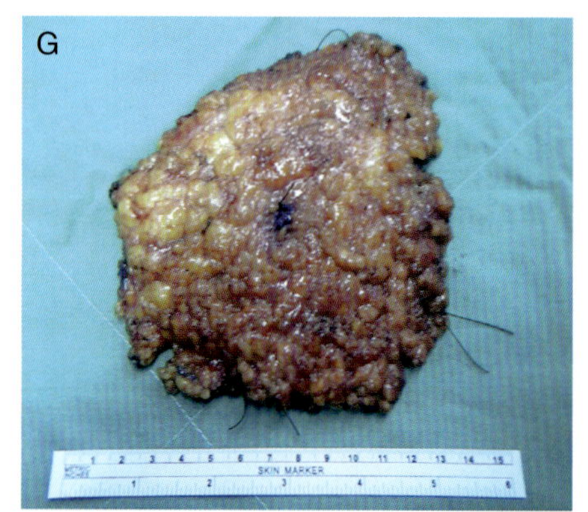

图 10.23　（F，G）完整取出双侧乳房切除标本，并定向放置

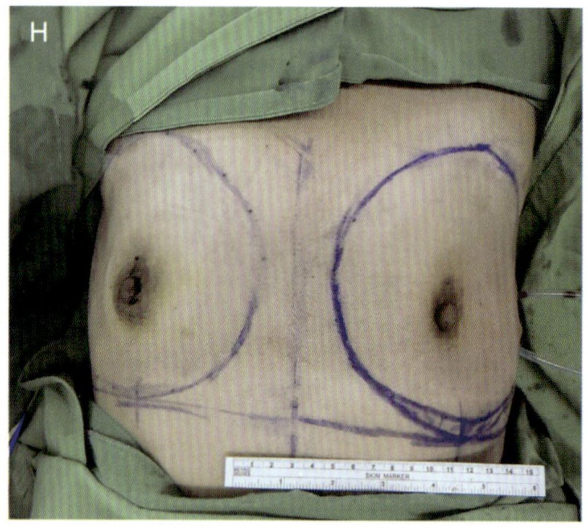

图 10.23　（H）乳房切除后移除单孔装置的即刻手术台视图

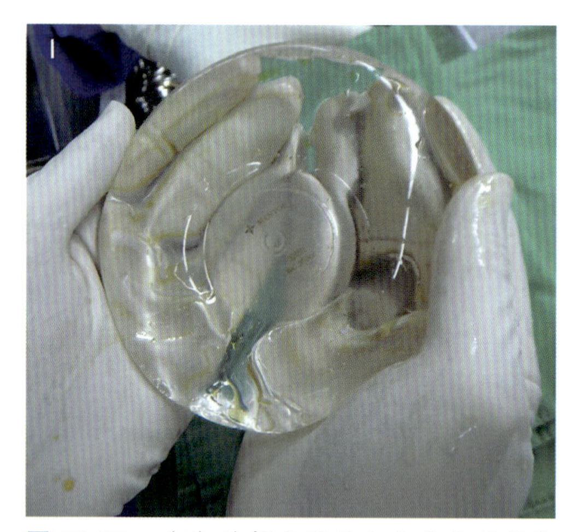

图 10.23　（I）选择合适体积和大小的凝胶假体，经腋窝切口置入胸肌下囊袋中

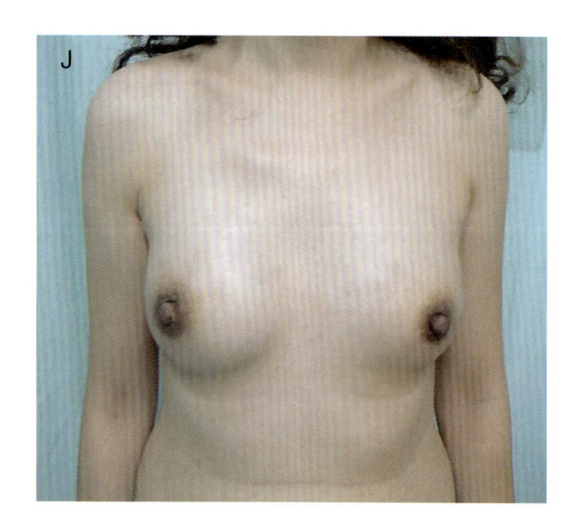

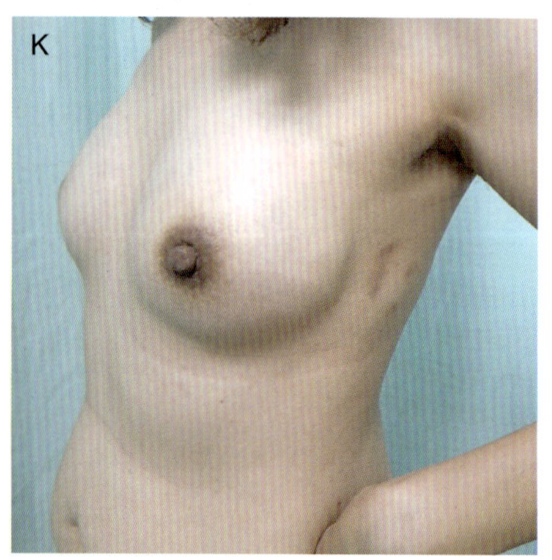

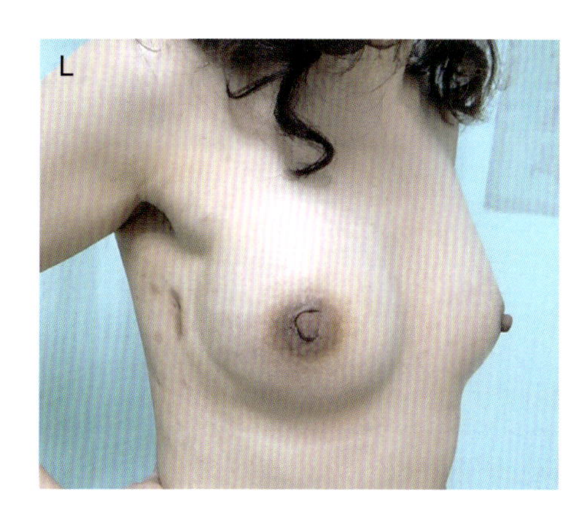

图 10.23 （J~L）术后3个月的手术美容效果和双侧乳房对称性均良好

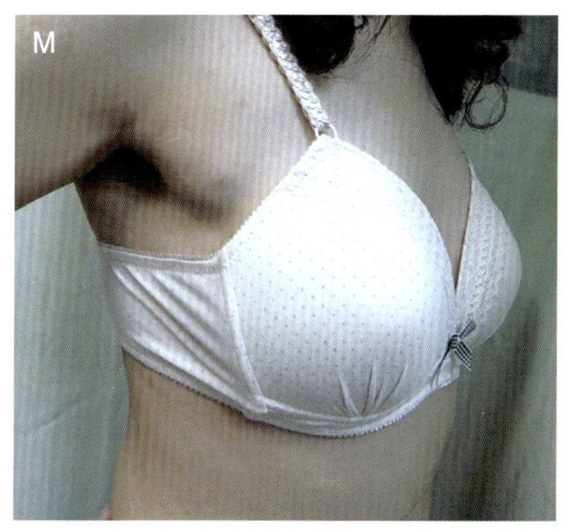

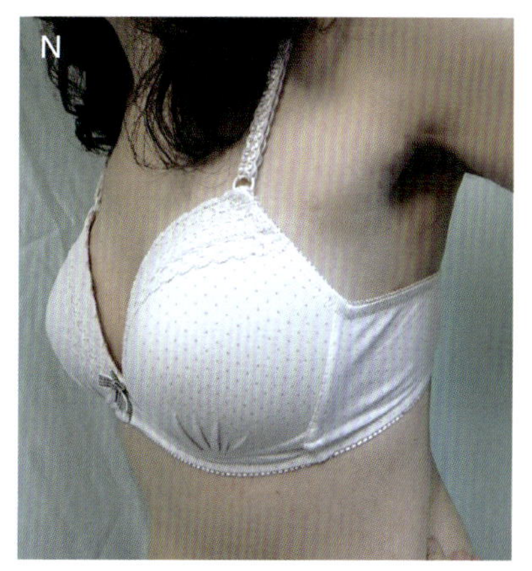

图 10.23 （M，N）术后3个月图像显示沿胸罩线隐藏切口

病例24 机器人辅助下保留乳头乳晕的乳房切除术联合即刻乳房假体重建术：单腋窝切口与达芬奇Xi手术系统（图10.24）

患者资料

患者女性，55岁，诊断为左侧乳腺癌，临床Ⅰ期。术前穿刺组织活检提示浸润性导管癌伴导管原位癌，ER阳性、PR阳性、CerbB2阳性。影像学检查未见癌转移。经咨询，患者决定行机器人辅助下保留乳头乳晕的乳房切除术联合即刻乳房假体重建术。

手术与病理报告

患者行机器人辅助下保留乳头乳晕的左侧乳房切除术联合前哨淋巴结活检术及即刻乳房假体重建术。前哨淋巴结和乳头下组织的术中快速冰冻切片检查结果呈阴性。最终组织病理学报告显示肿瘤分期为 $T_{1a}N_0M_0$（ⅠA 期），术后建议患者进行 5 年的辅助内分泌治疗。

术后结果

患者术后 4 d 顺利出院，恢复良好。术后患者定期复查，对手术美容效果满意。

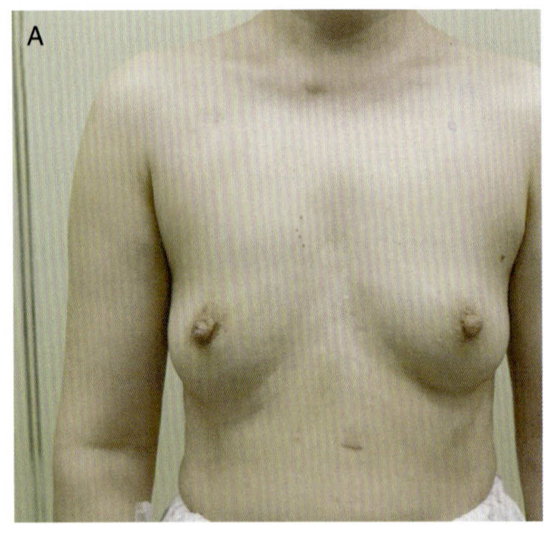

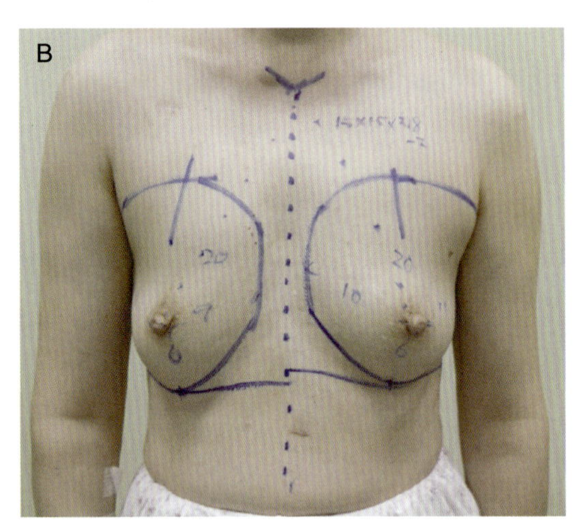

图 10.24　（A，B）术前正位图，显示术前标记

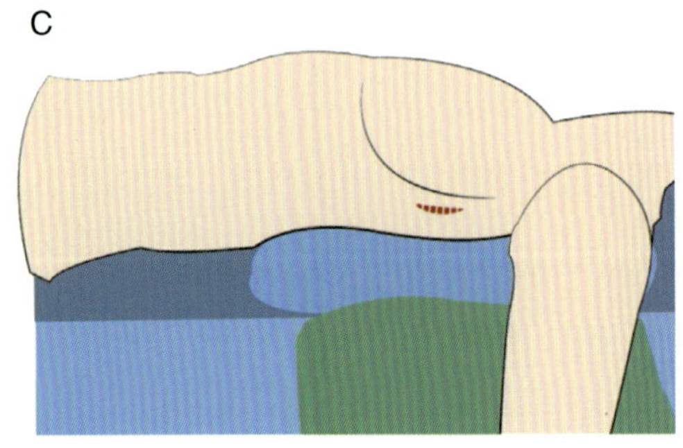

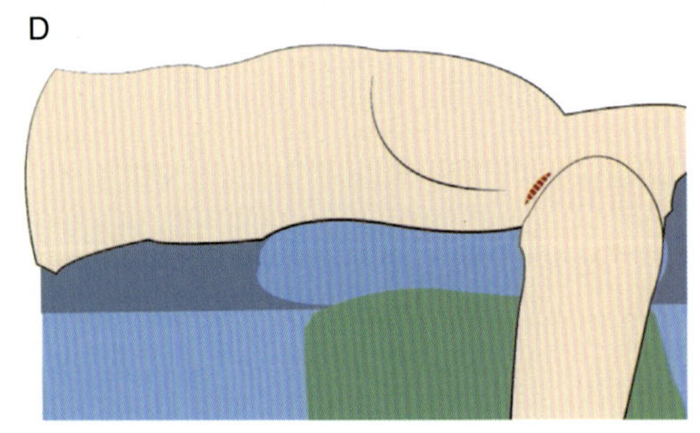

图 10.24　机器人辅助下保留乳头乳晕的乳房切除术常用切口，即沿腋前线切口（C）和腋窝切口（D）

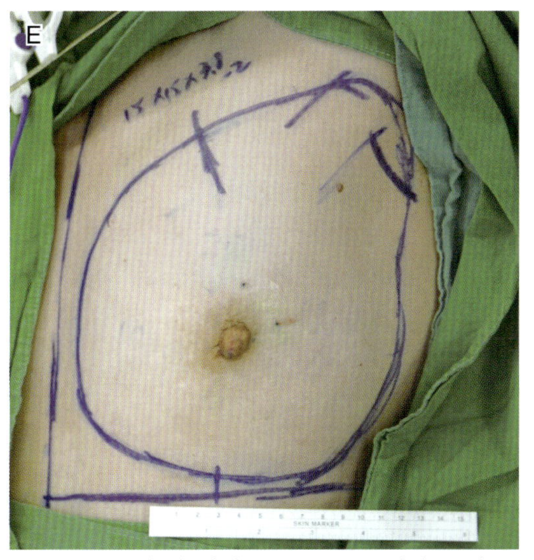

图 10.24 （E）手术台视图显示手术切缘及腋窝预切口标记

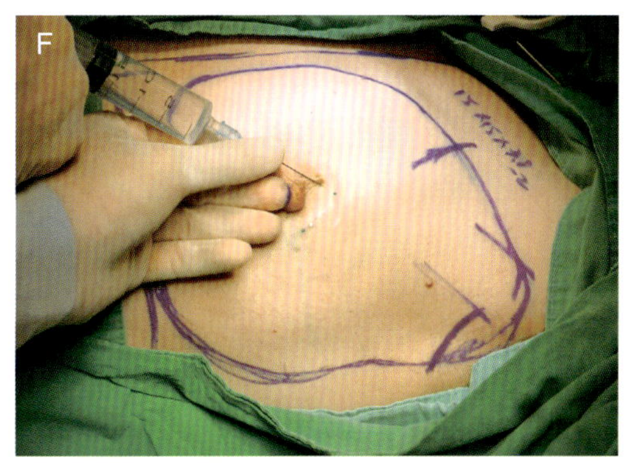

图 10.24 （F）全乳皮下注射含 0.05% 利多卡因和 1∶1 000 000 肾上腺素的生理盐水，以减少出血量

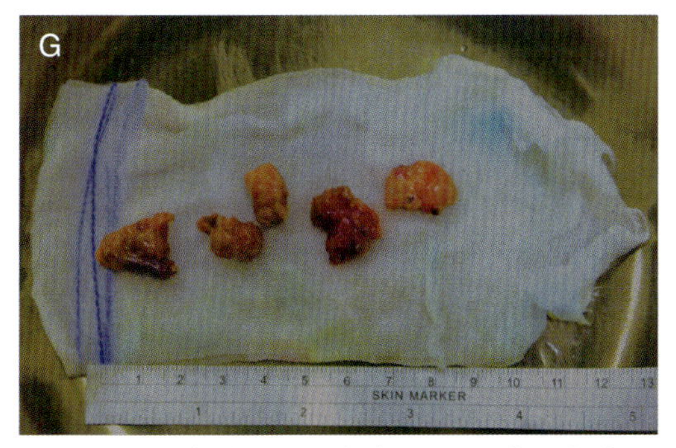

图 10.24 （G）取出前哨淋巴结并送术中快速冰冻切片检查

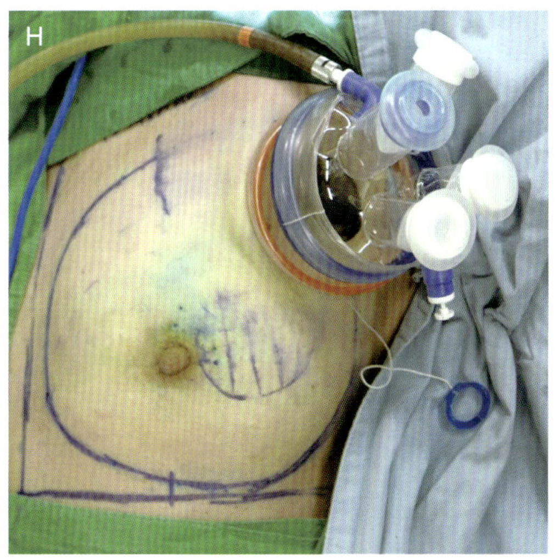

图 10.24 （H）创建手术操作空间后置入单孔装置（Glove Port, Nelis, Gyeonggi-do, Korea），并充入 CO_2，使压力保持在 8 mmHg

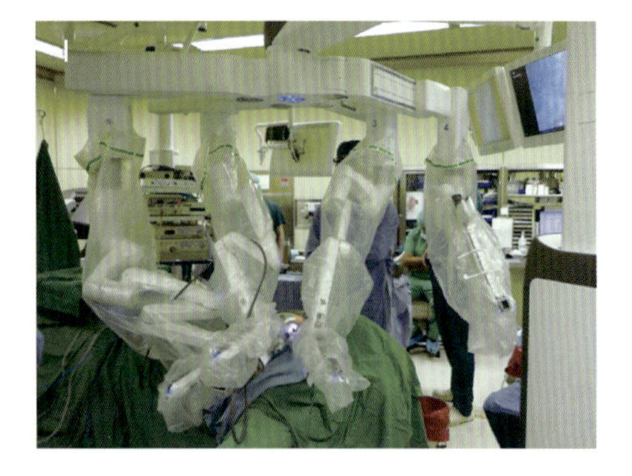

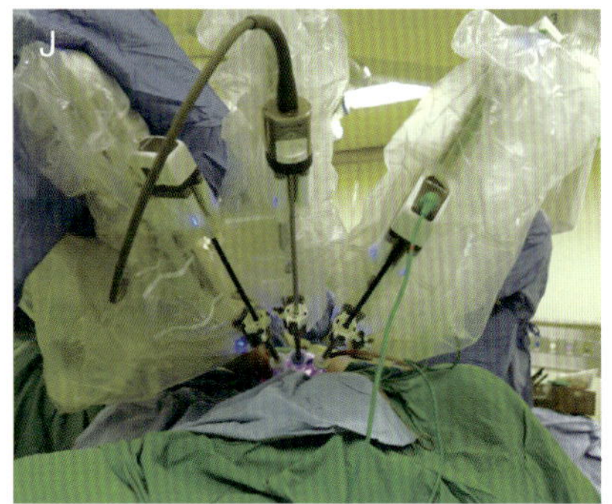

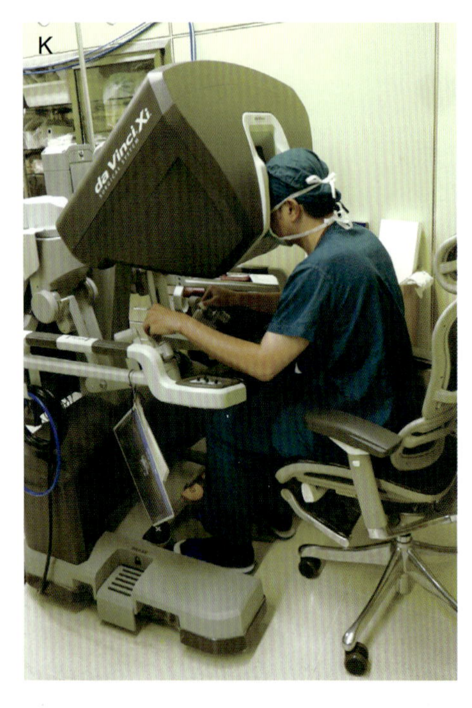

图 10.24 （I~K）手术室视图显示术中布局。该手术使用达芬奇 Si 手术系统（Glove Port, Nelis, Gyeonggi-do, Korea）完成，并由主刀医生在控制台上进行操作

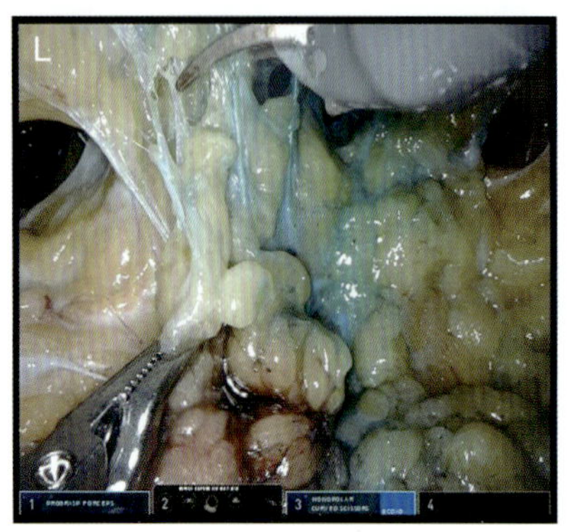

图 10.24 （L）使用单极剪刀游离皮瓣

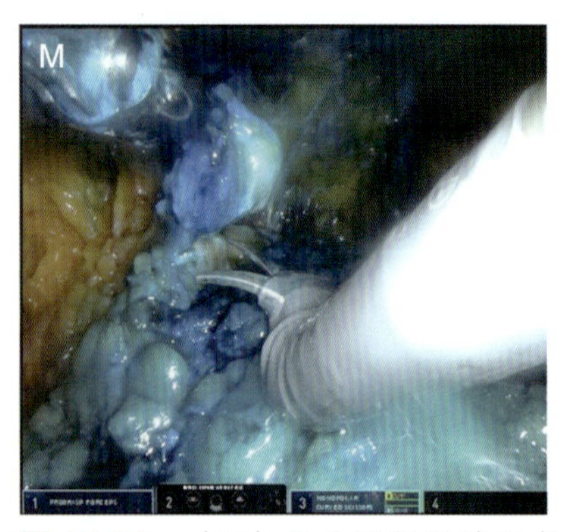

图 10.24 （M）乳头下组织进行术中快速冰冻切片检查

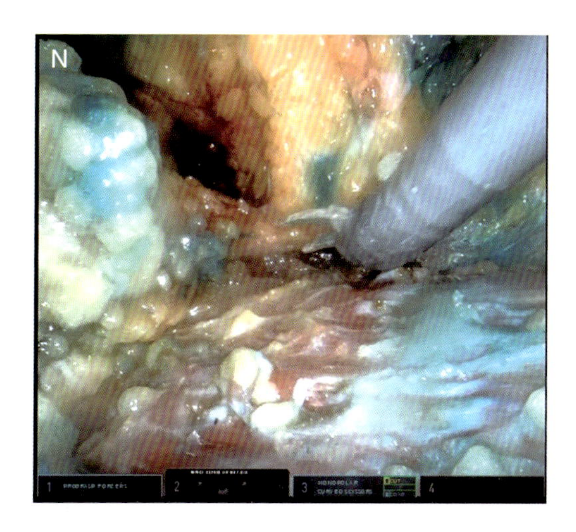

图 10.24 （N）将乳腺实质后部和周围与胸大肌筋膜分离

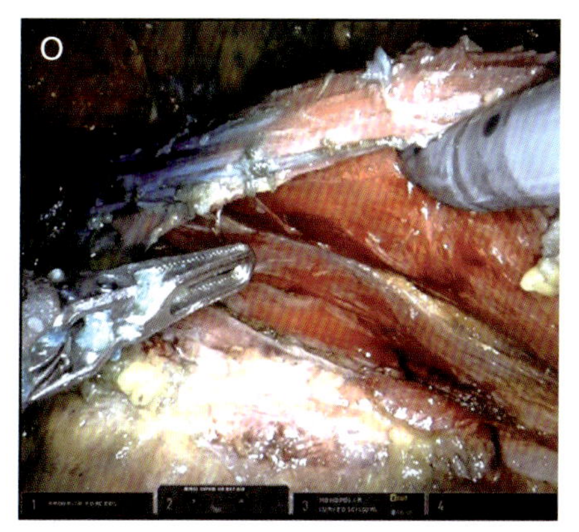

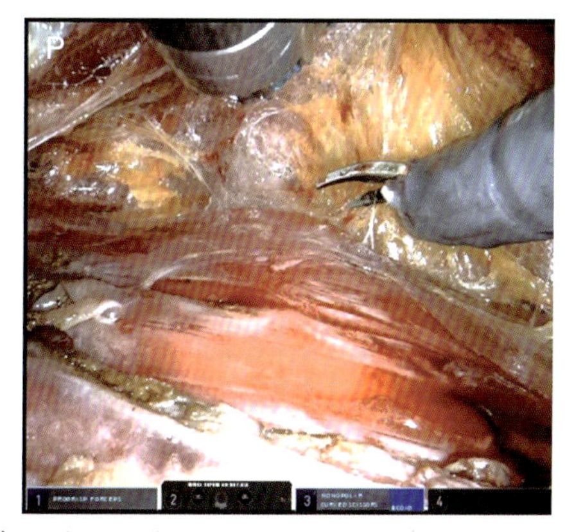

图 10.24 （O，P）游离胸肌下囊袋，随后置入假体

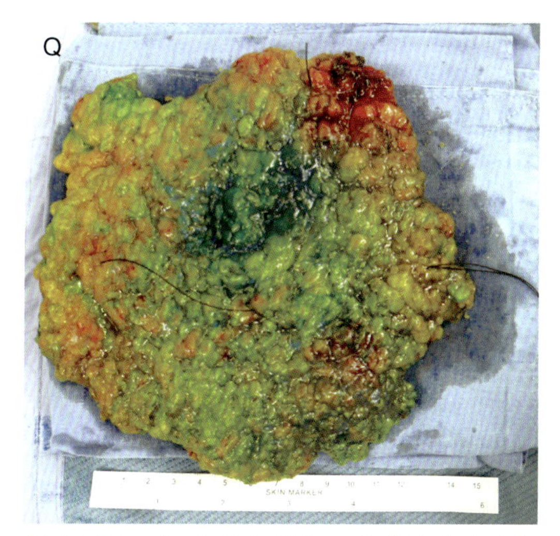

图 10.24 （Q）经腋窝切口完整取出乳房切除标本，并定向放置

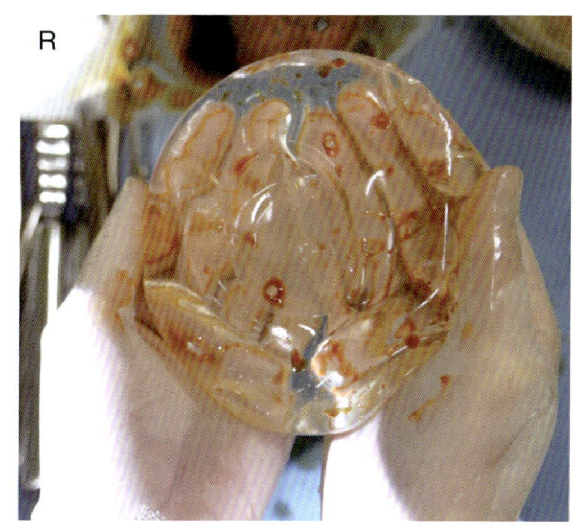

图 10.24 （R）选择合适体积和大小的凝胶假体，并经腋窝切口置入胸肌下平面

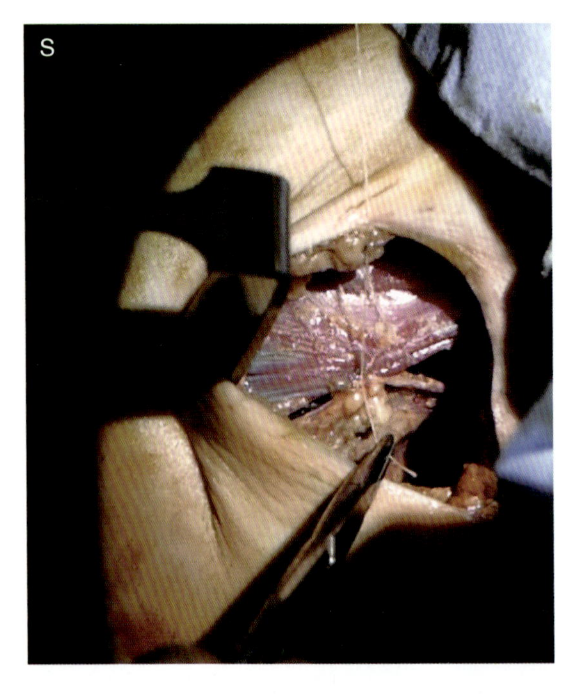

图 10.24 （S）于胸大肌外侧缘标记前锯肌以固定假体，避免假体横向移位

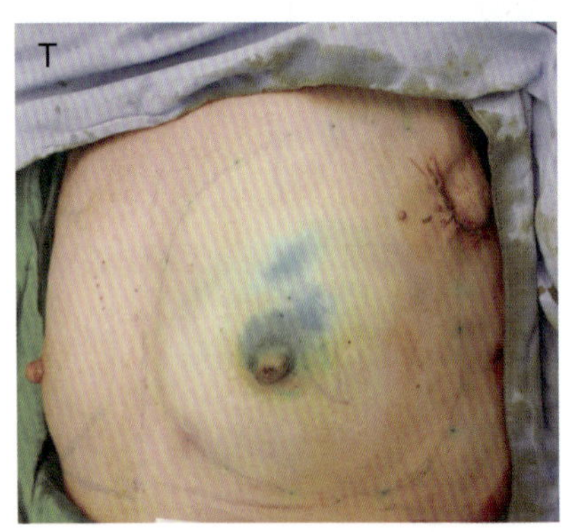

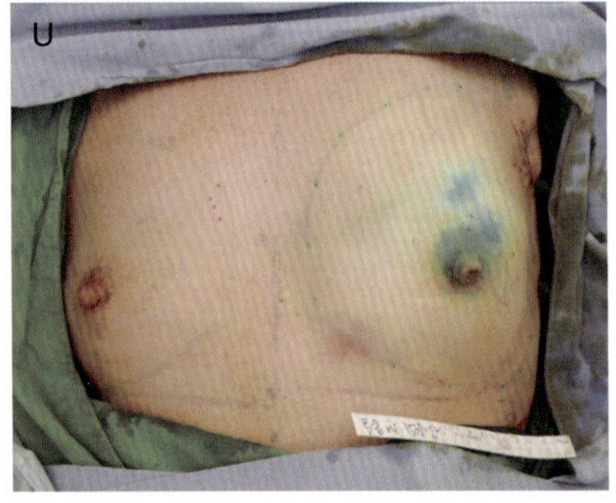

图 10.24 （T，U）伤口闭合后的即刻手术台视图

病例 25 机器人辅助下保留乳头乳晕的乳房切除术联合即刻乳房假体重建术：单切口与达芬奇 Si 手术系统（图 10.25）

患者资料

患者女性，51 岁，诊断为左侧乳腺癌。术前穿刺活检提示浸润性导管癌，ER 阳性、PR 阳性、CerbB2 阴性。影像学检查未见癌转移。患者决定行机器人辅助下保留

乳头乳晕的左侧乳房切除术联合前哨淋巴结活检术及即刻乳房假体重建术。

手术与病理报告

患者行机器人辅助下保留乳头乳晕的左侧乳房切除术联合前哨淋巴结活检术及即刻乳房假体重建术。前哨淋巴结和乳头下组织的术中快速冰冻切片检查结果呈阴性。最终组织病理学报告显示肿瘤分期为 $T_{1c}N_{1}micM_{0}$（ⅠB期），术后建议患者进行辅助化疗和 5 年的内分泌治疗。

术后结果

患者术后 4 d 顺利出院，恢复良好。术后患者定期复查，对手术美容效果满意。

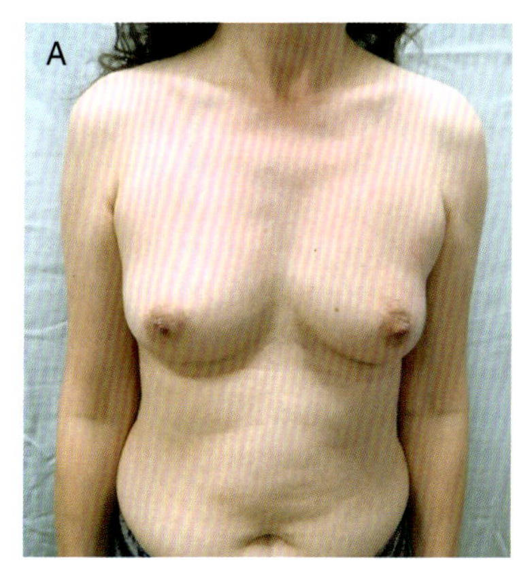

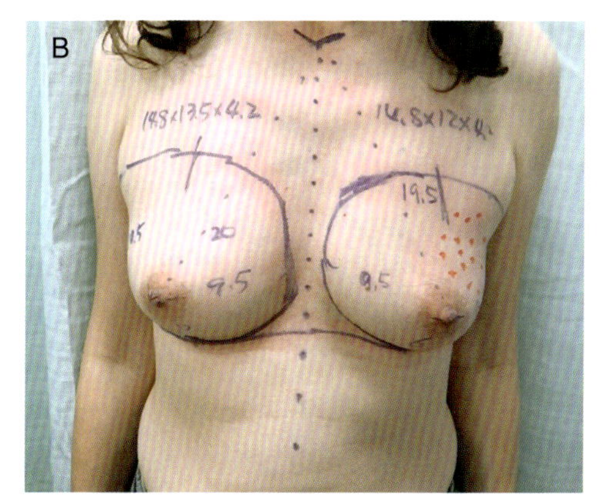

图 10.25　（A，B）术前正位图，显示肿瘤标记位置

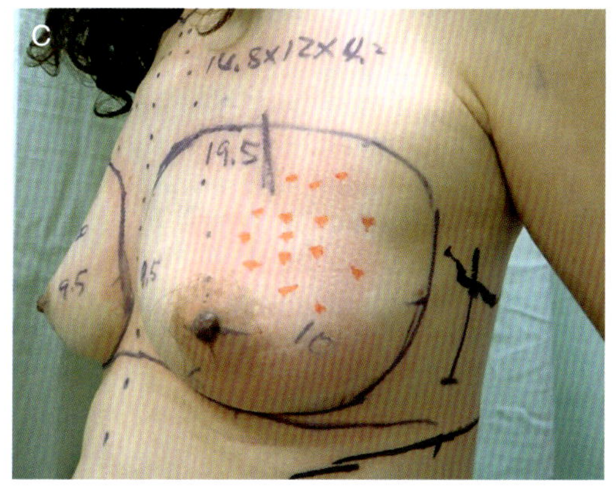

图 10.25　（C）术前侧位图显示沿腋前线的预切口

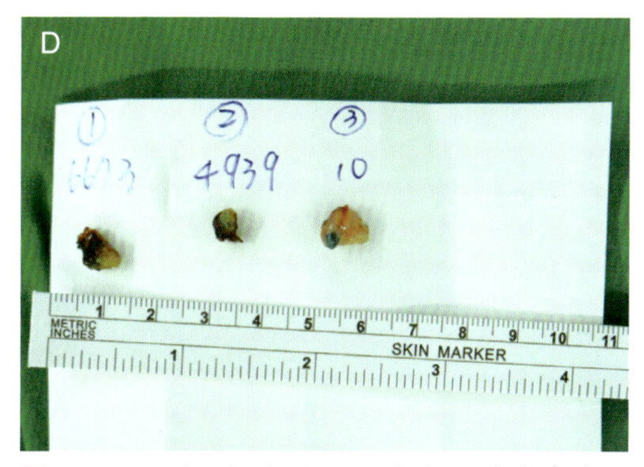

图 10.25　（D）使用双示踪法识别前哨淋巴结，并送术中快速冰冻切片检查

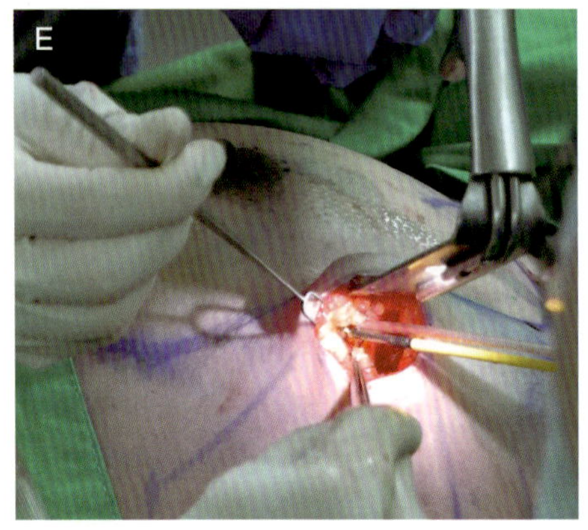

图 10.25 （E）置入单孔装置前，游离皮瓣并创建手术操作空间

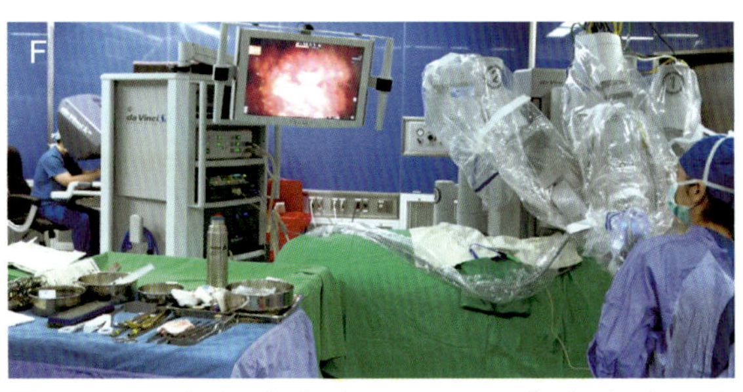

图 10.25 （F）手术室视图显示术中布局。该手术使用达芬奇 Si 手术系统（Intuitive Surgical, Sunnyvale, CA）完成，并由主刀医生在控制台上进行操作

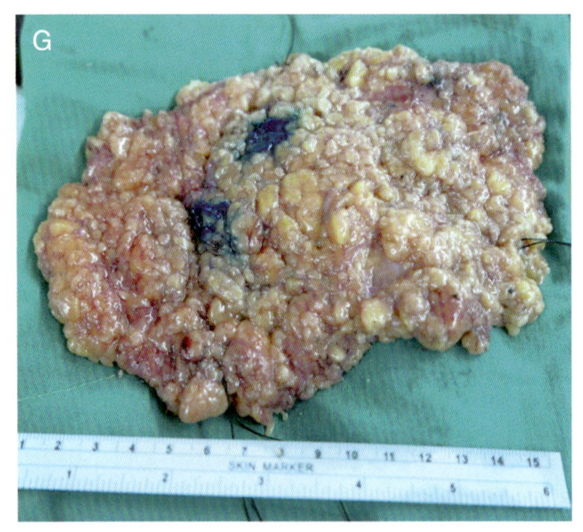

图 10.25 （G）完整取出乳房切除标本，并定向放置

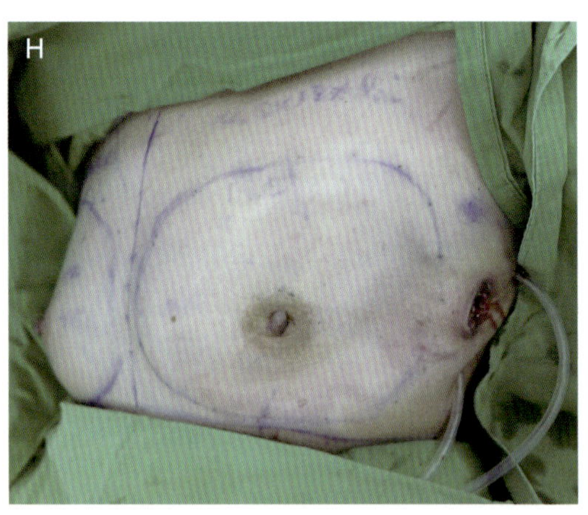

图 10.25 （H）乳房切除后移除机械臂的即刻手术台视图

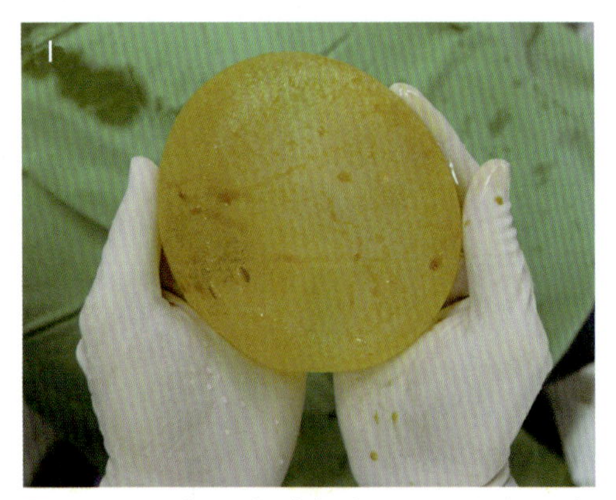

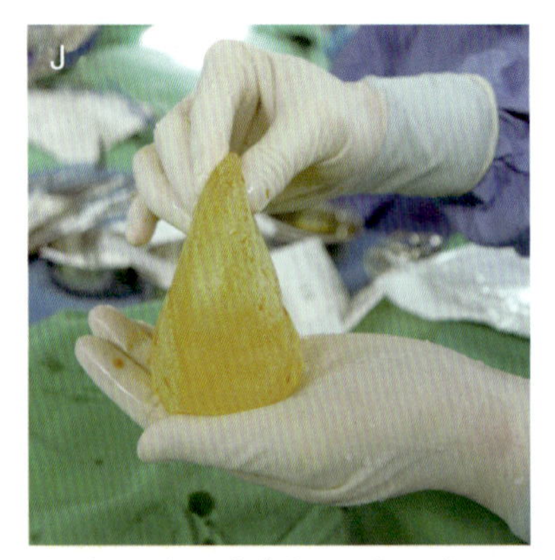

图 10.25 （I，J）选择合适体积和大小的凝胶假体，并经腋窝切口置入胸肌下囊袋中

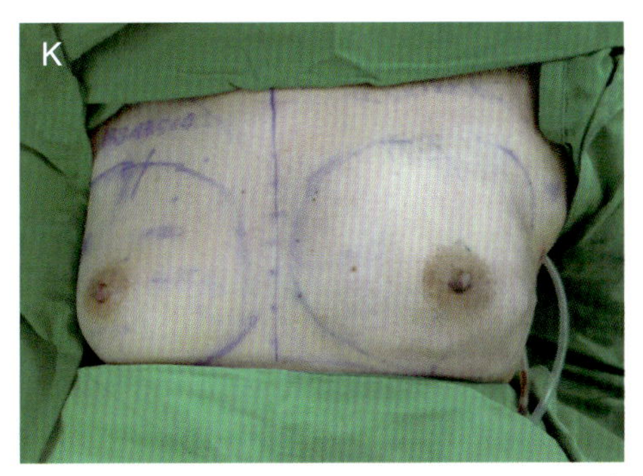

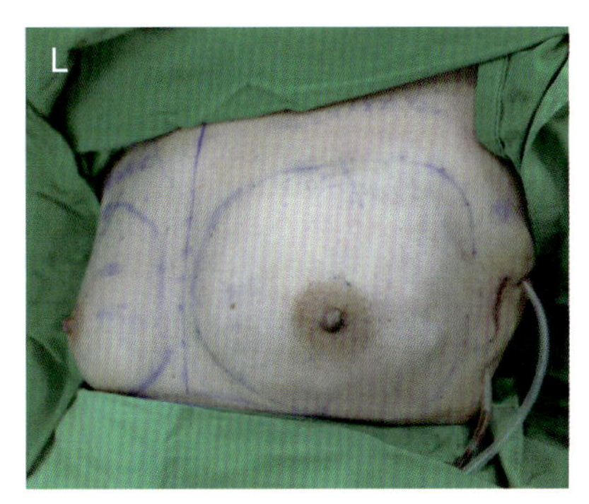

图 10.25 （K，L）伤口闭合后的即刻手术台视图

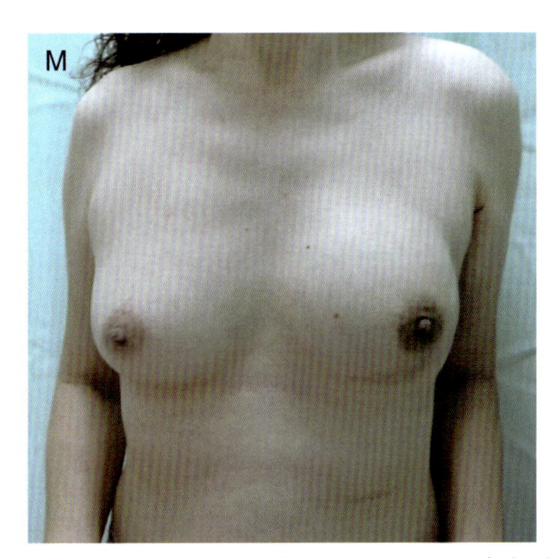

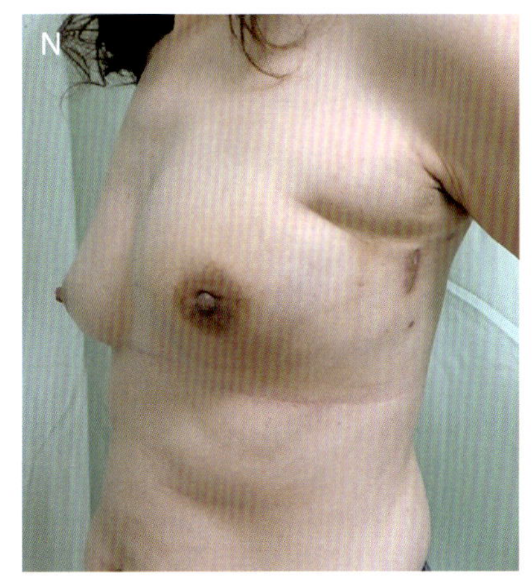

图 10.25 （M，N）术后 1 个月的手术美容效果良好

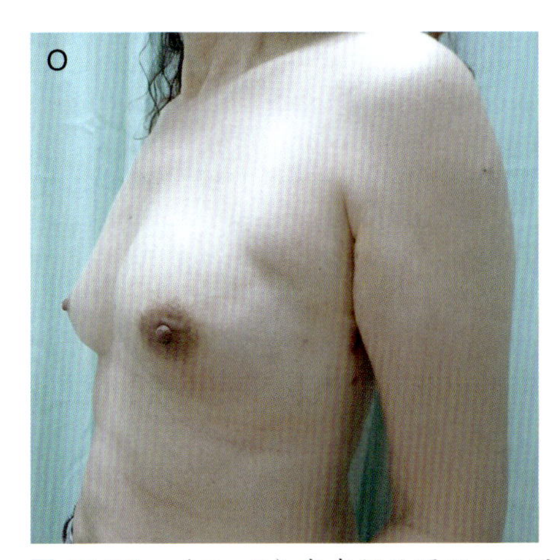

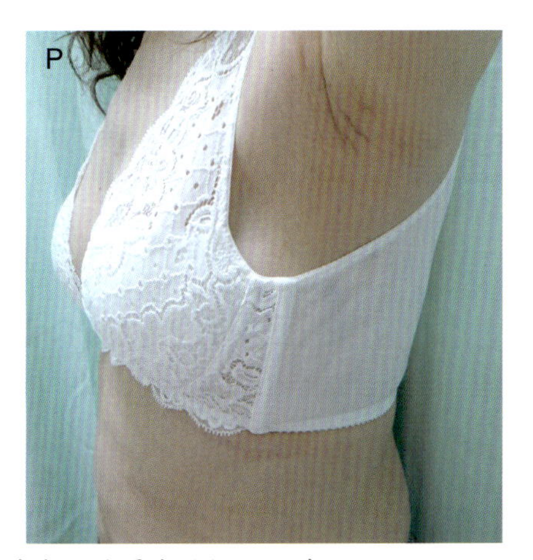

图 10.25 （O，P）患者侧位图显示沿腋前线和胸罩线的切口隐蔽

讨 论

由于较高的患者满意度和肿瘤安全性，NSM 越来越多地在应用于无明显 NAC 侵袭的乳腺癌患者中[1]。初步研究表明，经乳腺外侧腋窝进行 R-NSM 的切口小且隐蔽，手术美容效果良好[2-5]。因此，对于希望手术瘢痕小且隐蔽的患者来说，R-NSM 的临床疗效确切，且患者满意度较高。从技术可行性的角度来看，与机器人手术系统相比，传统腔镜器械的灵活性较差，R-NSM 可解决 E-NSM 的技术难点。此外，腔镜手术需要助手手动控制镜头，R-NSM 消除了手部震颤对手术的影响，进一步增强了手术精确度，符合人体工程学设计[6]。与其他机器人辅助手术一样，临床应用 R-NSM 的局限性在于其手术成本较高。

（钟明　译，李永平　审校）

参考文献

[1] Mallon P, Feron JG, Couturaud B, et al. The role of nipple-sparing mastectomy in breast cancer: a comprehensive review of the literature. Plastic and Reconstructive Surgery, 2013. https://doi.org/10.1097/PRS.0b013e3182865a3c.

[2] Sarfati B, Struk S, Leymarie N, et al. Robotic prophylactic nipple-sparing mastectomy with immediate prosthetic breast reconstruction: a prospective study. Annals of Surgical Oncology, 2018. https://doi.org/10.1245/s10434-018-6555-x.

[3] Toesca A, Peradze N, Manconi A, et al. Robotic nipple-sparing mastectomy for the treatment of breast cancer: feasibility and safety study. Breast, 2017. https://doi.org/10.1016/j.breast.2016.10.009.

[4] Lai HW, Lin SL, Chen ST, et al. Robotic nipple-sparing mastectomy and immediate breast reconstruction with Gel implant. Plast Reconstr Surg Glob Open, 2018, 6(6):e1828. https://doi.org/10.1097/GOX.0000000000001828. eCollection 2018 Jun. PMID:30276055. https://www.ncbi.nlm.nih.gov/pubmed/30276055.

[5] Lai HW, Wang CC, Lai YC, et al. The learning curve of robotic nipple sparing mastectomy for breast cancer: an analysis of consecutive 39 procedures with cumulative sum plot. European Journal of Surgical Oncology, 2019, 45(2):125-133. https://doi.org/10.1016/j.ejso.2018.09.021. Epub 2018 Oct 17. PMID:30360987. https://www.ncbi.nlm.nih.gov/pubmed/30360987.

[6] Lai HW, et al. Robotic nipple-sparing mastectomy and immediate breast reconstruction with Gel implant: technique, preliminary results and patient-reported cosmetic outcome. Annals of Surgical Oncology, 2019, 26(1):42-52.

CHAPTER

机器人辅助下乳房切除术联合即刻背阔肌肌皮瓣乳房重建术 第11章

技术描述

术前标记与定位

患者术前标记采用站立位和仰卧位。全身麻醉诱导后，患者取仰卧位，并将患侧上肢外展 90°，以免影响手术操作。

腋窝分期手术

对于符合前哨淋巴结活检（SLNB）指征的患者，术前（手术当天或前 1 天）在肿瘤部位皮内注射少量（2~3 mCi）放射性同位素 ^{99m}Tc。

对患者进行全身麻醉诱导后，将 3 mL 1% 亚甲蓝溶液（Merck, Darmstadt, Germany）等量注射在肿瘤腋窝侧乳腺实质的 5 个部位，轻柔按摩肿瘤到腋窝的乳腺组织 5~10 min。在注射蓝色染料 20~30 min 后，使用手持式 γ 探针（Navigator; USSC, Norwalk, CT）识别“热点”并标记，在靠近最热“热点”位置的淋巴结处做一个 3~5 cm 的腋窝斜切口，然后行 SLNB。按照指示进行快速冰冻切片检查，如果 SLNB 为阳性，则对腋窝淋巴结进行彻底清扫，直至Ⅱ区。

机器人手术系统的连接与乳房切除

为放置单孔装置（Glove Port; Nelis Corporation, Gyeonggi-do, Korea），腔镜下使用电刀切取 3~4 cm 厚的皮瓣，然后用腔镜下乳房切除术中使用的隧道技术对皮瓣进行游离，并在皮瓣和乳腺实质间形成间隔。待充分游离皮瓣后，经腋窝切口置入单孔装置，并充入 CO_2，使气压保持在 8 mmHg，充分建立手术操作空间。为防止手术床与机器人手术系统在对接时发生碰撞，患侧肩需抬高至 30°，并将床旁系统（da Vinci; Intuitive Surgical, Sunnyvale, CA, USA）放置在健侧。在机械臂与单孔装置连接前，将 2 个机械臂延伸到患者上方且尽量靠近单孔装置处，然后将手术转至达芬奇 Si 或 Xi 手术系统（Intuitive Surgical, Sunnyvale, CA, USA）上进行，由主刀

Minimally Invasive (Endoscopic & Robotic) Breast Surgery. https://doi.org/10.1016/B978-0-323-73405-9.00011-X

医生操作控制台。笔者在单孔装置上方置入一个直径为 12 mm 的 30° 镜头（Intuitive Surgical, Denzlingen, Germany），为避免术中与其他器械发生碰撞，使用 8 mm 的单极电剪刀（Intuitive Surgical, Sunnyvale, CA, USA）和 8 mm 的大抓钳（Intuitive Surgical, Sunnyvale, CA, USA）对组织进行游离和牵拉，以充分暴露手术操作空间。此外，术中单极电剪刀和大抓钳的位置可以根据具体情况进行调整。使用单极电剪刀切开通过隧道技术形成的皮瓣与乳腺实质间隔，从皮瓣上表面开始游离，并在 NSM 中进行乳晕下组织的快速冰冻切片检查。如果发现癌细胞侵袭乳晕下组织，则切除整个 NAC，后转行保留皮肤的乳房切除术。在完成皮瓣上表面的游离后，对乳腺实质周围部分进行游离，剥离乳腺实质后部与胸大肌筋膜，清晰识别和保护穿支血管。待充分游离后，经腋窝切口取出全乳腺标本。

即刻带蒂背阔肌肌皮瓣乳房重建术

取出手术标本并充分止血后，对创腔进行充分冲洗。为避免在获取皮瓣过程中损伤血管，术中应仔细识别胸背血管蒂，并用血管环标记。将患者体位转为侧卧位，置入 2 个 12 mm Trocar（Kii Balloon blunt tip system, Applied Medical, Rancho Santa Margarita, CA, USA）作为操作孔，将单孔装置与机械臂连接，并充入 CO_2，使压力保持在 10~12 mmHg。沿着背阔肌深面开始仔细游离，并用单极剪刀凝断血管。完成背阔肌深面到边界的游离后，进一步游离背阔肌浅面，在背阔肌下后部和肩胛骨边缘处将背阔肌切断，后将带蒂背阔肌肌皮瓣经腋窝切口取出，移除机械臂。然后将患者转回仰卧位，对乳房切除缺损部位进行重建。在便携式带光源牵开器的辅助下将背阔肌肌皮瓣固定在乳腺实质上，以确保其完全覆盖术后乳腺缺损部位，同时术中需确保血管蒂的轴线正确，以免发生扭转。最后将引流管放置在供区和广泛切除创腔中。

病例 26　机器人辅助下保留乳头乳晕的乳房切除术联合即刻带蒂背阔肌肌皮瓣乳房重建术（图 11.26）

患者资料

患者女性，49 岁，既往在其他医院进行了左侧乳房肿块的切除活检，病理诊断为小叶原位癌，切缘阳性。除左乳头乳晕周围存在瘢痕外，双乳均无可触及的肿块。鉴于已切除组织的病理学检查结果，未对患者进行全身转移性检查。

患者希望行乳房切除术联合乳房重建术，并决定行机器人辅助下保留乳头乳晕的乳房切除术联合前哨淋巴结活检术及即刻带蒂背阔肌肌皮瓣乳房重建术。

手术与病理报告

患者行机器人辅助下保留乳头乳晕的左侧乳房切除术联合即刻带蒂背阔肌肌皮瓣乳房重建术。前哨淋巴结和乳头下组织的快速冰冻切片检查结果均为阴性。最终组织病理学报告为残留小叶原位癌，肿瘤分期为 $TisN_0M_0$，0 期，因此患者未接受任何辅助治疗。

术后结果

术后无即刻并发症发生。患者定期在门诊复查，对术后美容效果满意。

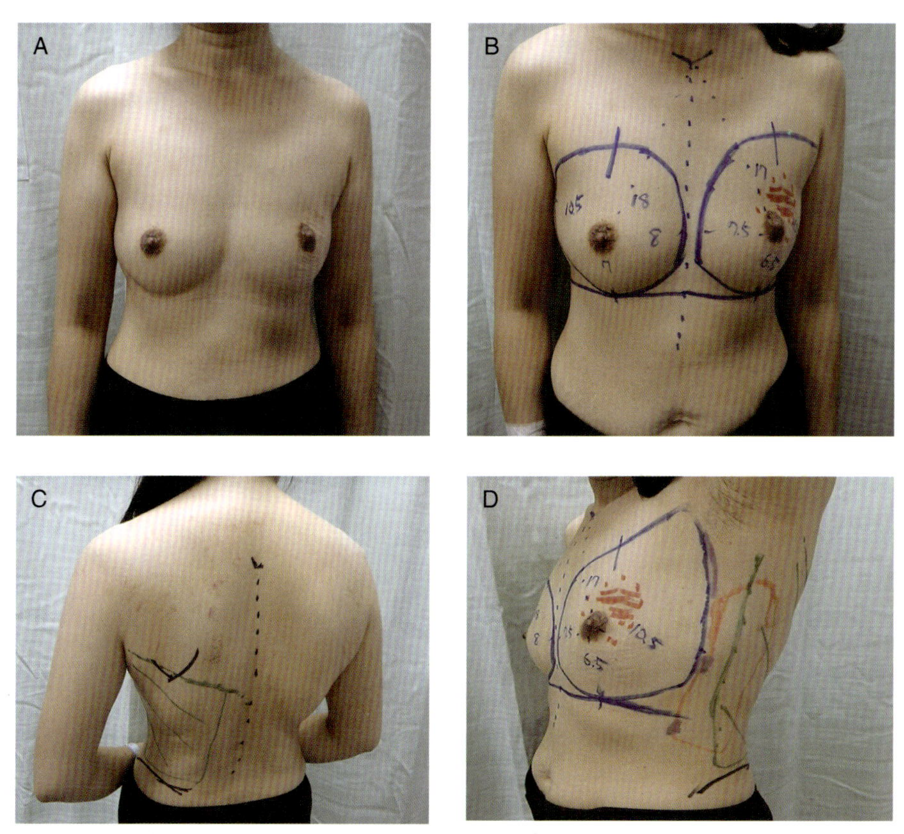

图 11.26 （A~D）术前标记显示肿瘤位置、预切口位置及背阔肌肌皮瓣位置

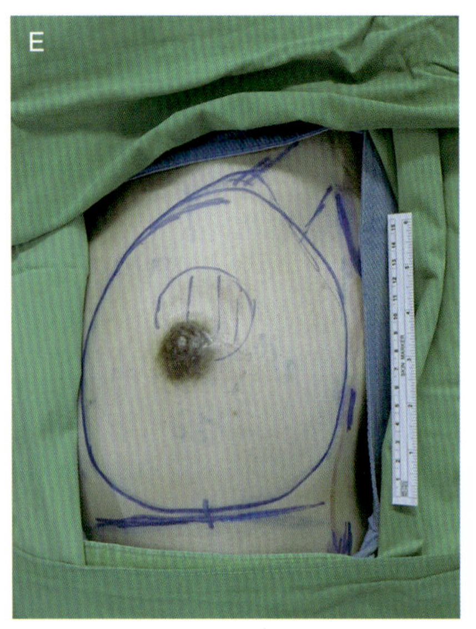

图 11.26 （E）手术台视图显示预切口

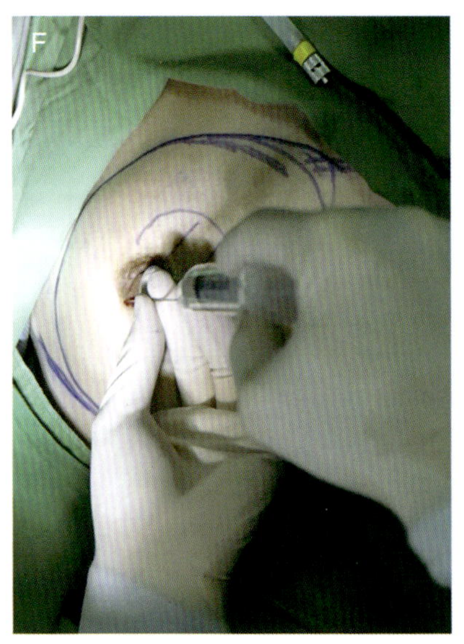

图 11.26 （F）在全乳皮下注射含 0.05 % 利多卡因和 1 : 1 000 000 肾上腺素的生理盐水，以减少出血量

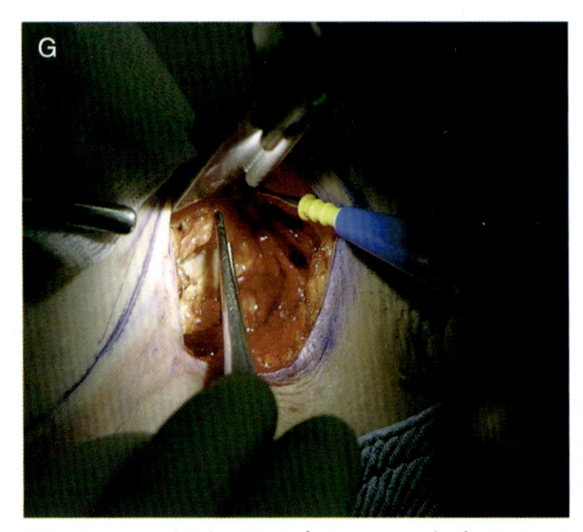

图 11.26 （G）经腋窝切口行前哨淋巴结活检

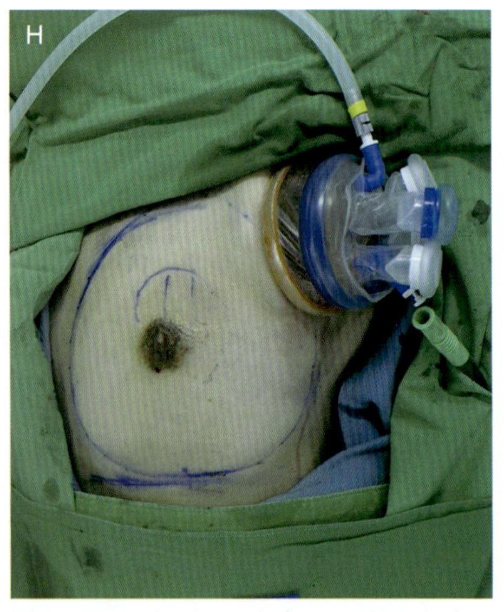

图 11.26 （H）行前哨淋巴结活检并创建足够的手术操作空间后，置入单孔装置（Glove Port; Nelis Corporation, Gyeonggi-do, Korea），充入 CO_2，使压力保持在 8 mmHg

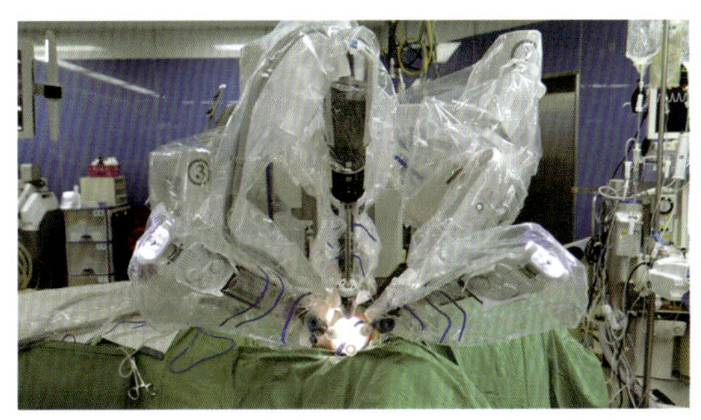

图 11.26 （I）手术室视图显示术中布局。该手术使用达芬奇 Si 手术系统（Intuitive Surgical, Sunnyvale, CA）完成，并由主刀医生在控制台上进行操作

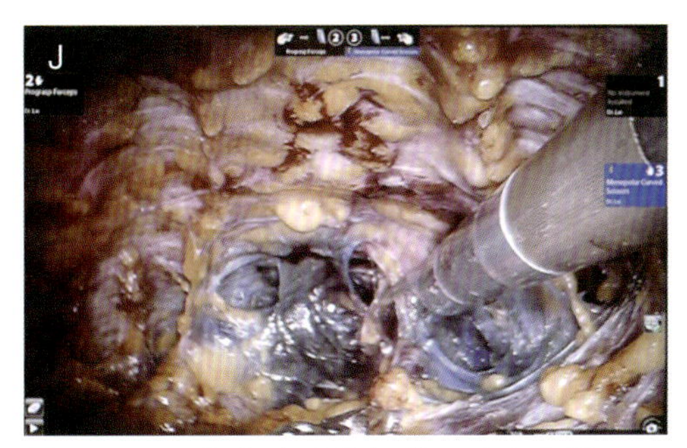

图 11.26 （J）使用单极剪刀游离皮瓣

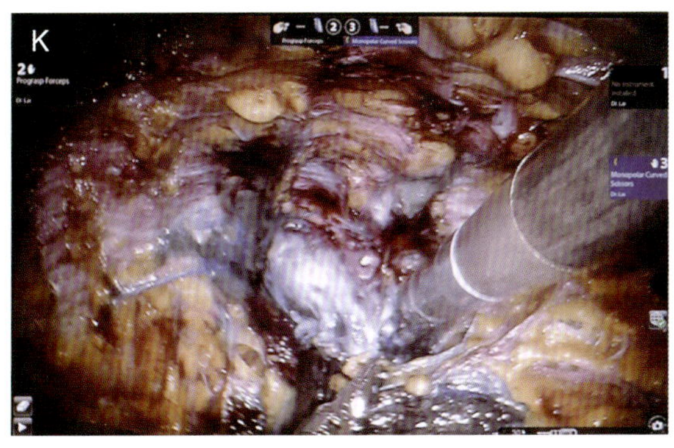

图 11.26 （K）乳头下组织进行术中快速冰冻切片检查

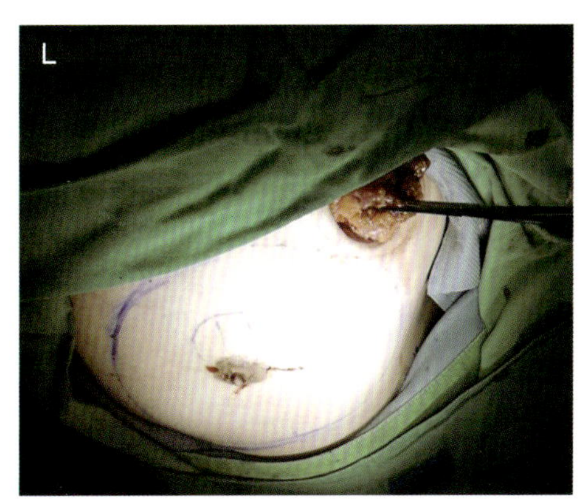

图 11.26 （L） 经腋窝切口取出标本

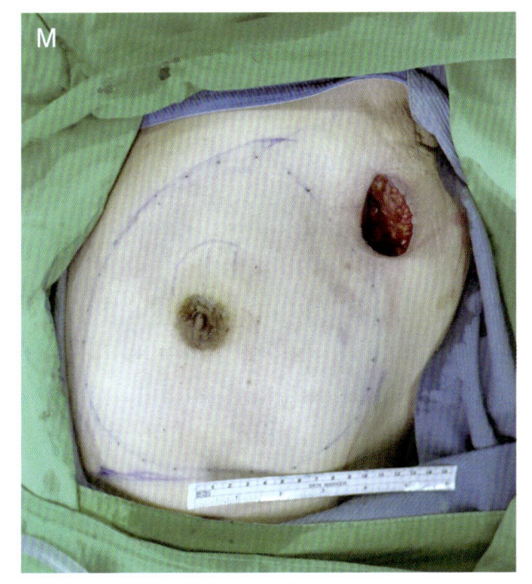

图 11.26 （M）乳房切除后移除单孔装置的即刻手术台视图

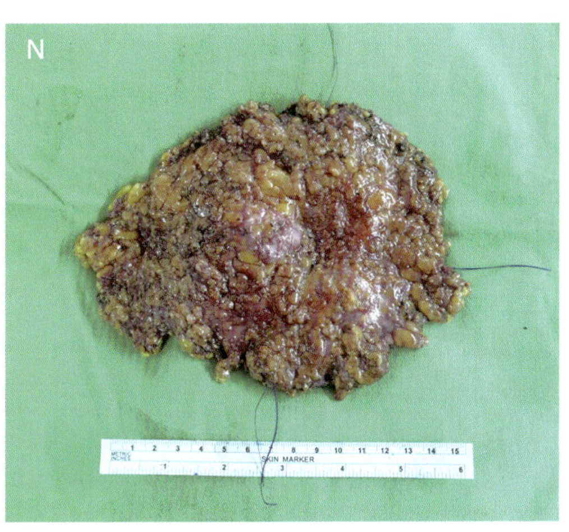

图 11.26 （N）完整取出乳房切除标本，并定向放置

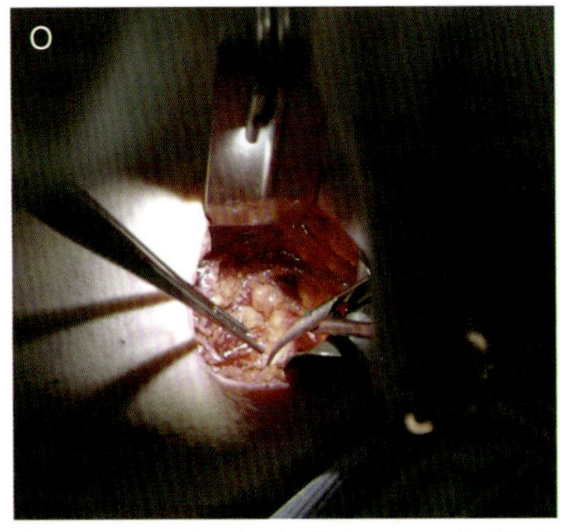

图 11.26 （O）在背阔肌肌皮瓣获取前，游离腋窝组织并分离胸背血管束

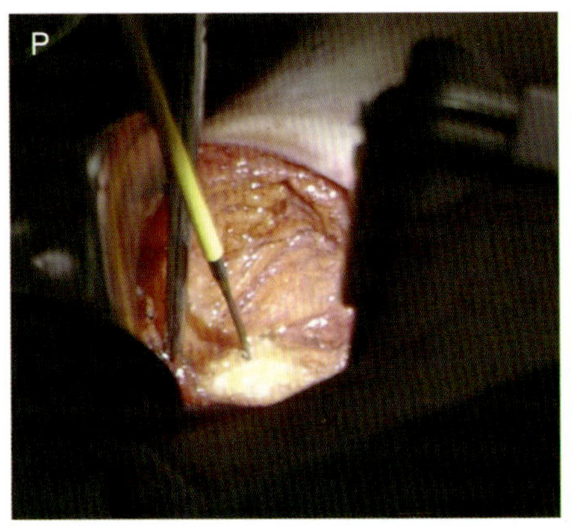

图 11.26 （P）在重新定位和获取皮瓣前，创建足够的手术操作空间

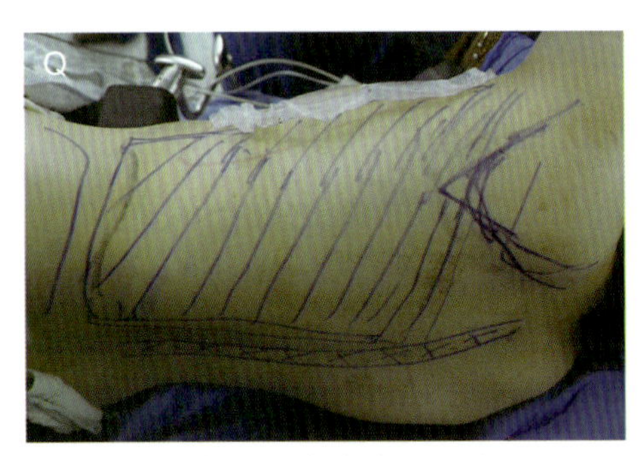

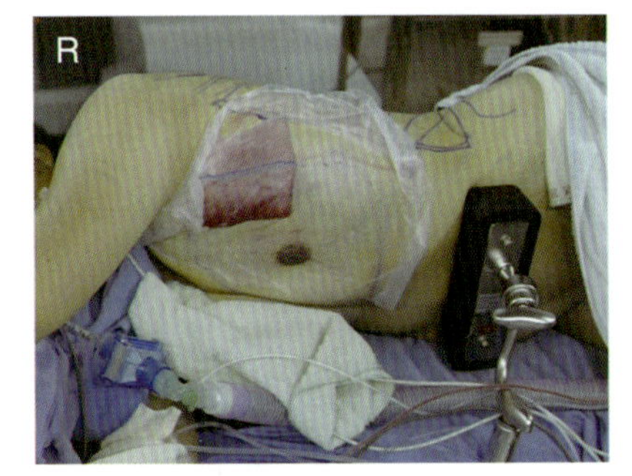

图 11.26 （Q，R）患者取侧卧位，以便于在机器人辅助下获取背阔肌肌皮瓣

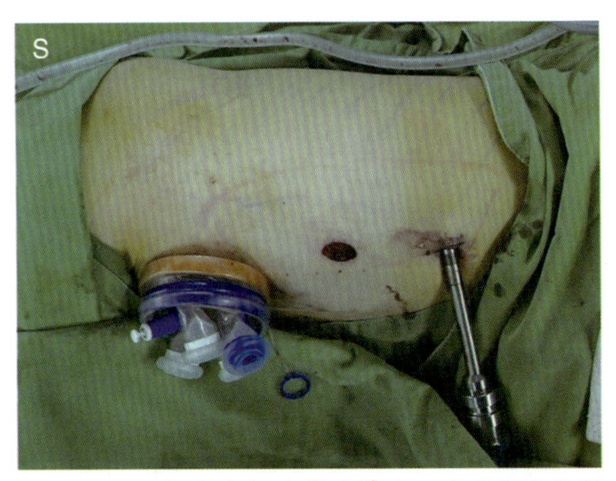

图 11.26 （S）在机械臂对接前，放置单孔装置和其余 2 个 12 mm Trocar

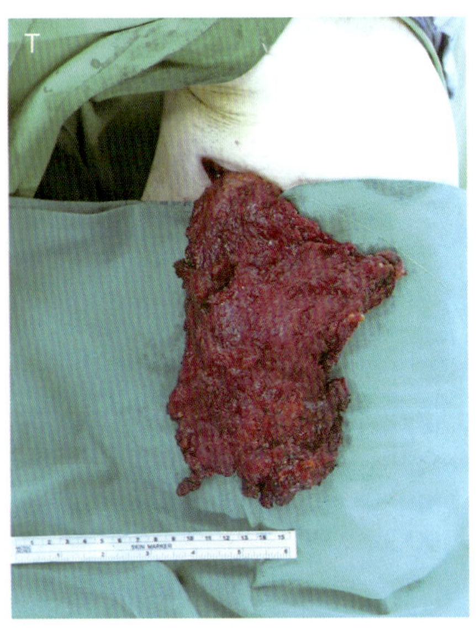

图 11.26 （T）将带蒂背阔肌肌皮瓣外置

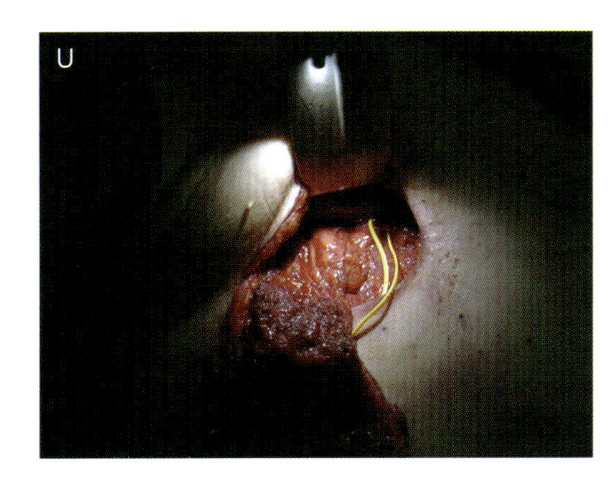

图 11.26 （U）胸背血管束（血管环内）

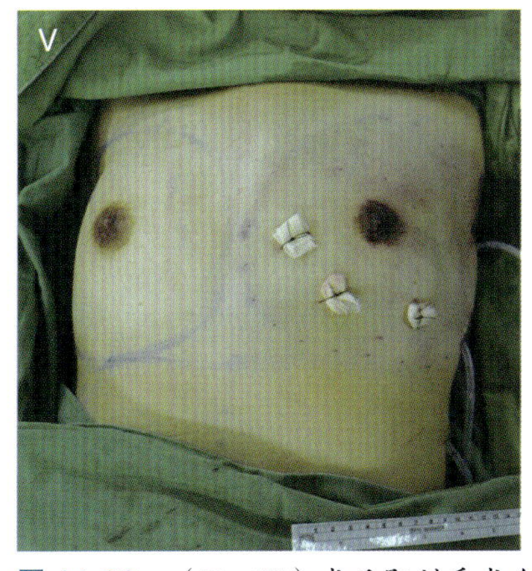

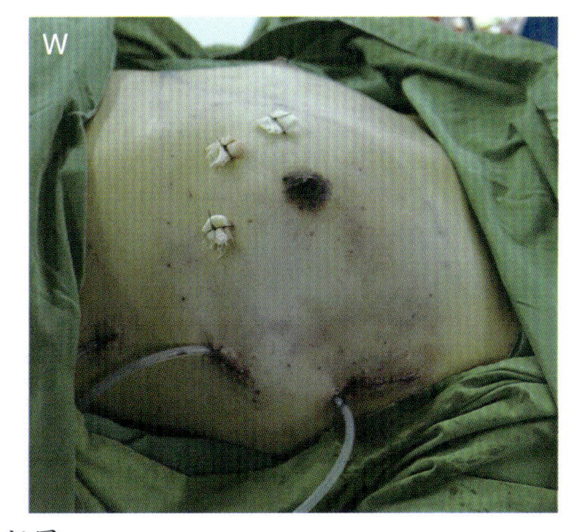

图 11.26 （V，W）术后即刻手术台视图

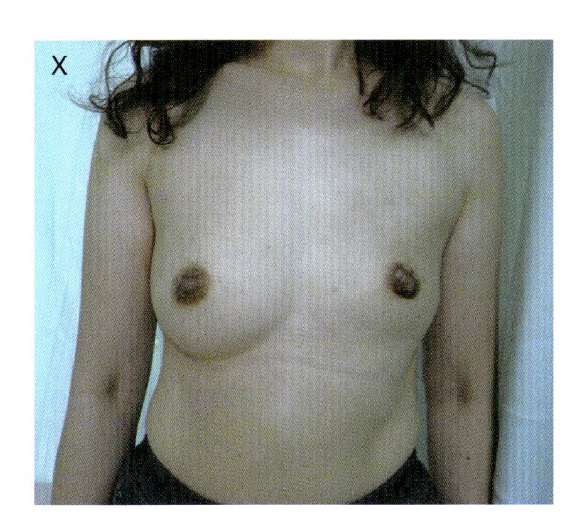

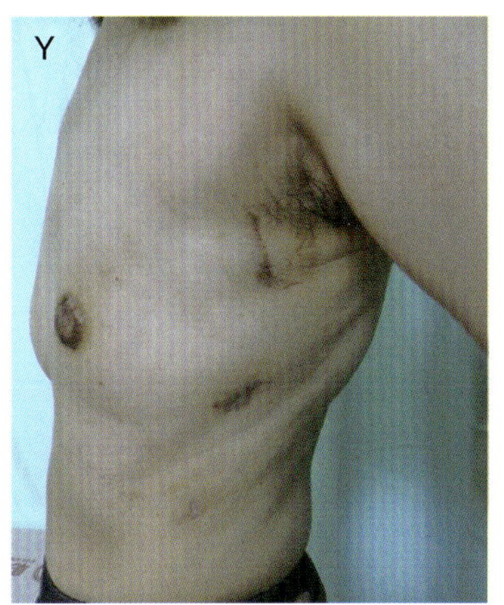

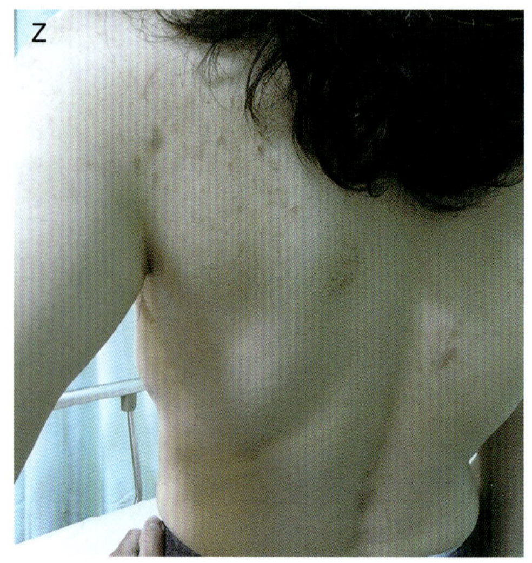

图 11.26 （X~Z）患者术后 8 个月复查，瘢痕愈合良好，且双侧乳房对称性良好

讨 论

机器人辅助下保留乳头乳晕的乳房切除术中获取带蒂背阔肌肌皮瓣的优势在于手术切口小而隐蔽。相关研究表明，采用传统方法获取带蒂背阔肌肌皮瓣会在供区留下较长的手术切口。与传统获取皮瓣的方式相比，机器人辅助下获取皮瓣的优势明显[1]，其不但具有良好的手术美容效果，而且可降低潜在切口相关并发症的发生率。此外，机器人辅助下获取最大数量的皮瓣时，无须担心伤口闭合问题[2]。机器人辅助下保留乳头乳晕的乳房切除术的缺点在于术者需在同一位置实施两种手术，其手术时间较长，手术复杂度也较高。在患者选择方面，笔者认为这种重建技术适用于中小体积乳房的早期乳腺癌患者，且愿意进行自体组织乳房重建的患者[3]。

（陆昆仑 译，李永平 审校）

参考文献

[1] Serra-Renom JM, Serra-Mestre JM, Martinez L, et al. Endoscopic reconstruction of partial mastectomy defects using latissimus dorsi muscle flap without causing scars on the back. Aesthetic Plastic Surgery, 2013. https://doi.org/10.1007/s00266-013-0192-3.

[2] Sood R, Easow JM, Konopka G, et al. Latissimus dorsi flap in breast reconstruction: recent innovations in the workhorse flap. Cancer Control, 2018. https://doi.org/10.1177/1073274817744638.

[3] Lai HW, Lin SL. Robotic nipple sparing mastectomy and immediate breast reconstruction with robotic latissimus dorsi flap harvest—Technique and preliminary results. Journal of Plastic, Reconstructive and Aesthetic Surgery, 2018. https://doi.org/10.1016/j.bjps.2018.07.006.

CHAPTER

第12章 腔镜下保乳手术联合机器人辅助下即刻带蒂网膜瓣局部乳房重建术

技术描述

术前标记与定位

患者术前标记均采用站立位和仰卧位。全身麻醉诱导后，患者取仰卧位，并将患侧上肢外展 90°，以免影响手术操作。将腔镜视频监视器（Olympus Optical Co., Tokyo, Japan）置于患者头部两侧，以便医生和助手都能观察到监视器。所有手术均使用直径为 5 mm 的 30° 硬性腔镜。

腋窝分期手术

对于符合前哨淋巴结活检（SLNB）指征的患者，术前（手术当天或前 1 天）在肿瘤部位皮内注射少量（2~3 mCi）放射性同位素 ^{99m}Tc。

对患者进行全身麻醉诱导后，将 3 mL 1% 亚甲蓝溶液（Merck, Darmstadt, Germany）等量注射在肿瘤腋窝侧乳腺实质的 5 个部位，轻柔按摩肿瘤到腋窝的乳腺组织 5~10 min。在注射蓝色染料 20~30 min 后，使用手持式 γ 探针（Navigator; USSC, Norwalk, CT）识别"热点"并标记，在靠近最热"热点"位置的淋巴结处做一个约 3 cm 的腋窝斜切口，然后行 SLNB。按照指示进行快速冰冻切片检查，如果 SLNB 为阳性，则对腋窝淋巴结进行彻底清扫，直至Ⅱ区。

胸大肌筋膜上剥离乳腺实质

完成腋窝分期手术后，将乳腺实质剥离至胸大肌外侧缘，使得胸肌与乳腺实质的边界清晰可见。在腔镜引导下，使用牵开器（Johnson & Johnson KK 或 Karl Storz）和血管剥脱导管剥离乳腺实质后部与胸肌筋膜，并使用双极剪刀（PowerStar, Johnson & Johnson KK）或超声刀对穿支血管进行凝断，以确保充分止血，从而获

Minimally Invasive (Endoscopic & Robotic) Breast Surgery. https://doi.org/10.1016/B978-0-323-73405-9.00012-1

得更清晰的手术视野。同时，在腔镜引导下使用牵开器牵拉周围组织，以形成足够的手术操作空间，并使用吸引器进行烟雾抽吸和疏散。

隧道的建立与皮瓣的游离

完成腋窝分期手术后，如前所述，根据肿瘤位置和医生习惯做一个半圆形环乳晕切口或乳房下皱襞切口。在全乳皮下注射含 0.05% 利多卡因和 1∶1 000 000 肾上腺素的生理盐水，以减少出血量。在腔镜引导下，使用无损伤可视 Trocar（Johnson & Johnson, Tokyo, Japan）并采用隧道法制作 3~5 mm 厚的皮瓣，然后使用腔镜剪、双极剪或超声刀剥离皮瓣与乳腺实质的间隔。

广泛切除术

充分游离皮瓣后（经单腋窝切口 / 腋窝联合环乳晕切口 / 腋窝联合乳房下皱襞切口），采用双极或单极电刀进行广泛切除。为了保证足够的手术切缘，笔者建议使用术中超声技术和蓝色染料标记切缘，随后取出手术切除标本，并确保充分止血。

机器人辅助下带蒂网膜瓣的获取与乳房重建

患者取仰卧位，于脐下做一切口放置 10 mm 的镜头，后充入 CO_2 形成气腹。术中做 4 个操作孔，其中 2 个操作孔位于右腰区域，另外 2 个操作孔位于左腰区域。全面检查患者腹腔，确保无异常后，识别并提起网膜，使用超声刀（Ethicon Endo-Surgery Inc., Cincinnati, OH）将网膜从横结肠中心稍左的位置切开，并向脾曲游离。此外，术中需仔细结扎并分离脾附近的胃网膜左血管，在分离所有血管分支时应尽可能靠近胃侧。在获取带蒂网膜瓣时，应保留胃网膜右血管作为网膜瓣的滋养血管，确认保留胃网膜右血管后，游离网膜瓣至幽门。待充分游离网膜瓣后，从乳房下皱襞中间（如果手术不是经同一切口进行广泛切除，可能需要做一新切口）至腹白线处做一个 2~3 指宽的皮下隧道，在腹白线上做一个长 2~3 cm 的纵向切口进入腹腔，将皮瓣置入腹腔，同时避免血管蒂发生扭转。完成乳房重建后，用可吸收缝线将皮瓣固定在乳房创腔中，并根据患者具体情况或医生的习惯决定是否放置引流管。

病例 27　腔镜下保乳手术联合机器人辅助下即刻带蒂网膜瓣乳房重建术（图 12.27）

患者资料

患者女性，37 岁，诊断为右侧乳腺癌。既往在其他医院的术前粗针穿刺组织活检提示浸润性导管癌，ER 阳性、PR 阳性、CerbB2 阴性。术前乳腺钼靶和超声检查提示两处紧密粘连的微钙化灶，活检后超声成像显示病变。乳腺 MRI 示右侧乳房内上象限有一直径为 3.5 cm 的肿瘤，影像学检查未见癌转移。与医生讨论了多种治疗方法后，患者选择行腔镜下保乳手术联合机器人辅助下即刻带蒂网膜瓣乳房重建术。

手术与病理报告

患者行腔镜下保乳手术联合前哨淋巴结活检术及机器人辅助下即刻带蒂网膜瓣乳房重建术。前哨淋巴结组织的快速冰冻切片检查呈阳性，因此对患者进行了腋窝淋巴结清扫。最终组织病理学报告显示肿瘤分期为 $T_2N_1M_0$，ⅡB期，随后患者接受了辅助放疗及促性腺激素释放激素激动剂（GnRHa）及他莫昔芬等内分泌治疗。

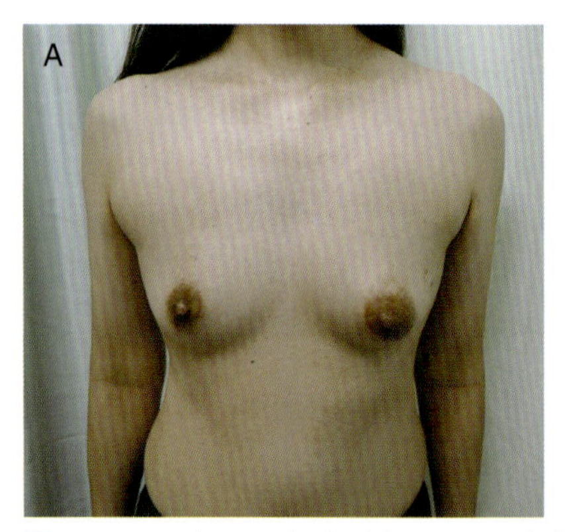

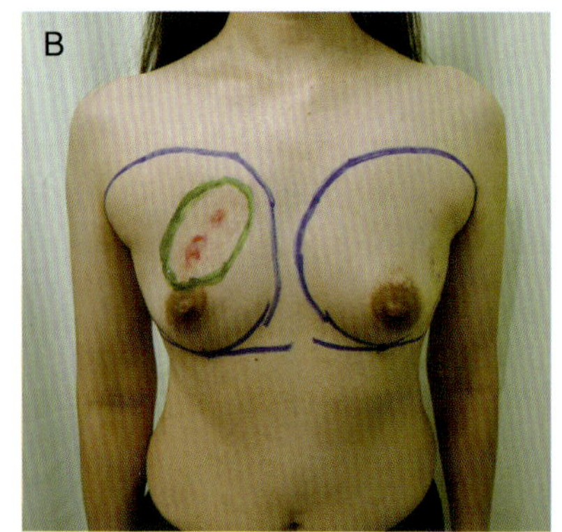

图 12.27 （A，B）术前标记显示肿瘤位置和预切口

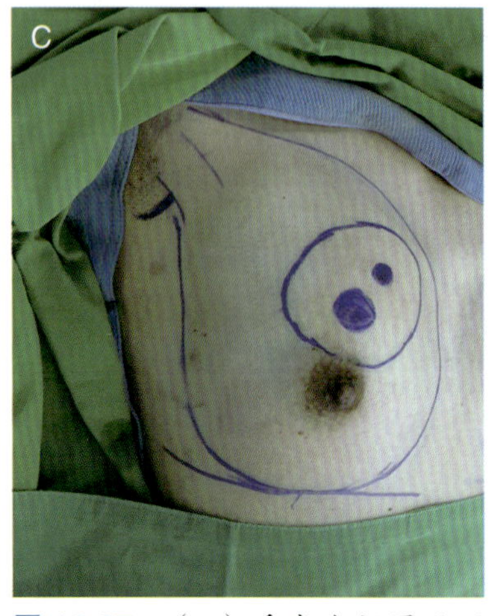

图 12.27 （C）手术台视图显示预切口

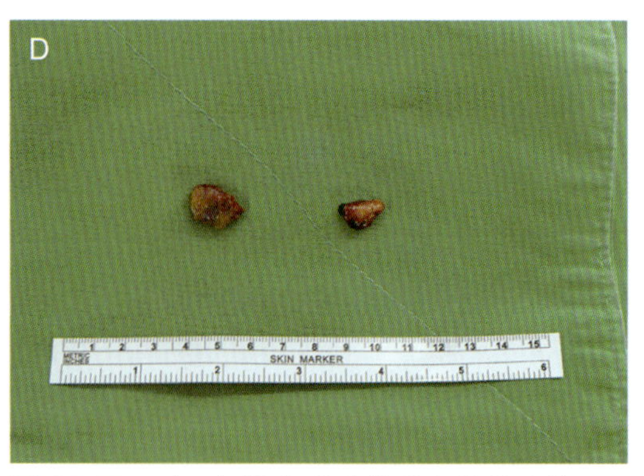

图 12.27 （D）探查到两种形态的淋巴结

术后结果

术后发现患者部分网膜瓣坏死，并进行了局部创面护理。随后患者完成了辅助放疗及内分泌治疗，无疾病复发。

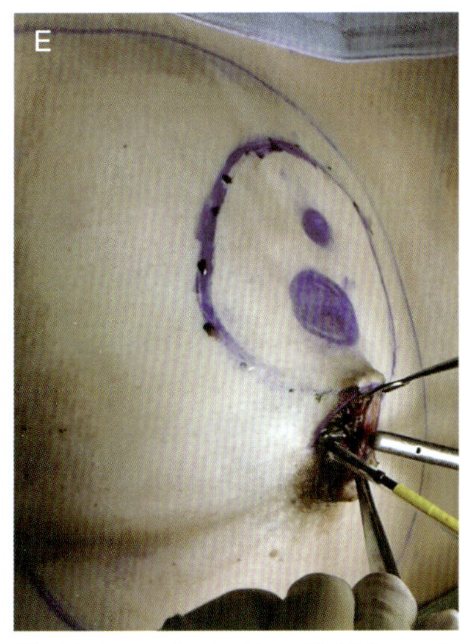

图 12.27 （E）经环乳晕切口行广泛切除

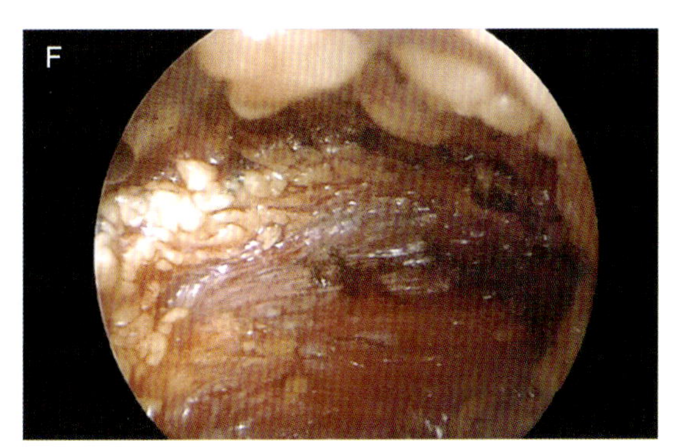

图 12.27 （F）腔镜下显示广泛切除后的创腔

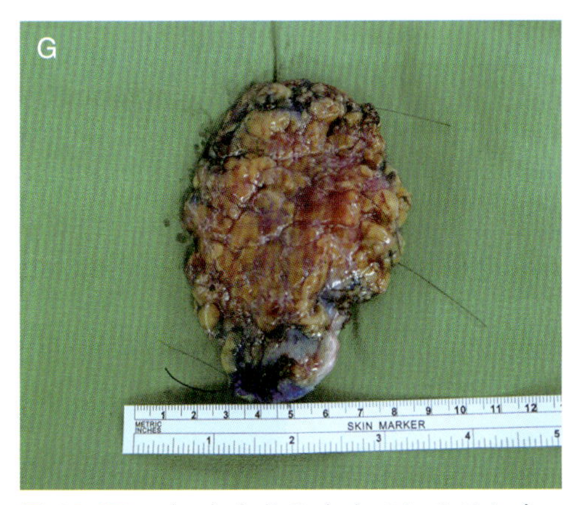

图 12.27 （G）完整取出广泛切除的标本，并定向放置

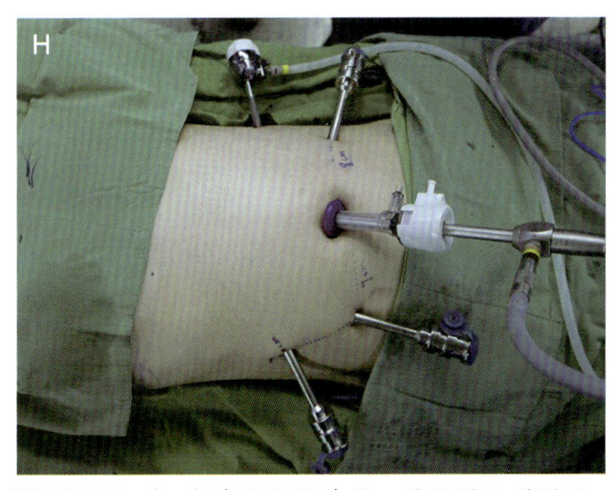

图 12.27 （H）镜头和操作端口的位置如图所示。行腹腔检查，确保无明显异常后获取网膜瓣

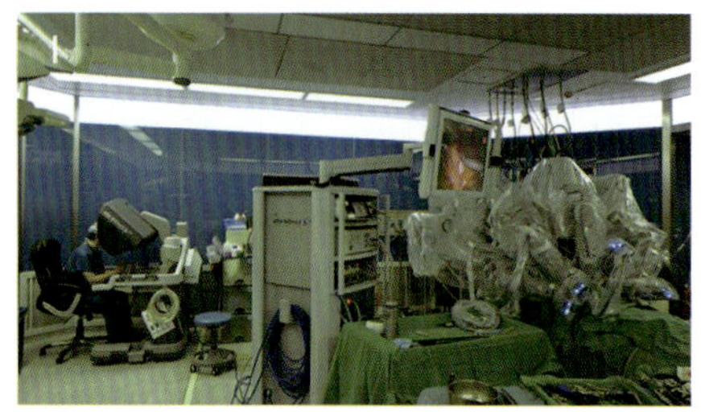

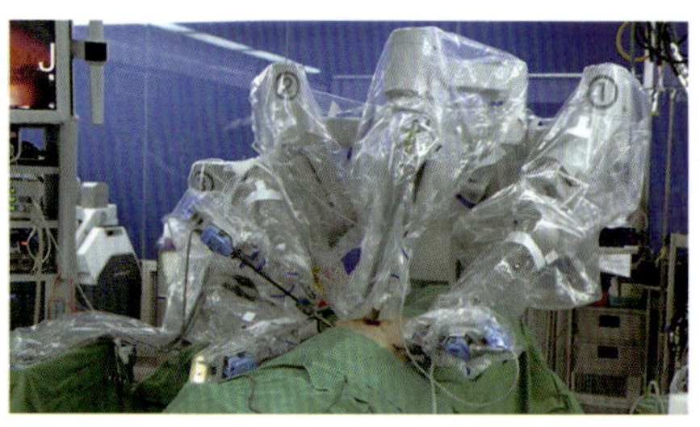

图 12.27 （I，J）手术室视图显示术中布局。该手术使用达芬奇 Si 手术系统（Intuitive Surgical, Sunnyvale, CA）完成，并由主刀医生在控制台上进行操作。为避免机械臂在操作过程中发生碰撞，机械臂间应保持足够间距

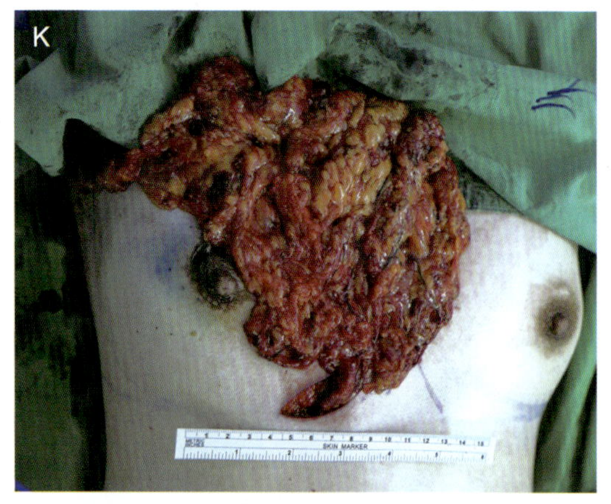

图 12.27 （K）带蒂网膜瓣的获取及外置

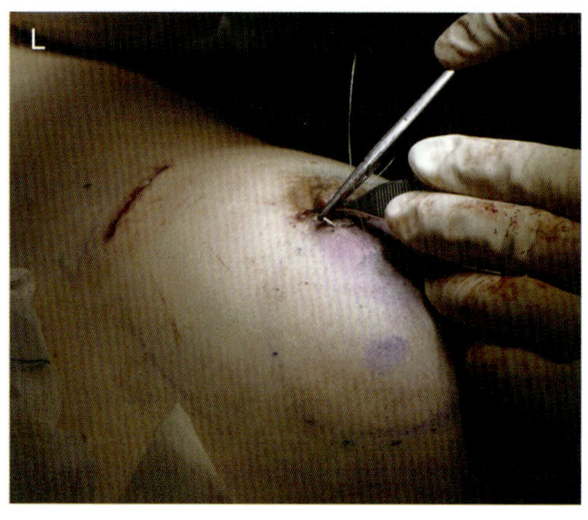

图 12.27 （L）闭合乳房下皱襞切口和环乳晕切口

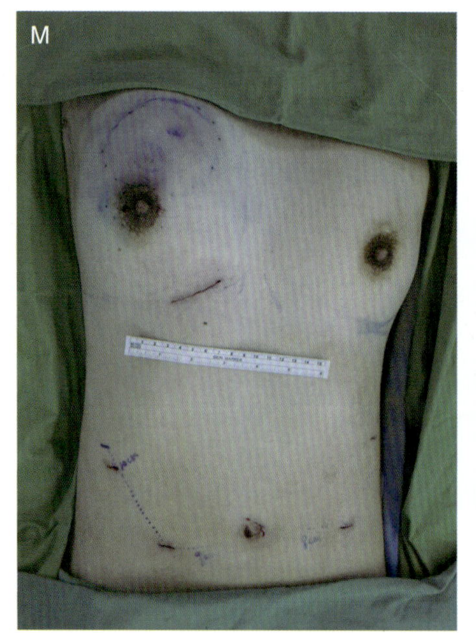

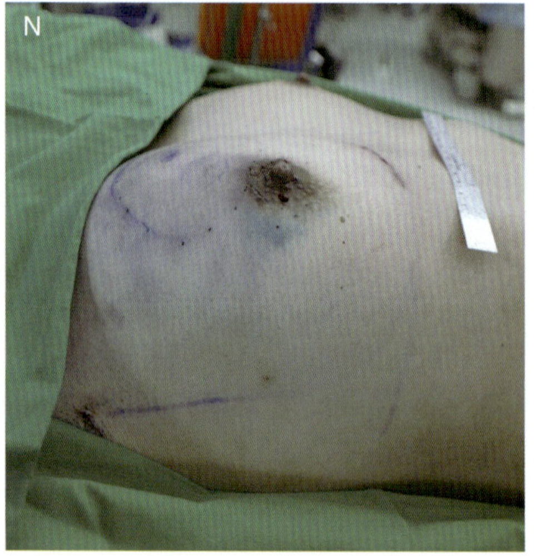

图 12.27 （M，N）术后即刻视图显示手术切口小，且乳房容积替代效果良好

讨 论

网膜瓣的优点在于容积替代方面的多功能性、血管的可靠性以及较低的供区相关并发症发生率。在安全性方面，有文献显示大多数患者术后愈合良好，无重大并发症发生，这表明网膜瓣在乳房重建术中的应用是安全的[1]。目前适合这项技术的患者病灶不仅仅局限于乳房下象限的肿瘤[2]，与游离皮瓣和带蒂皮瓣相比，网膜瓣可以在乳房的任何象限进行容积替代。乳房中间象限组织的缺损，尤其是被称为“无人区”乳房内上象限组织的缺损通常难以修复，且修复效果不佳，但有研究显示网膜瓣具有良好的乳房修复效果。虽然网膜瓣的获取并不困难，但需告知患者术中可能存在获取网膜瓣容积不足的情况，如果术中获取的网膜瓣容积不足，患者需选择其他乳房重建方案。目前，术前评估网膜瓣容积的方法尚不成熟，笔者认为腹腔镜评估网膜瓣容积是较好的微创技术[3]。在肿瘤学安全性方面[4]，网膜瓣用于乳房重建术后可能有较高的癌症复发风险，因为有学者认为，脂肪细胞可以通过增加局部雌激素浓度来刺激乳腺癌细胞的生长，而一些脂肪细胞因子和大网膜可能会因为高浓度且具有巨大血管生成潜力的干细胞而增加癌症复发风险。然而，这一理论目前尚未得到证实。

（张硕怡 译，李永平 审校）

参考文献

[1] Zaha H, Abe N, Sagawa N, et al. Oncoplastic surgery with omental flap reconstruction: a study of 200 cases. Breast Cancer Research and Treatment, 2017. https://doi.org/10.1007/s10549-017-4124-9.

[2] Zaha H. Oncoplastic volume replacement technique for the upper inner quadrant using the omental flap. Gland surgery, 2015. https://doi.org/10.3978/j.issn.2227-684X.2015.01.08.

[3] Yi J, Zheng Z, Li J, et al. Immediate breast reconstruction with omental flap for luminal breast cancer patients. Medicine, 2017. https://doi.org/10.1097/md.0000000000007797.

[4] Westbroek D, Douek M. Laparoscopic harvest of omental flap for immediate breast reconstruction: an evolved modality for volume replacement. European Journal of Surgical Oncology (EJSO), 2011. https://doi.org/10.1016/j.ejso.2011.08.030.

CHAPTER

第13章 乳腺微创手术——详细图解指南

腔镜下保乳手术：经腋窝切口（图13.1~图13.6）

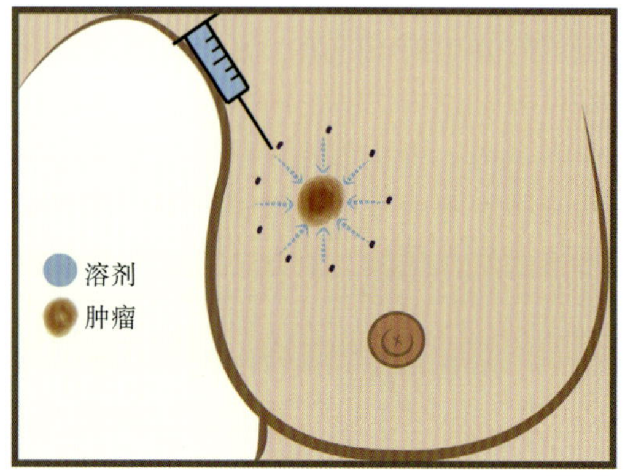

图13.1 注射膨胀液以帮助平面剥离和止血

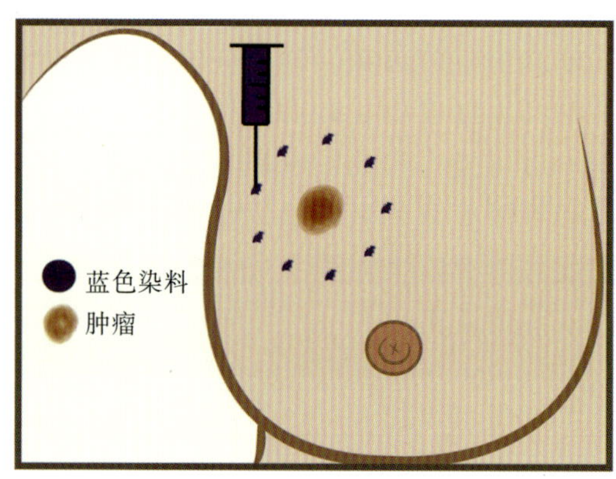

图13.2 注射蓝色染料凝胶（1 mL 亚甲蓝溶液与10 mL 利多卡因或利多卡因凝胶混合）以标记切缘

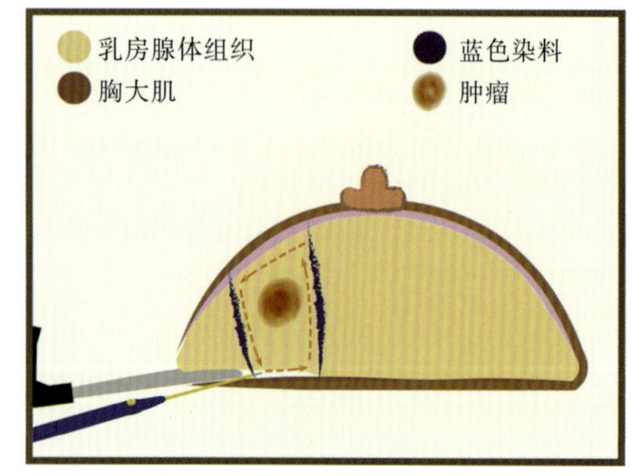

图13.3 在腔镜引导下，使用血管剥脱导管将乳腺实质后部与胸大肌筋膜分离

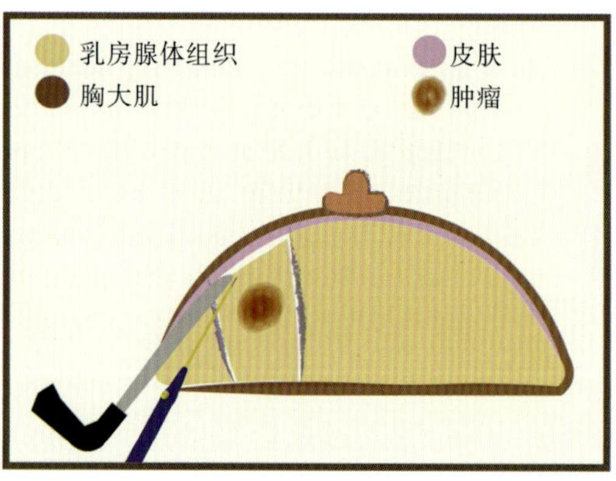

图13.4 在腔镜引导下，使用血管剥脱导管游离乳腺实质上方的皮瓣

Minimally Invasive (Endoscopic & Robotic) Breast Surgery. https://doi.org/10.1016/B978-0-323-73405-9.00013-3

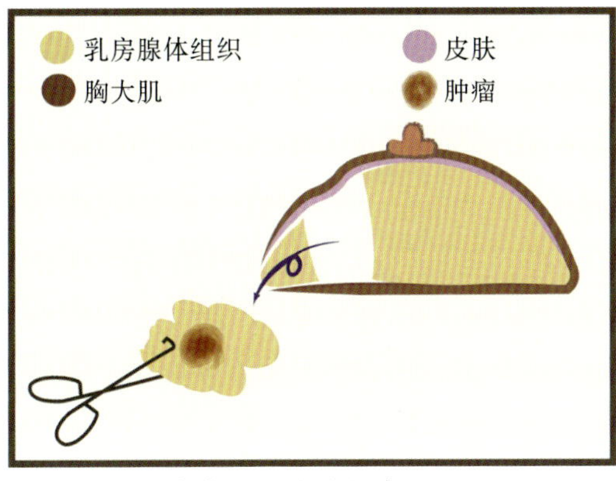

图 13.5 取出广泛切除的标本

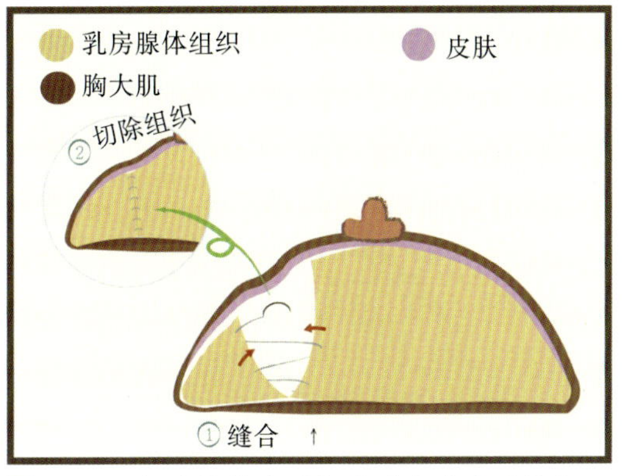

图 13.6 粗略估计广泛切除的乳腺实质体积

腔镜下保乳手术：经环乳晕切口（图 13.7~ 图 13.14）

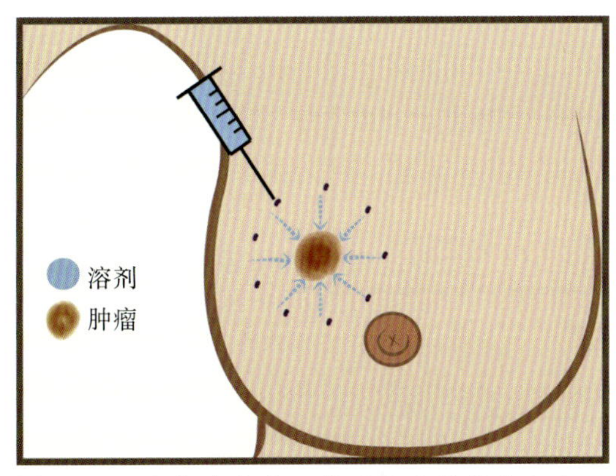

图 13.7 注射膨胀液以帮助平面剥离和止血

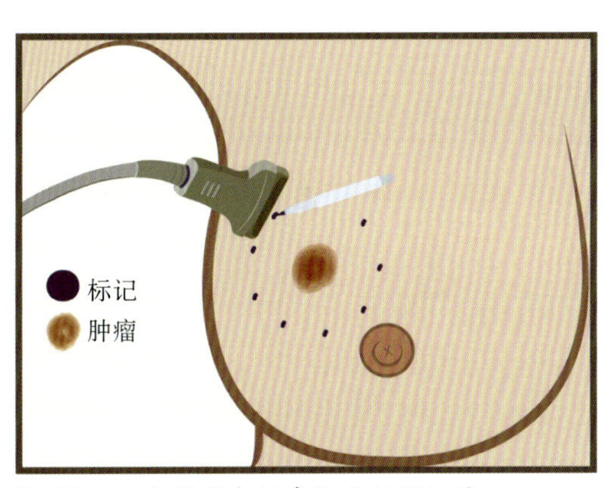

图 13.8 应用术中超声技术标记切缘

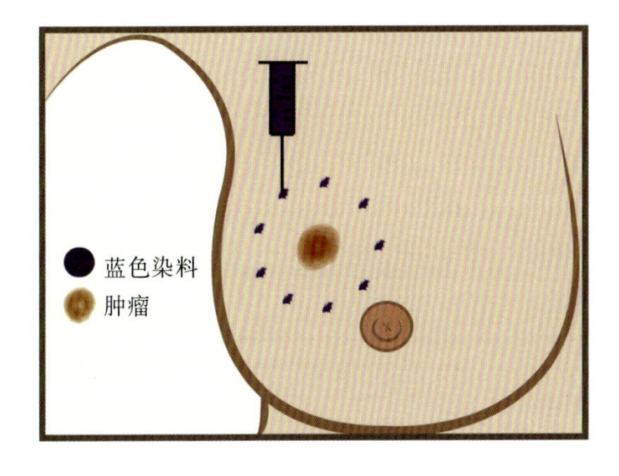

图 13.9 注射蓝色染料凝胶（1 mL 亚甲蓝溶液与 10 mL 利多卡因或利多卡因凝胶混合）以标记切缘

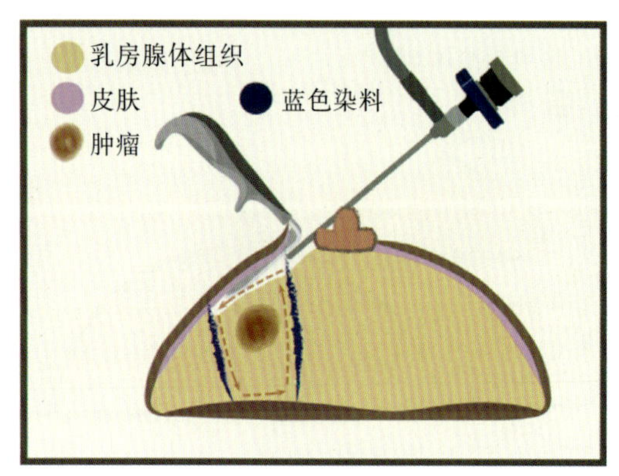

图 13.10

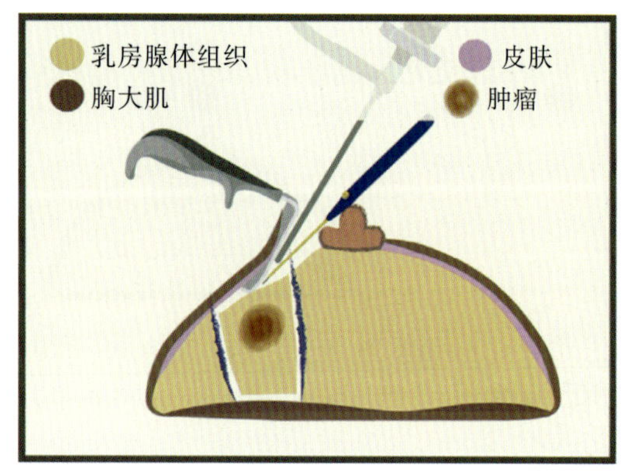

图 13.11

图 13.10，图 13.11　在 5 mm 腔镜和带光源牵开器的辅助下，游离乳腺实质上方的皮瓣

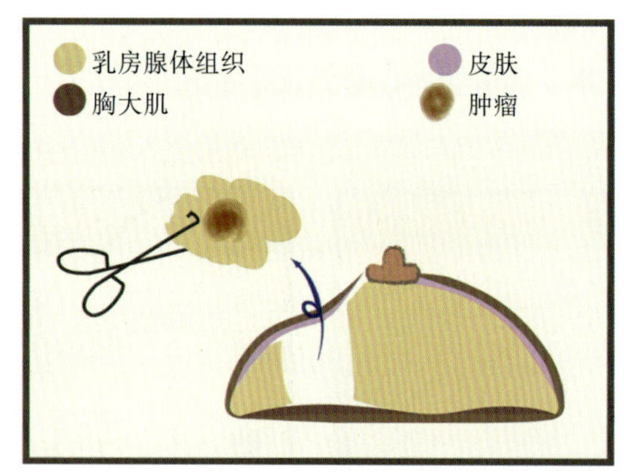

图 13.12　取出广泛切除的标本

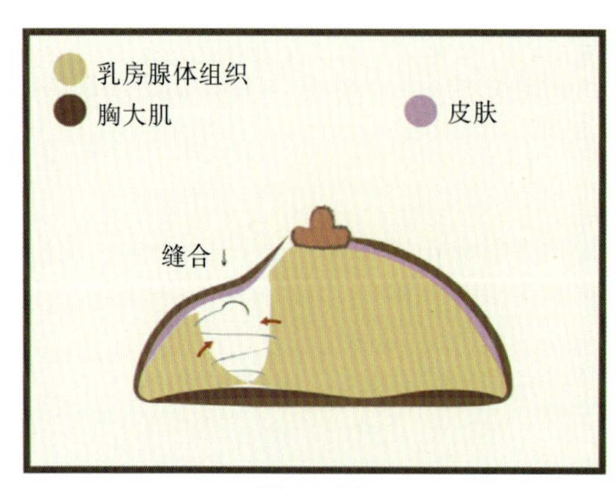

图 13.13

乳房腺体组织
胸大肌
皮肤

图 13.14

图 13.13，图 13.14　粗略估计广泛切除的乳腺实质体积

腔镜或机器人辅助下保留乳头乳晕的乳房切除术联合即刻乳房假体重建术（图13.15~图13.29）

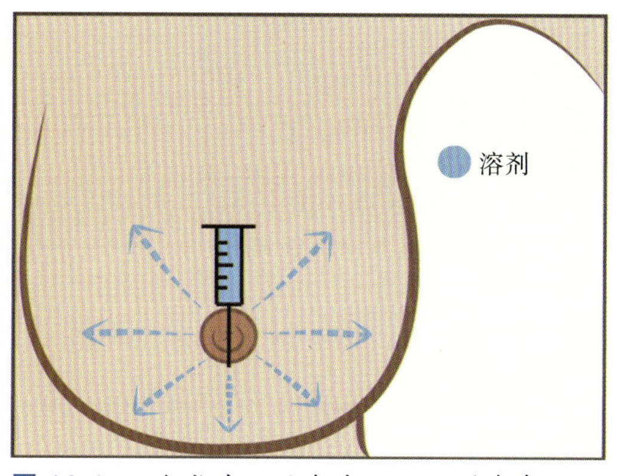

图13.15 全乳皮下注射含0.05%利多卡因和1∶1 000 000肾上腺素的生理盐水，以减少出血量

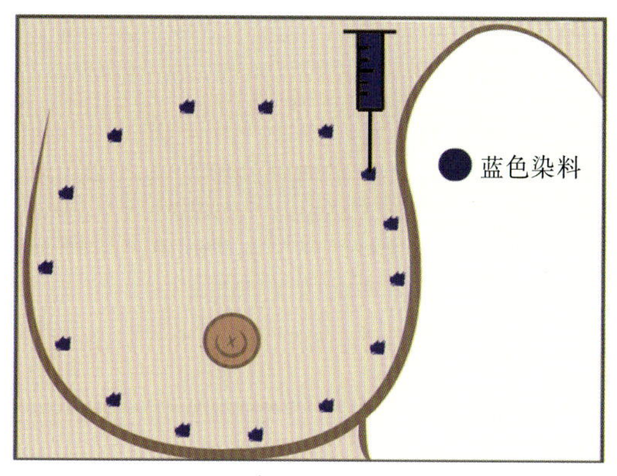

图13.16 注射含有亚甲蓝溶液的凝胶，以标记切缘

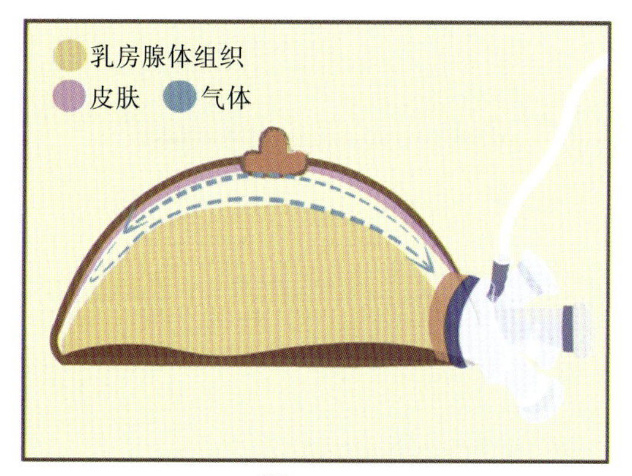

图13.17

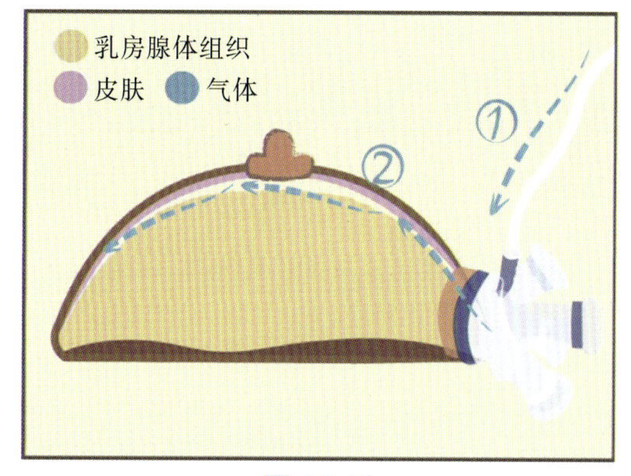

图13.18

图13.17，图13.18 置入单孔装置后充入CO_2，使压力保持在8 mmHg，为手术创建操作空间（①充入气体，②建立腔隙，使压力保持在8 mmHg）

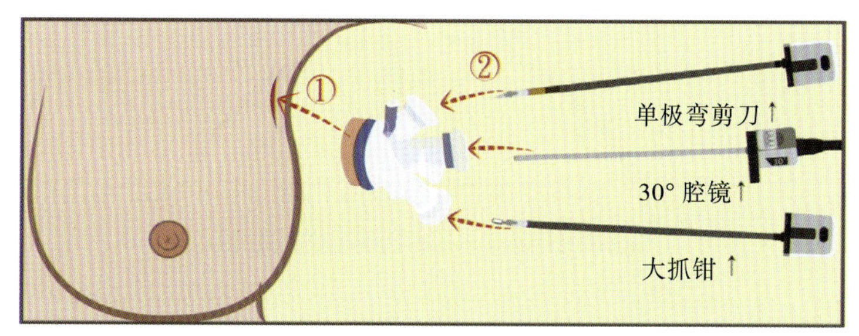

图13.19 机器人辅助下乳房切除术中单孔装置和器械（镜头、单极弯剪刀、钳子或大抓钳）的放置如图所示。手术器械放置顺序：①单孔装置，②器械

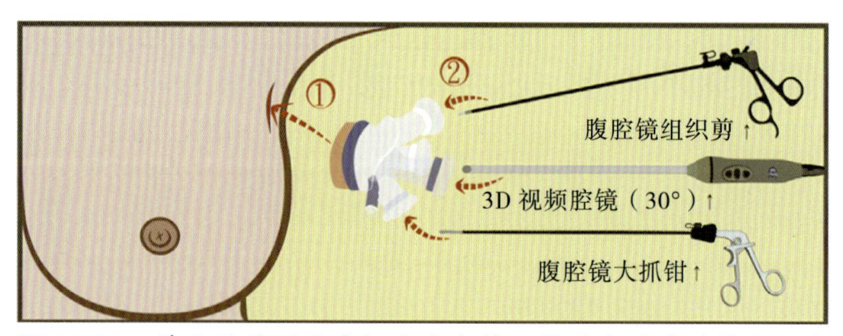

图 13.20　单孔腔镜下乳房切除术中单孔装置和器械（镜头、腹腔镜组织剪和腹腔镜大抓钳）的放置如图所示。手术器械放置顺序：①单孔装置，②器械

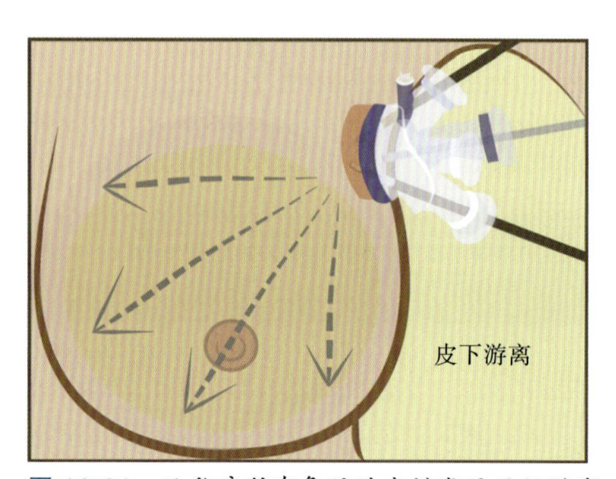

图 13.21　从乳房所有象限的皮瓣浅面开始游离

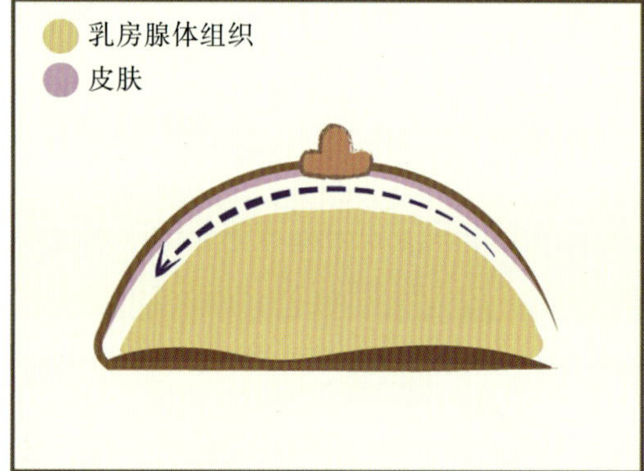

图 13.22　游离皮下皮瓣

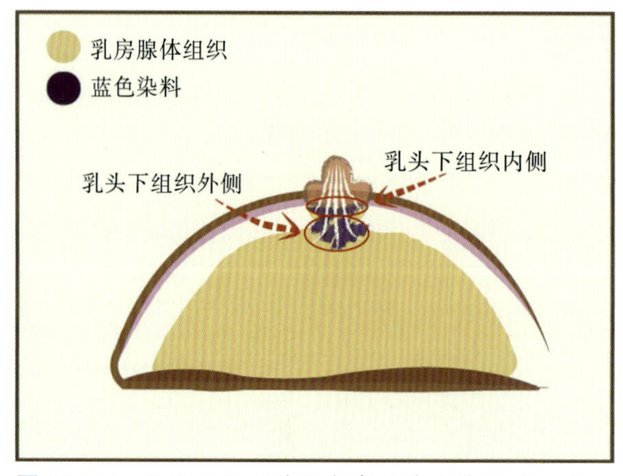

图 13.23　乳头下组织进行术中快速冰冻切片检查

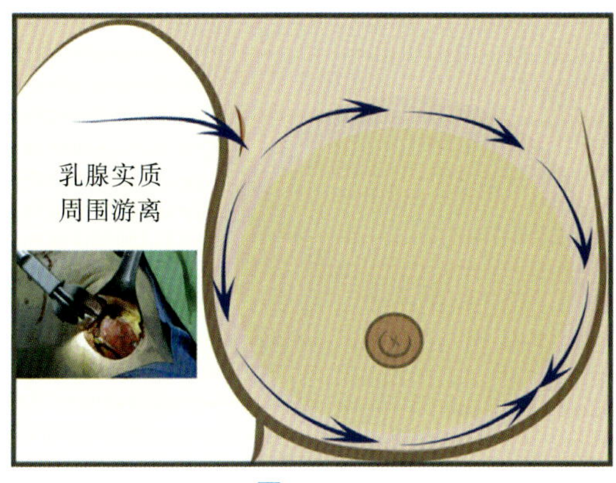

图 13.24

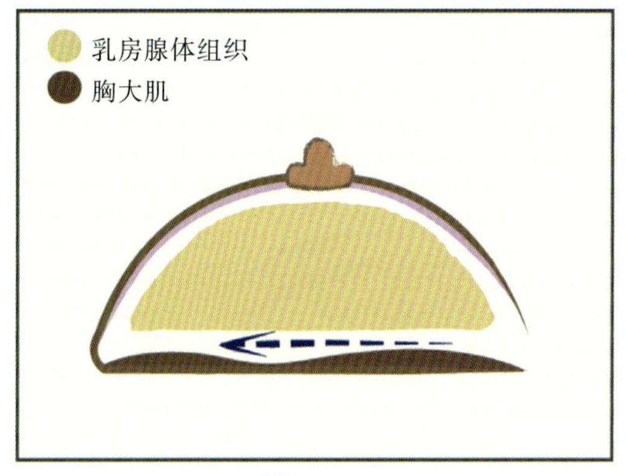

图 13.25

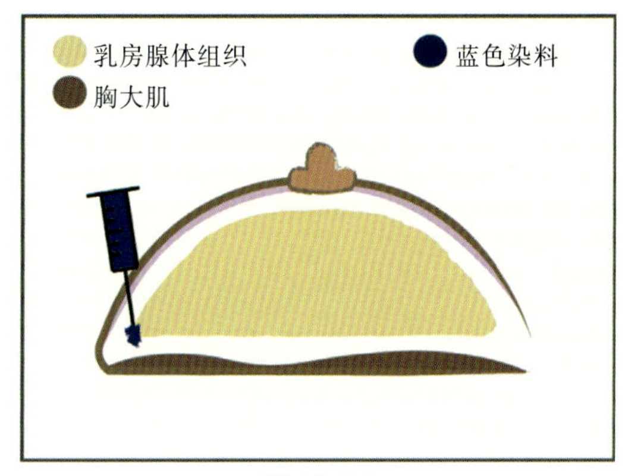

图 13.26

图 13.24~ 图 13.26　在蓝色染料标记引导下，进行乳腺实质周围和后部游离

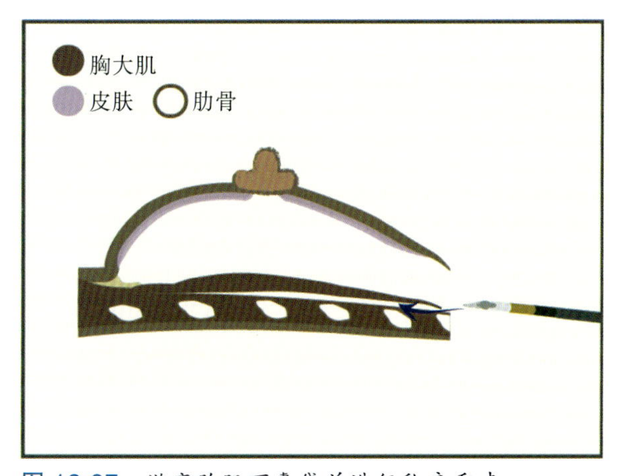

图 13.27　游离胸肌下囊袋并进行乳房重建

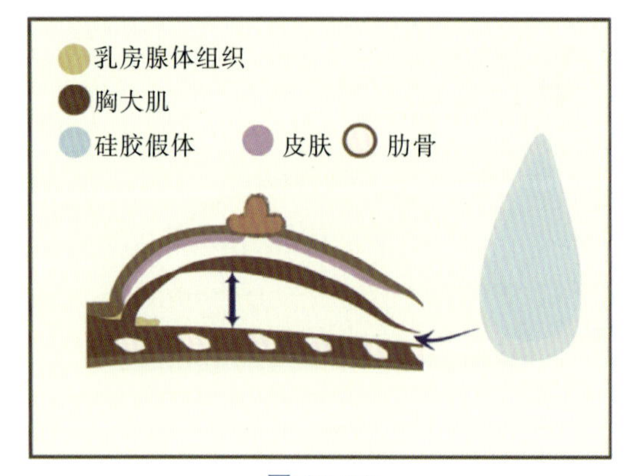

图 13.28

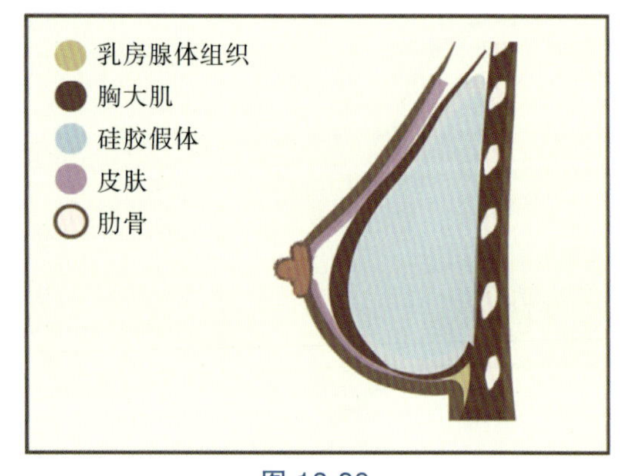

图 13.29

图 13.28，图 13.29 经腋窝切口将假体置入胸肌下囊袋

机器人辅助下背阔肌肌皮瓣的获取（图 13.30~ 图 13.36）

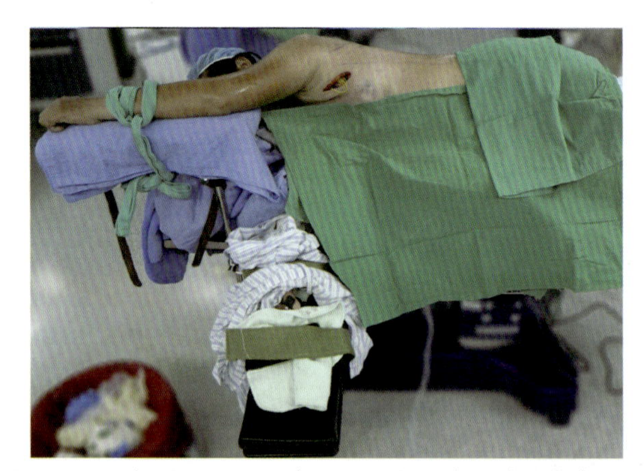

图 13.30 机器人辅助下背阔肌肌皮瓣获取前的患者体位

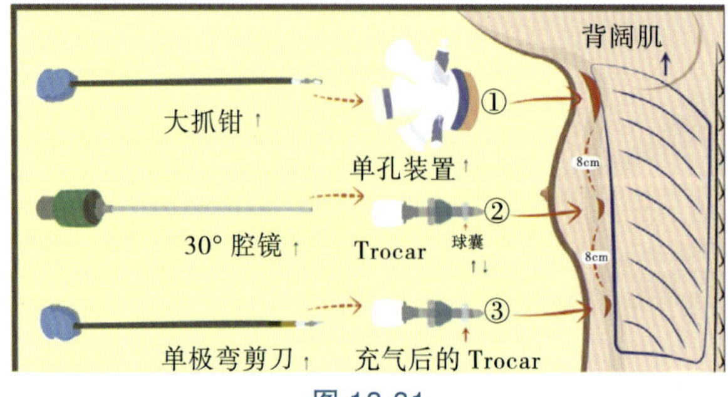

图 13.31

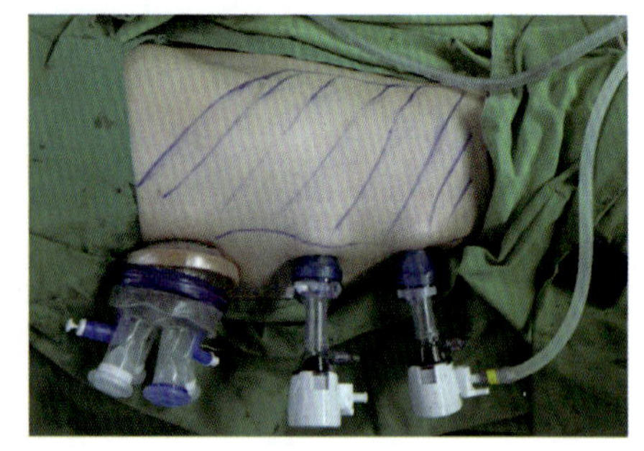

图 13.32

图 13.31，图 13.32 单孔装置和器械的放置（①大抓钳位于腋窝切口处单孔装置的上方操作孔内，②腔镜位于单孔装置的中间操作孔内，③单极弯剪刀位于单孔装置的下方操作孔内）如图所示

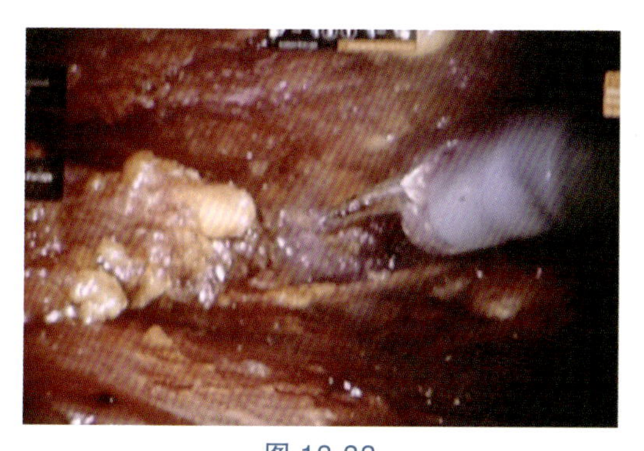

图 13.33

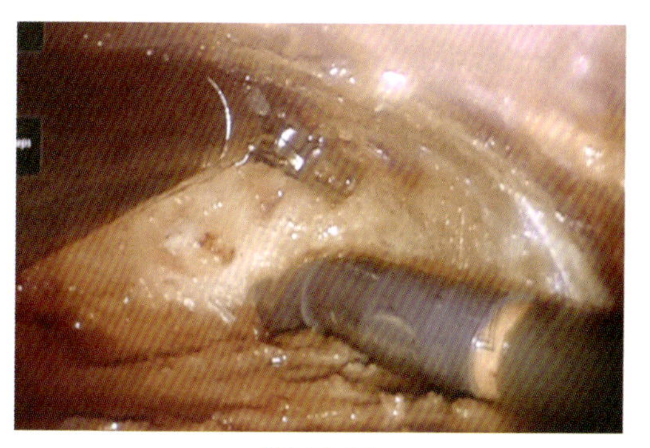

图 13.34

图 13.33，图 13.34 获取皮瓣时的术中图像

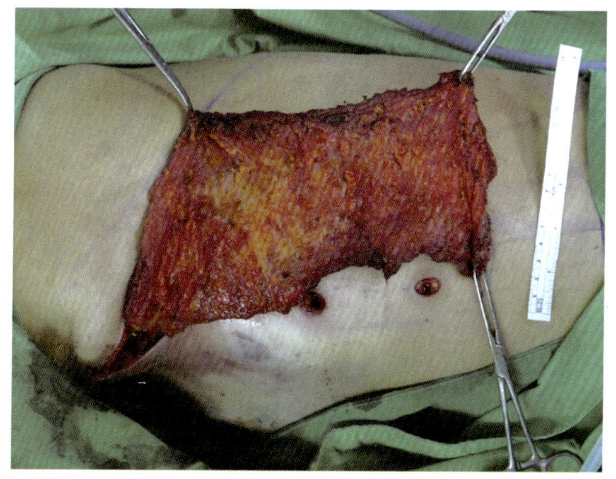

图 13.35 带蒂背阔肌肌皮瓣完全外置

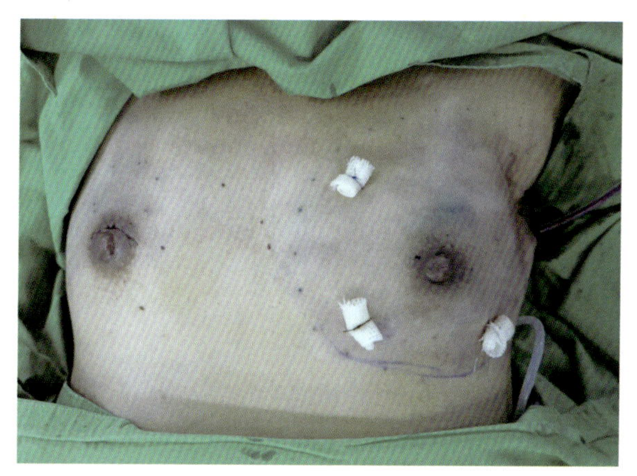

图 13.36 术后即刻手术台视图

（林鑫 译，李永平 审校）

CHAPTER

第 14 章 乳腺微创手术常用器械

腔镜下保乳手术常用器械（图 14.1）

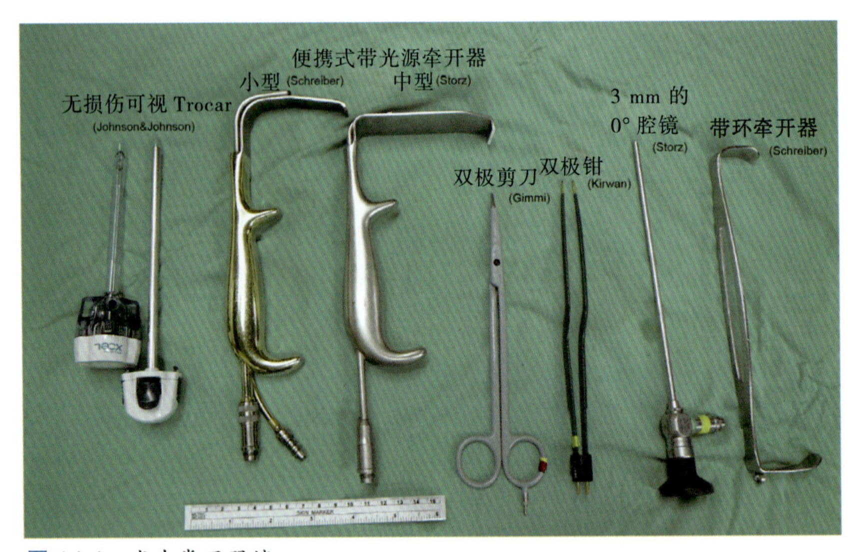

图 14.1　术中常用器械

Minimally Invasive (Endoscopic & Robotic) Breast Surgery. https://doi.org/10.1016/B978-0-323-73405-9.00014-5

腔镜下保留乳头乳晕的乳房切除术常用器械（图 14.2）

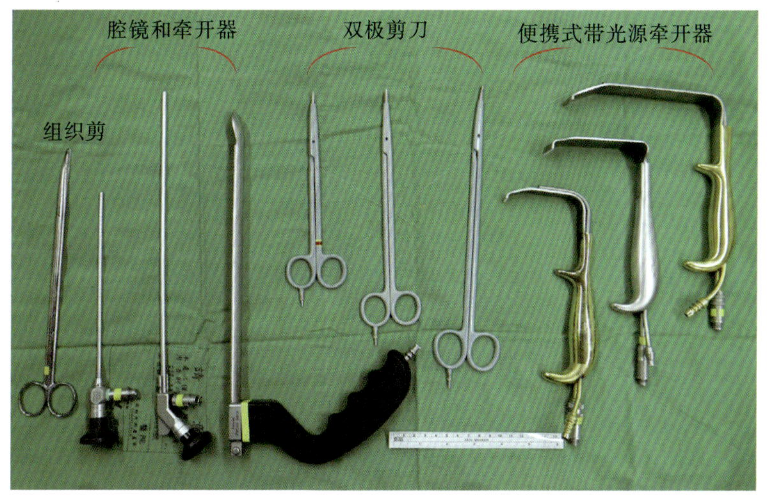

图 14.2 术中常用器械

单孔 3D 腔镜下保留乳头乳晕的乳房切除术常用器械（图 14.3）

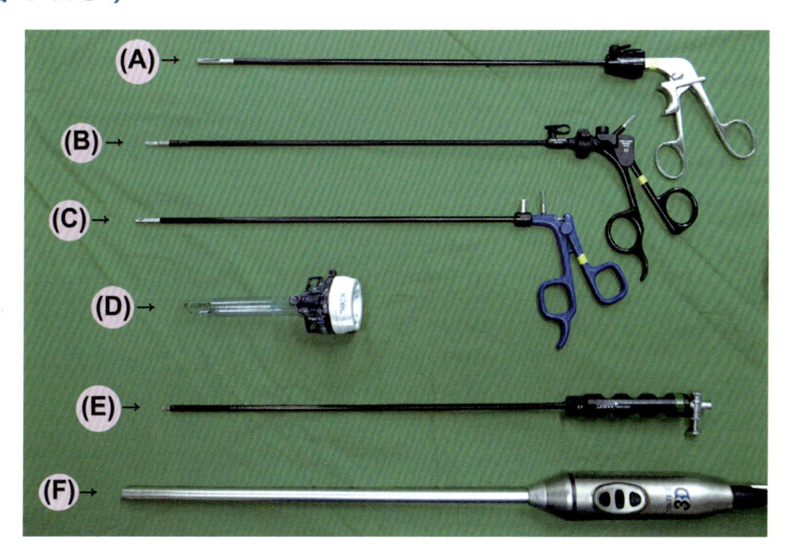

图 14.3 术中常用器械。（A）腹腔镜大抓钳。（B）腹腔镜组织剪。（C）腹腔镜钩剪刀。（D）12 mm 无损伤可视 Trocar。（E）带刮刀尖端的腹腔镜电凝吸引器。（F）3D 腔镜（30°）

机器人辅助下保留乳头乳晕的乳房切除术常用器械（达芬奇 Si 手术系统；图 14.4~ 图 14.6）

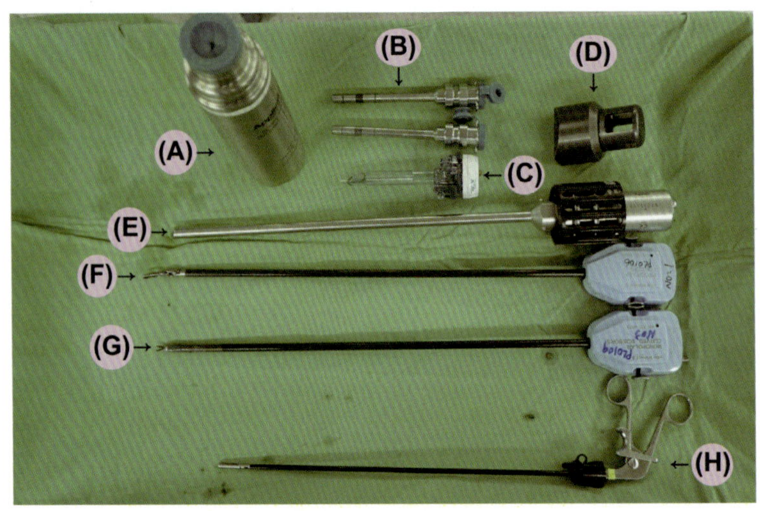

图 14.4 术中常用器械。（A）镜头加热系统。（B）8 mm 器械套管。（C）12 mm 无损伤可视 Trocar。（D）12 mm 腔镜瞄准器。（E）12 mm 的 30° 腔镜。（F）8 mm 大抓钳。（G）8 mm 单极弯剪刀。（H）Dexon 大抓钳

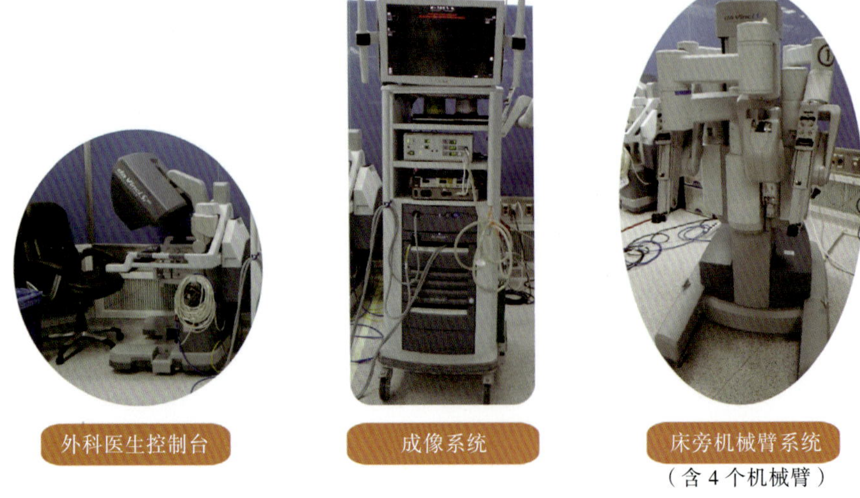

图 14.5 达芬奇 Si 手术系统（外科医生控制台、成像系统和床旁机械臂系统）

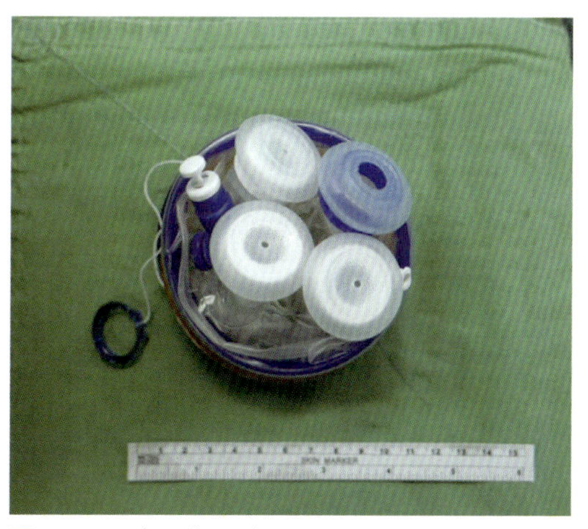
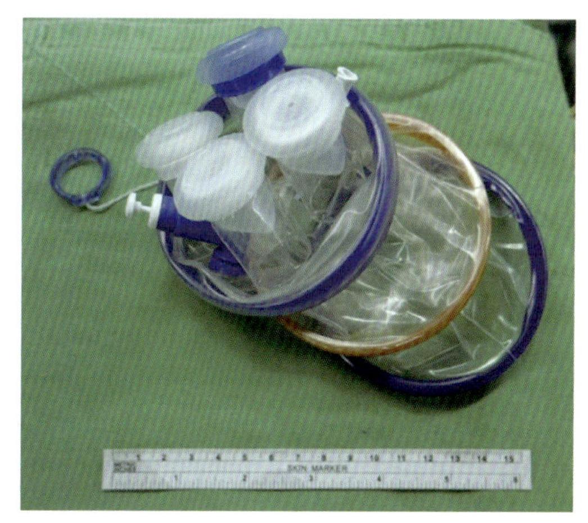

图 14.6 单孔装置（Glove Port, Nelis, Gyeonggi-do, Korea）

机器人辅助下保留乳头乳晕的乳房切除术常用器械（达芬奇Xi 手术系统；图 14.7~ 图 14.8）

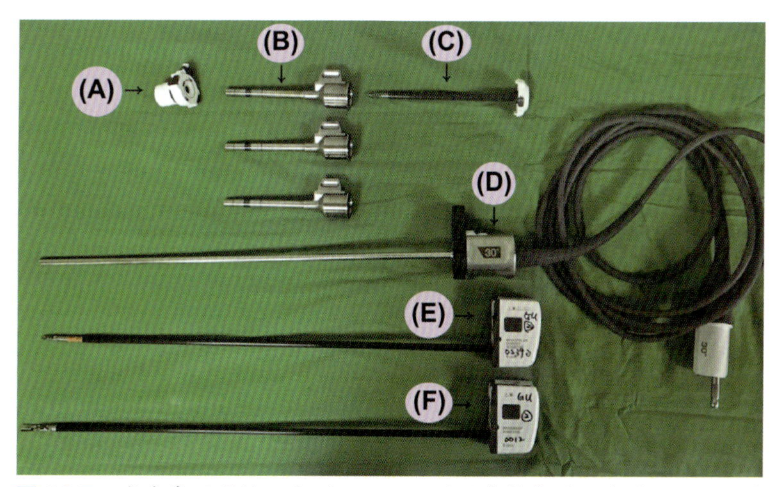

图 14.7 术中常用器械。（A）5~8 mm 通用密封装置。（B）8 mm 器械套管。（C）8 mm 无损伤可视 Trocar。（D） 8 mm 的 30° 腔镜。（E）8 mm 单极弯剪刀。（F） 8 mm 大抓钳

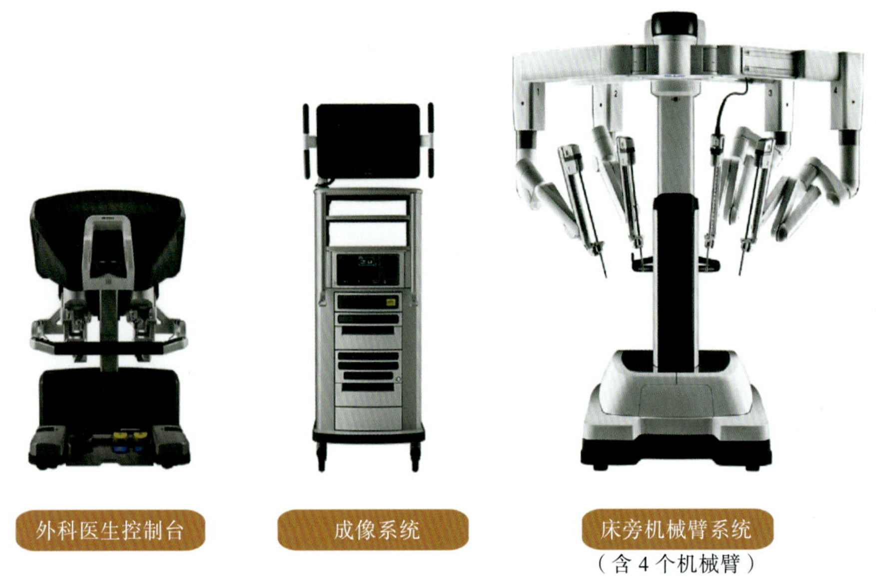

图 14.8 达芬奇 Xi 手术系统（外科医生控制台、成像系统和床旁机械臂系统）

（林鑫　译，李永平　审校）